Pädiatrische Intensivmedizin II

Schriftenreihe

Band 27

INA Intensivmedizin Notfallmedizin Anästhesiologie

Herausgeber:
Peter Lawin, Volker von Loewenich,
Georg Rodewald, Paul Schölmerich
und Horst Stoeckel

1981
Georg Thieme Verlag Stuttgart · New York

Pädiatrische Intensivmedizin II

Herausgegeben von Peter Lemburg

Mit Beiträgen von

G. Altrogge
H.-J. Bachmann
M. Bauer
G. Bein
D. Berdel
U. Bernsau
H. Binder
F. Brendlein
A. Bretschneider
W. Büttner
R. Bunjes
I. Butenandt
H. Dähn
W. Dick
H.-G. Eckert
G. Eilers
P. Emmrich
E. Eyring
K. Falke
H.-D. Frank
H. Frankenberger
V. Freudenberg
M. Geldmacher-v. Mallinckrodt
U. Göbel
M. Goenen
L. Hanssler
E. Heiming
W. Heinrichs
K. Heller
W. Holtvoeth
A. Huch
R. Huch
N. Jäger
J. Jehle
H. C. Kallfelz
M. Kellner
S. Kowalewski
A. Krian
E. G. Krienke
V. O. Lang
P. Lemburg
O. Linderkamp
V. v. Loewenich
P. Lotz
I. Luhmer
R. Luwaert
K. Mantel
U. Matthiesen
P. Mayer
A. Mielfried
P. Milewski
R. Mocellin
D. Moulin
P. I. Mueller
K. E. v. Mühlendahl
E. Müller
W. D. Müller
H. Nüllen
H. Oelert
H. Olbing
J. Pachaly
E. Pilz
K. Pistor
I. Podlesch
F. Pollauf
R. Pothmann
K. Richter
K. P. Riegel
A. Rosenkranz
H. Schachinger
W. Schneider
P. Schober
J. G. Schöber
G. Schumacher
E. Schwanbom
I. Schwieger
G. Seyffart
I. Sprock
H. Stopfkuchen
W. Storm
R. Teschke
I. Tewes
E. Trowitzsch
H. Truckenbrodt
H. T. Versmold
U. Völkel
J. Waldschmidt
D. Warnow
L. Wille
G. Willital
J.-T. Wung
L. Zumfelde

124 Abbildungen, 100 Tabellen

1981
Georg Thieme Verlag Stuttgart · New York

CIP-Kurztitelaufnahme der Deutschen Bibliothek

Pädiatrische Intensivmedizin. –
Stuttgart ; New York : Thieme
2 (1981).
(Schriftenreihe Intensivmedizin, Notfallmedizin, Anästhesiologie ; Bd. 27)

NE: GT

Wichtiger Hinweis:
Medizin als Wissenschaft ist ständig im Fluß. Forschung und klinische Erfahrung erweitern unsere Kenntnisse, insbesondere was Behandlung und medikamentöse Therapie anbelangt. Soweit in diesem Werk eine Dosierung oder eine Applikation erwähnt wird, darf der Leser zwar darauf vertrauen, daß Autoren, Herausgeber und Verlag größte Mühe darauf verwandt haben, daß diese Angabe genau dem Wissensstand bei Fertigstellung des Werkes entspricht. Dennoch ist jeder Benutzer aufgefordert, die Beipackzettel der verwendeten Präparate zu prüfen, um in eigener Verantwortung festzustellen, ob die dort gegebene Empfehlung für Dosierungen oder die Beachtung von Kontraindikationen gegenüber der Angabe in diesem Buch abweicht. Eine solche Prüfung ist besonders wichtig bei selten verwendeten Präparaten oder solchen, die neu auf den Markt gebracht worden sind.

– Printed in Germany –
Druck: Illig, Göppingen

ISBN 3-13-609201-5
ISSN 0342-4448

Herausgeber der Schriftenreihe

Lawin, P., Prof. Dr.
Direktor der Klinik für Anästhesiologie und operative Intensivmedizin der Universität Münster
Jungeblodtplatz 1, 4400 Münster

von Loewenich, V., Prof. Dr.
Leiter der Abteilung für Neonatologie am Zentrum der Kinderheilkunde der Universität Frankfurt
Theodor-Stern-Kai 7, 6000 Frankfurt/Main 70

Rodewald, G., Prof. Dr.
Direktor der Abteilung für Herz- und Gefäßchirurgie und experimentelle Kardiologie der Chirurgischen Klinik und Poliklinik der Universität Hamburg
Martinistraße 52, 2000 Hamburg 20

Schölmerich, P., Prof. Dr.
Direktor der II. Medizinischen Universitätsklinik und Poliklinik Mainz
Langenbeckstraße 1, 6500 Mainz

Stoeckel, H., Prof. Dr.
Direktor des Instituts für Anästhesiologie der Universität Bonn
Sigmund-Freud-Straße 25, 5300 Bonn 1, Venusberg

Anschriftenverzeichnis

Altrogge, G., Dr.
Medizinische Klinik A der Universität
Moorenstraße 5, 4000 Düsseldorf

Bachmann, H.-J., Dr.
Kinderklinik der Gesamthochschule
Hufelandstraße 55, 4300 Essen

Bauer, M., Dr.
Universitäts-Kinderklinik
Feulgenstraße 12, 6300 Gießen

Bein, G., Prof. Dr.
Beratungsstelle für Vergiftungserscheinungen, Univ.-Kinderklinik
Heubnerweg 6, 1000 Berlin 19

Berdel, D., Dr. med.
Universitäts-Kinderklinik
Adenauerallee 119, 5300 Bonn 1

Bernsau, U., Priv.-Doz. Dr.
Kinderklinik, Abt. Pädiatrische Kardiologie, Medizinische Hochschule
Karl-Wiechert-Allee 9, 3000 Hannover

Binder, H., Dr.
Neurologische Universitätsklinik
Lazarettgasse 14, 1090 Wien (Österreich)

Brendlein, F., Dr.
Universitäts-Kinderklinik
Im Neuenheimer Feld 150, 6900 Heidelberg

Bretschneider, A., Dr.
Universitäts-Kinderklinik
Moorenstraße 5, 4000 Düsseldorf

Büttner, W., Dr.
Universitätsklinik der Ruhr-Universität
Marienhospital Herne, Bochum

Bunjes, R., Dr.
Beratungsstelle für Vergiftungserscheinungen, Univ.-Kinderklinik
Heubnerweg 6, 1000 Berlin 19

Butenandt, Ina, Dr.
Universitäts-Kinderklinik
Lindwurmstraße 4, 8000 München 2

Dähn, H., Dr.
Klinik für Kiefer- und plastische Gesichtschirurgie – Westdeutsche Kieferklinik der Universität
Moorenstraße 5, 4000 Düsseldorf

Dick, W., Prof. Dr.
Department für Anästhesiologie des Zentrums für Interdisziplinäre Medizinische Einheiten der Universität
Steinhövelstraße 9, 7900 Ulm

Eckert, H.-G., Dr.
Universitäts-Kinderklinik
Langenbeckstraße 1, 6500 Mainz

Eilers, G., Dr.
Christopherus-Kinderkrankenhaus
Briesingstraße 6, 1000 Berlin 49

Emmrich, P., Prof. Dr.
Universitäts-Kinderklinik
Langenbeckstraße 1, 6500 Mainz

Eyring, E., Dr.
Zentrum der Kinderheilkunde
Theodor-Stern-Kai 7, 6000 Frankfurt am Main 70

Falke, K., Prof. Dr.
Institut für Anästhesiologie der Universität
Moorenstraße 5, 4000 Düsseldorf

Frank, H.-D., Dr.
Universitäts-Kinderklinik
Heubnerweg 6, 1000 Berlin 19

Frankenberger, H.
Drägerwerk AG
Moislingerallee 53, 2400 Lübeck

Freudenberg, V., Dr.
Kinderklinik des Stadtkrankenhauses
Mönchebergstraße 41/43, 3500 Kassel

Geldmacher-v. Mallinckrodt, M., Prof. Dr. Dr.
Institut für Rechtsmedizin der Universität Erlangen-Nürnberg
Universitätsstraße 22, 8520 Erlangen

Göbel, U., Prof. Dr.
Universitäts-Kinderklinik B
Moorenstraße 5, 4000 Düsseldorf

Goenen, M., Dr.
Cliniques Universitaires, St. Luc et St. Joseph Université Catholique de Louvain (Belgien)

Hanssler, L., Dr.
Kinderklinik der Gesamthochschule
Hufelandstraße 55, 4300 Essen

Heiming, E., Dr.
Kinderkrankenhaus Park Schönfeld, Chirurgische Abteilung
Frankfurter Straße 167, 3500 Kassel

Heinrichs, W., Dr.
Universitäts-Kinderklinik
Robert-Koch-Straße 31, 4400 Münster

Heller, K., Dr.
Universitäts-Kinderklinik
Robert-Koch-Straße 31, 4400 Münster

Holtvoeth, W., Dr.
Arbeitsgemeinschaft für pädiatrische Nephrologie, Kinderklinik der Gesamthochschule
Hufelandstraße 55, 4300 Essen

Huch, A., Prof. Dr.
Universitäts-Frauenklinik
Frauenklinikstraße 10, CH-8081 Zürich

Huch, Renate, Prof. Dr.
Universitäts-Frauenklinik
Frauenklinikstraße 10, CH-8091 Zürich

Jäger, N., Dr.
Chirurgische Universitätsklinik A
Moorenstraße 5, 4000 Düsseldorf

Jehle, J., Dr.
Medizinische Klinik B der Universität
Moorenstraße 5, 4000 Düsseldorf

Kallfelz, H.C., Prof. Dr.
Kinderklinik, Abt. Pädiatrische Kardiologie, Medizinische Hochschule
Karl-Wiechert-Allee 9, 3000 Hannover

Kellner, M.,
Deutsches Herzzentrum
Lothstraße 11, 8000 München 2

Kowalewski, Sabina, Prof. Dr.
Universitäts-Kinderklinik
Adenauerallee 119, 5300 Bonn 1

Krian, A., Priv.-Doz. Dr.
Chirurgische Klinik B der Universität
Moorenstraße 5, 4000 Düsseldorf 1

Krienke, E.G., Dr.
Beratungsstelle für Vergiftungserscheinungen, Univ.-Kinderklinik
Heubnerweg 6, 1000 Berlin 19

Lang, V.O., Prof. Dr.
Kinderklinik und Poliklinik der Technischen Universität
Kölner Platz 1, 8000 München 40

Lemburg, P., Prof. Dr.
Universitäts-Kinderklinik, Abt. für pädiatrische Intensivpflege
Moorenstraße 5, 4000 Düsseldorf

Linderkamp, O., Priv.-Doz. Dr.
Universitäts-Kinderklinik
Lindwurmstraße 4, 8000 München 2

v. Loewenich, V., Prof. Dr.
Johann Wolfgang Goethe-Universität, Zentrum für Kinderheilkunde, Abteilung für Neonatologie
Theodor-Stern-Kai 7, 6000 Frankfurt am Main 70

Lotz, P., Dr.
Department für Anästhesiologie des Zentrums für Interdisziplinäre Medizinische Einheiten der Universität
Steinhövelstraße 9, 7900 Ulm

Luhmer, I., Dr.
Kinderklinik, Abt. Pädiatrische Kardiologie, Medizinische Hochschule
Karl-Wiechert-Allee 9, 3000 Hannover

Luwaert, R., Dr.
Cliniques Universitaires, Stl. Luc et St. Joseph Université Catholique de Louvain (Belgien)

Mantel, K., Dr.
Universitäts-Kinderklinik
Lindwurmstraße 4, 8000 München 2

Matthiesen, U., Dr.
Institut für physiologische Chemie II der Universität
Moorenstraße 5, 4000 Düsseldorf

Mayer, P., Dr.
Universitäts-Kinderklinik
Im Neuenheimer Feld 150, 6900 Heidelberg

Mielfried, A., Dr.
Christopherus-Kinderkrankenhaus
Briesingstraße 6, 1000 Berlin 49

Milewski, P., Dr.
Department für Anästhesiologie des Zentrums für Interdisziplinäre Medizinische Einheiten der Universität
Steinhövelstraße 9, 7900 Ulm

Mocellin, R., Dr.
Deutsches Herzzentrum
Lothstraße 11, 8000 München 2

Moulin, D., Dr.
Cliniques Universitaires St. Luc et St. Joseph Université Catholique de Louvain (Belgien)

Mueller, P.I., cand. med.
Universitäts-Kinderklinik
Lindwurmstraße 4, 8000 München 2

v. Mühlendahl, K.E., Prof. Dr.
Kinderhospital
Iburger Straße 187, 4500 Osnabrück

Müller, E., Prof. Dr.
Abteilung Kinderchirurgie der Chirurgischen Universitätsklinik A
Moorenstraße 5, 4000 Düsseldorf

Müller, W.D., Dr.
Universitäts-Kinderklinik
Auenbruggerplatz, A-8036 Graz (Österreich)

Nüllen, H., Dr.
Abteilung Kinderchirurgie der Chirurgischen Universitätsklinik A
Moorenstraße 5, 4000 Düsseldorf

Oelert, H., Prof. Dr.
Klinik für Thorax-, Herz- und Gefäßchirurgie der Medizinischen Hochschule
Karl-Wiechert-Allee 9, 3000 Hannover

Olbing, H., Prof. Dr.
Arbeitsgemeinschaft für pädiatrische Nephrologie, Kinderklinik der Gesamthochschule
Hufelandstraße 55, 4300 Essen

Pachaly, J., Dipl.-Phys.
Universitäts-Frauenklinik
Pulsstraße 4–14, 1000 Berlin 19

Pilz, E., Dr.
Kinderklinik der Stadt Wien-Glanzing
Glanzinggasse 37, 1190 Wien (Österreich)

Pistor, K., Dr.
Arbeitsgemeinschaft für pädiatrische Nephrologie, Kinderklinik der Gesamthochschule
Hufelandstraße 55, 4300 Essen

Podlesch, I., Prof. Dr.
Klinik für Kiefer- und plastische Gesichtschirurgie – Westdeutsche Kieferklinik der Universität
Moorenstraße 5, 4000 Düsseldorf 1

Pollauf, F., Dr.
Kinderklinik der Stadt Wien-Glanzing
Glanzinggasse 37, 1190 Wien (Österreich)

Pothmann, R.,
Universitäts-Kinderklinik, Neuropädiatrie
Moorenstraße 5, 4000 Düsseldorf

Richter, K., Dr.
Universitäts-Kinderklinik
Loschgestraße 15, 8520 Erlangen

Riegel, K.P., Prof. Dr.
Universitäts-Kinderklinik
Lindwurmstraße 4, 8000 München 2

Rosenkranz, A., Prof. Dr.
Kinderklinik der Stadt Wien-Glanzing
Glanzinggasse 37, 1190 Wien (Österreich)

Schachinger, H., Priv.-Doz. Dr.
Universitäts-Kinderklinik
Heubnerweg 6, 1000 Berlin 19

Schneider, W., Prof. Dr.
Blutspendedienst der DAK-Landesverbände Nordrhein u. Westfalen-Lippe
5800 Hagen/Westfalen

Schober, P., Dr.
Universitäts-Kinderklinik
Auenbruggerplatz, A-8036 Graz (Österreich)

Schöber, J.G., Prof. Dr.
Deutsches Herzzentrum
Lothstraße 11, 8000 München 2

Schumacher, G., Dr.
Deutsches Herzzentrum
Lothstraße 11, 8000 München 2

Schwanbom, E.
Drägerwerk AG
Moislingerallee 53, 2400 Lübeck

Schwieger, I., Dr.
Klinik für Kiefer- und plastische Gesichtschirurgie – Westdeutsche Kieferklinik der Universität
Moorenstraße 5, 4000 Düsseldorf 1

Seyffart, G., Dr.
Pfingstrosenstraße 63, 8000 München 70

Sprock, I., Dr.
Universitäts-Kinderklinik A, Abteilung für pädiatrische Intensivpflege
Moorenstraße 5, 4000 Düsseldorf 1

Stopfkuchen, H., Dr.
Universitäts-Kinderklinik
Langenbeckstraße 1, 6500 Mainz

Storm, W., Dr.
Universitäts-Kinderklinik
Moorenstraße 5, 4000 Düsseldorf 1

Teschke, R., Priv.-Doz. Dr.
2. Medizinische Klinik D der Universität
Moorenstraße 5, 4000 Düsseldorf 1

Tewes, I., Dr.
Arbeitsgemeinschaft für pädiatrische Nephrologie, Kinderklinik der Gesamthochschule
Hufelandstraße 55, 4300 Essen

Trowitzsch, E., Dr.
Kinderklinik, Abt. Pädiatrische Kardiologie, Medizinische Hochschule
Karl-Wiechert-Allee 9, 3000 Hannover

Truckenbrodt, H., Prof. Dr.
Kinderklinik, Rummelsberger Anstalten
Gehfeldstraße 24, 8100 Garmisch-Partenkirchen

Versmold, H.T., Prof. Dr.
Frauenklinik im Klinikum Großhadern
Marchioninistraße, 8000 München 70

Völkel, U., Dr.
Universitäts-Kinderklinik
Robert-Koch-Straße 31, 4400 Münster

Waldschmidt, J., Dr.
Abteilung Kinderchirurgie, Klinikum Steglitz der Freien Universität
Hindenburgdamm 30, 1000 Berlin 45

Warnow, D.
Drägerwerk AG
Moislingerallee 53, 2400 Lübeck

Wille, L., Prof. Dr.
Universitäts-Kinderklinik
Im Neuenheimer Feld 150, 6900 Heidelberg

Willital, G., Priv.-Doz. Dr.
Chirurgische Universitätsklinik, Kinderchirurg. Abt.
Maximiliansplatz, 8520 Erlangen

Wung, Jen-Tien, M.D.
Dept. Anesthesiology and Pediatrics Columbia University
New York (USA)

Zumfelde, L., Dr.
Chirurgische Universitätsklinik A
Moorenstraße 5, 4000 Düsseldorf 1

Vorwort

Die Berichte zu Themen der pädiatrischen Intensivmedizin stellen in zwangloser Folge Bestandsaufnahme von Ergebnissen aus Forschung, Diagnostik und Therapie dar. Für den in der täglichen Routine stehenden Arzt sind sie ein Nachschlagewerk, das über den Fortschritt in diesem Spezialfach informiert und Hinweise für die zukünftige Entwicklung geben kann. Die einzelnen Beiträge basieren, z. T. in überarbeiteter und aktualisierter Form auf Vorträgen des 5. Symposions über pädiatrische Intensivmedizin (Düsseldorf, April 1978). Diese Symposien wurden zum Begriff für ein Forum, vor dem insbesondere auch jüngere, in der pädiatrischen Intensivmedizin tätige Ärzte ihre Gedanken vortragen können und vor dem sie in lebhafter Diskussion Rede und Antwort stehen müssen.

Die Vorbereitung eines wissenschaftlichen Treffens braucht engagierte Mitarbeiter. Ihnen sei an dieser Stelle für ihre tatkräftige Hilfe gedankt.

Die Themen dieses Berichtsbandes befassen sich mit den Problemen der Vergiftungsbehandlung, der Respiratortherapie, der pädiatrischen Kardiologie und Kardiochirurgie sowie der Kinderchirurgie. Auf den Druck von Diskussionsbemerkungen wurde bewußt verzichtet. Der wissenschaftliche Informationsgewinn steht in den meisten Fällen in keinem angemessenen Verhältnis zum Bearbeitungsaufwand.

Den Herausgebern der INA und dem Georg Thieme Verlag sei für ihre Bereitschaft, den Berichtsband wiederum zu drucken, herzlich gedankt.

Düsseldorf, im Frühjahr 1981 *Peter Lemburg*

Inhaltsverzeichnis

I. Diagnostik und Therapie von akzidentellen Vergiftungen im Kindesalter

II. Respirator-Technologie, Respirator-Therapie beim Kinde und Behandlungsergebnisse

III. Neuere Verfahren in der Diagnostik und Überwachung während der Intensivbehandlung vital gefährdeter Kinder

IV. Kardiologische und kardiochirurgische Probleme beim Kind in der pädiatrischen Intensivmedizin

I. Diagnostik und Therapie von akzidentellen Vergiftungen im Kindesalter

Therapie akuter Intoxikationen im Kindesalter

E. G. Krienke, K. E. v. Mühlendahl, G. Bein und R. Bunjes

Die Definition von Paracelsus „*Alle Dinge sind Gift und nichts ist ohn' Gift, die Dosis allein macht, daß ein Ding Gift ist*" hat für die Erläuterung des Giftbegriffes nach wie vor Geltung.

Für die Beratung und Behandlung von Vergiftungen ist die von Paracelsus genannte Dosis-Wirkungsrelation durch Lebensalter des Patienten sowie die

Zeitdistanz von der Einnahme bis zum Therapiebeginn und den Zeitablauf entsprechend der Kinetik der jeweiligen Noxe zu vervollständigen.

Das entspricht den anamnestischen Fragen:

W E R , Alter/Körpergewicht hat W A S und WIEVIEL, W A N N , W A R U M (entsprechend der unterschiedlichen Beurteilung akzidenteller und suizidaler Intoxikationen) und W I E (oral, parenteral, rektal, per inhalationem etc.) aufgenommen? Daraus ergibt sich des weiteren: W e l c h e Symptome sind bisher beobachtet worden und zu erwarten und W a s kann und sollte unternommen werden?

Die Abbildung 1 ergibt, daß über 90% aller akzidentellen Ingestionsunfälle bei Kindern asymptomatisch verlaufen (42) oder nur eine geringere Symptomatik erwarten lassen. Daraus geht unschwer hervor, daß es keinen Automatismus in der Behandlung geben darf und daß die Gefahren iatrogener Eingriffe und die der zu erwartenden Symptomatik gegeneinander abzuwägen sind.

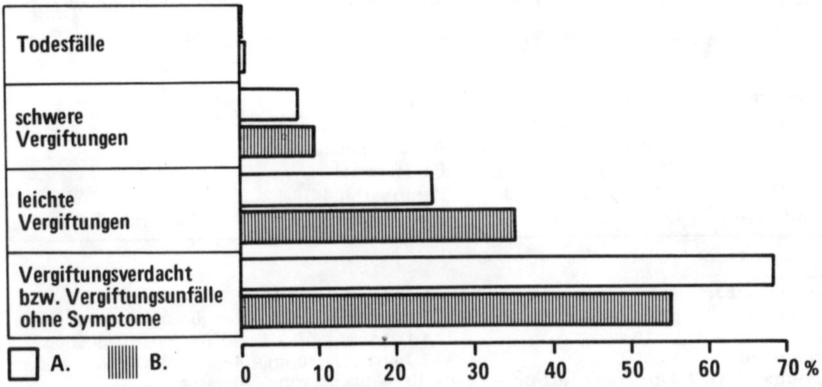

Abb. 1 Schwere der Vergiftungen (44)
A. Prozentualer Anteil an der Gesamtzahl aller 9 543 Anfragen wegen akzidenteller Vergiftungen im Kindesalter, Beratungsstelle für Vergiftungserscheinungen, Berlin, 1974
B. Prozentuale Aufteilung der 6 724 Anfragen aus Krankenhäusern und Arztpraxen ohne Laienauskünfte (28% aller Anfragen), Beratungsstelle für Vergiftungserscheinungen, Berlin, 1974

Im Gegensatz zu den internen Intensivstationen mit häufiger Wiederkehr einer begrenzten Zahl von zu Suiziden verwandten Mitteln haben pädiatrische Kliniken bei der großen Variationsbreite akzidenteller Vergiftungen kaum Gelegenheit, mit der Therapie von Intoxikationen durch einzelne Stoffe umfassende Erfahrungen zu sammeln.

Giftinformationszentralen haben durch die Möglichkeit der Erfassung und Auswertung an verschiedenen Orten sporadisch auftretende Intoxikationen eher die Übersicht, um unter Berücksichtigung der eingenommenen Menge und der aufgetretenen und zu erwartenden Symptomatik eine Abwägung therapeutischer Empfehlungen vorzunehmen (44).

Nach jetzt 15jähriger Sammlung von Erfahrungen in der Beratungsstelle für Vergiftungserscheinungen, Berlin, soll versucht werden, ein Resümee zu ziehen und gewisse Grundsätze der Behandlung bei Vergiftungen im Kindesalter herauszuarbeiten.

Primäre Giftentfernung (35)

Im Vordergrund der therapeutischen Bemühungen steht, möglichst noch in der asymptomatischen Phase, bei Kindern die primäre Giftentfernung.
Apomorphin wird dabei zur Induktion des Erbrechens wegen der Nebenwirkung auf Atmung und Kreislauf selten empfohlen.

Die Magenspülung, zunächst häufig geübte Methode, ist nicht effizienter als das Ipecacuanha[1]-induzierte Erbrechen (13), so daß sich dieses zur Magenentleerung im allgemeinen durchgesetzt hat.

Danach sollte stets von der guten Adsorptionsfähigkeit der Medizinalkohle Gebrauch gemacht werden sowie ein salinisches Laxan wie Natrium sulfuricum[2] verabreicht werden.

Zu berücksichtigen ist, daß durch den Mageninhalt die Adsorptionsfähigkeit der Kohle um 50% und mehr im Vergleich zur in-vitro-Adsorption vermindert wird. Die Adsorptionsfähigkeit in vivo ist auch vom pK-Wert der Substanz anhängig, d. h., ob sie entsprechend dem Milieu weitgehend in dissoziierter oder undissoziierter Form vorliegt. Dissoziierte Substanzen werden schlechter an Kohle adsorbiert als undissoziierte.

Entsprechend halten CHIN und DECKER (4, 7) für eine ausreichende Reduzierung der Giftaufnahme ein Verhältnis von Kohle zu Gift von 8 : 1 für notwendig, bei manchen Substanzen genügt, wie in der Tabelle 1 gezeigt wird, ein Verhältnis von 5 : 1 und weniger.

Tabelle 1 In vivo nachgewiesene Effizienz der Kohleadsorption (Literatur siehe: 1, 3, 4, 5, 6, 7, 10, 16, 21, 22)

Acetaminophenol	Benzin 4,5 : 1	Imipramin	Propoxyphen 5 : 1
Amphetamin	Chloroquin 5 : 1	Na-Salicylat 2,5 : 1	Secobarbital
Arsen	Chlorpheniramin 5 : 1	Nortriptylin	Salicylamid
Atropin	Chlorpromazin 5 : 1	Paracetamol	Strychnin 10 : 1
Barbital 5 : 1	Ethchlorvynol 5 : 1	Pentobarbital 5 : 1	(in vitro 1 g : 950 mg)
u. a. Barbiturate	Gluthetimid 5 : 1	Phenobarbital	Sulfanilamid 4 : 1

[1] Sirup Ipecacuanhae
Rad. Ipecac, pulv. 14,0
Glyzerini 20,0
Sirup. simpl. ad 200,0

Dosierung:
Patienten bis zum Alter von 2 Jahren erhalten 10–15 ml = 2–3 Teelöffel, Patienten über 2 Jahre 20–30 ml = 4–6 Teelöffel

[2] Natriumsulfat DAB 7, Dosierung Kd: 0,5–1 g/kg/KGW bis maximal 20–30 g

Langfristiger haltbar ist das Fertigpräparat ORPEC: Orion Pharmac. Co., Helsinki/Finnland
Dosierung: bis 1 1/2 Jahre = 10 ml, 1 1/2–5 Jahre = 15 ml.
Anschließend reichlich trinken lassen (2–3 Gläser Fruchtsaft etc.).

In der Praxis ist es schwierig, Kindern größere Mengen von Medizinalkohle zu verabreichen. Relativ gut wird das Brause-Granulat Medicol[3] genommen, das in Wasser eine feine Suspension bildet und nicht so schnell sedimentiert, so daß es auch gut durch den Magenschlauch gegeben werden kann.

Im Vordergrund der Therapie steht bei akzidentellen Vergiftungen neben der erwähnten primären Giftentfernung bzw. der Adsorption an Kohle oder auch an Paraffinöl[4] (36) bei fettlöslichen Substanzen die symptomatische Behandlung.

Symptomatische Behandlung

Vergiftungen treffen im allgemeinen nicht isoliert ein einzelnes Organ, sondern zeigen Auswirkungen auf verschiedene Organsysteme. Selbst wenn ein Organ vordergründig betroffen zu sein scheint, sind Auswirkungen auch auf andere Organe, z. B. durch Schock, Störungen der Mikrozirkulation, Änderung des Elektrolyt- und Säure-Basen-Haushaltes etc. anzunehmen. Häufiger bei schweren exogenen Intoxikationen gesehene Veränderungen wie die Schocklunge (25), Folge von Mikrozirkulationsstörungen der Lunge, werden im allgemeinen bei akzidentellen Vergiftungen im Kindesalter kaum zu erwarten sein. Die chemische Pneumonitis als Folge einer Benziningestion und nachfolgender Aspiration ist dagegen relativ häufig.

Neben der primären Giftentfernung ist die Verhütung, rechtzeitige Erkennung und Beseitigung dieser Störungen, also die symptomatische Therapie, das zweite wesentliche Moment in der Behandlung von Vergiftungen. Die Richtlinien für die Behandlung von Kreislaufschock, Mikrozirkulationsstörungen, Azidose, respiratorischer Insuffizienz, Krämpfen, Hirnödem, Nieren- und Leberversagen und die für die Überwachung komatöser Patienten entsprechen denen, die auch sonst für die Therapie von gravierenden Störungen auf Intensivstationen oder in Reanimationszentren gelten.

Die Abbildung 2 zeigt die Wege einer Noxe vom Aufnahmeort über das zentrale Blutkompartiment in andere Verteilungsräume sowie ihre Biotransformation und Ausscheidung wie auch die jeweiligen Möglichkeiten der primären und sekundären Giftentfernung.

Im allgemeinen reicht bei akzidentellen Vergiftungen die primäre Giftentfernung, also die Verhütung der Giftabsorption bzw. bei Mitteln mit rezyklischer Resorption auch die der Reabsorption aus.

Sekundäre Giftentfernung (39)

Bei akzidentellen Vergiftungen fällt, im Gegensatz zu den suizidalen Intoxikationen, den Möglichkeiten der sekundären Giftentfernung nur eine geringe Rolle zu.

Wiederholte Magenspülung (11, 12)

Häufiger wird man in der Kinderheilkunde von der wiederholten bzw. fraktionierten Magenspülung bei Mitteln mit enterohepatischem Kreislauf mit jeweils nachfolgender

---

[3] Medicol, Fa. Leo Arzneimittel
1 Beutel = 5 g Carbo medicinalis in Form eines Brausegranulates
[4] Paraffinum subliquidum DAB 7
Dosierung Kd: 3–5 ml/kg/KGW oral oder per Sonde (Aspiration vermeiden!)

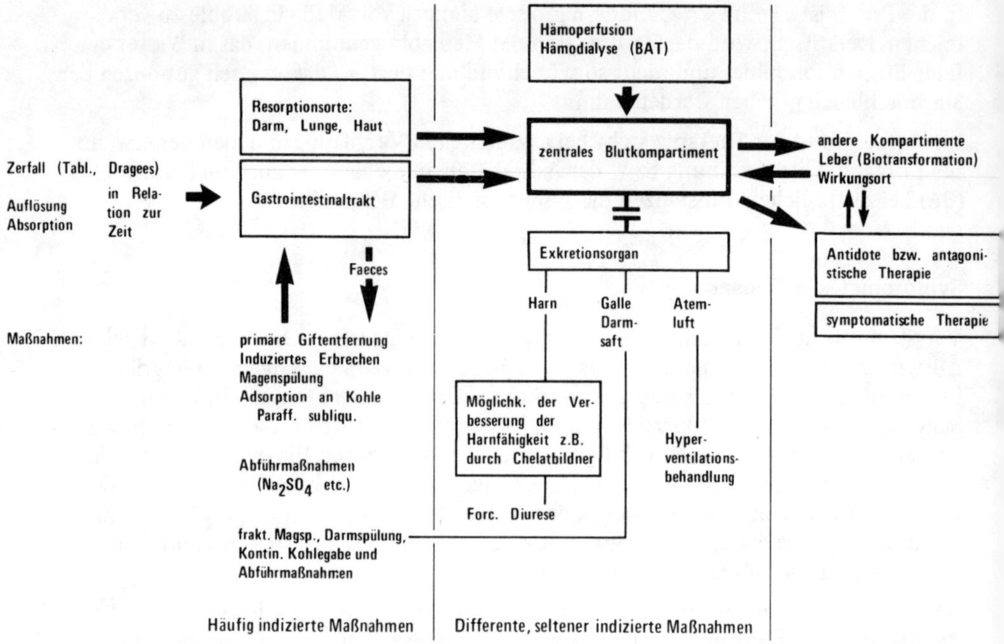

Abb. 2 Pharmako- bzw. Toxikokinetik und dementsprechende Möglichkeit primärer und sekundärer Giftentfernung bzw. symptomatischer und „antidotaler" Therapie

Gabe von Kohle und Glaubersalz Gebrauch machen. Im spezifischen Fall einer Thallium-Intoxikation wird statt Kohle Eisenhexacyano-ferrat = Antidotum Thalli[5] gegeben. Bei Intoxikationen mit halogenierten Kohlenwasserstoffen kommt zudem die mehrfache Spülung mit Paraffinum subliquidum in Frage.

Forcierte Diurese, Hämodialyse, Hämoperfusion (27).

Die forcierte, osmotische, alkalische oder saure Diurese ist nur dann indiziert, wenn der zu eliminierende Stoff direkt nierengängig ist und mit der Steigerung der Harnmenge eine Steigerung der Ausscheidung des betreffenden Stoffes parallel geht (9, 39).

Die Gefahren unqualifizierter Handhabung sind nicht zu unterschätzen. Man sollte die forcierte Diurese auf die wenigen echten (im Kindesalter seltenen) Indikationen bei mittelschweren bis schweren Vergiftungen mit Langzeitbarbituraten, Carbamiden und wenigen anderen Stoffen beschränken.

Indikationen zur Hämodialyse, Peritonealdialyse und Hämoperfusion gehören im Kindesalter zu den Ausnahmen. In der Tabelle 2 wird die Effizienz der einzelnen Behandlungsmethoden in Relation zur forcierten Diurese dargestellt.

---

[5] Eisen (III) hexacyano-ferrat (II) „Berliner Blau", Antidotum Thalli-Heyl Kapseln à 500 mg
Dosierung bei akuten Vergiftungen:
a) 3 g (= Inhalt von 6 geöffneten Kapseln) auf einmal durch die Magensonde geben,
b) danach zur Unterbrechung des enterohepatischen Kreislaufes verteilt auf 6 x, Einzeldosen à 0,5g pro 24 h. Keine altersmäßigen Dosierungsunterschiede

Tabelle 2 Elimination einiger Pharmaka mit verschiedenen Verfahren. Die Effizienz ergibt sich anhand der von *Voigtmann* u. *Sieberth* (28) ermittelten Clearance-Werte

Substanz	Forcierte Diurese	Peritoneal-dialyse	Hämodialyse	Hämoperfusion
Phenobarbital	17 ml/min	10 ml/min	60 ml/min	90–120 ml/min
Gluthetimid	10 ml/min	10 ml/min	40 ml/min	125 ml/min
Methaqualon		8 ml/min	29 ml/min	230 ml/min
Methyprylon			50–70 ml/min	230 ml/min
Kurzzeitbarbiturate	5 ml/min	10 ml/min	20 ml/min	50–120 ml/min
Bromcarbamid	6–8 ml/min		50–70 ml/min	110–140 ml/min

Forcierte Beatmung

Die forcierte Beatmung hat sich bei der Behandlung von Intoxikationen durch Stoffe, die eine gute pulmonale Abatmungsrate zeigen, wie z. B. die halogenierten Kohlenwasserstoffe, bewährt. Durch Erhöhung der Ventilationsgröße auf das 2–4fache Atemvolumen bei Vermeidung einer Hypokapnie durch Beimischung von CO_2 kann die Gifteliminierung erhöht werden. Die Indikation zur Hyperventilationsbehandlung ist von der eingenommenen Menge und der Toxizität des jeweiligen Stoffes abhängig und wird an anderer Stelle abgehandelt. Ihr Einsatz setzt ein erfahrenes Team voraus.

Blutaustauschtransfusion (30, 32)

Die Blutaustauschtransfusion, dem Pädiater eine vertraute Methode, hat ebenfalls eine begrenzte Indikation und ist auf schwerste Intoxikationen mit anzunehmender Letaldosis zu beschränken, wenn eine renale oder extrarenale Eliminationssteigerung der Noxe bzw. eine pharmakologisch-antagonistische Beeinflussung nicht möglich sind. Voraussetzung ist dabei, daß der Stoff eine möglichst lange Bluthalbwertszeit hat und in der vorgegebenen Zeit kaum in andere Kompartimente abwandert.

Behandlungshinweise für einige häufiger vorkommende Mittel

Bei rd. 90 000 Anfragen und Konsultationen der Beratungsstelle für Vergiftungserscheinungen, Berlin, in den Jahren 1963–1977 waren 366 Todesfälle zu verzeichnen, das entspricht bei den akzidentellen Intoxikationen 0,1–0,2% letaler Ausgänge, bei suizidalen 1% der Fälle. Die Auswertung der Todesfälle anhand der Epikrisen war schwierig, weil aus den Arztbriefen die Problematik des Prozesses und der Ablauf des Geschehens kaum zu ersehen sind.

Bei einer Zahl der Verlaufberichte wurden zudem Mittel angegeben, deren Einnahme ganz sicher nicht den tödlichen Verlauf verschuldet hatten.

Anhand einzelner Ursachengruppen soll versucht werden, Hinweise auf Gefahren und Behandlungsmöglichkeiten zu geben.

Die nachfolgende Aufstellung ist teils nach Stoffen, teils nach Symptomen geordnet, wodurch die symptomatische Betrachtungsweise und Therapie gegen alle Gepflogenheiten in den Vordergrund gestellt wurde. Dabei darf selbstverständlich nicht übersehen werden, daß bei Intoxikationen der gesamte Regelkreis der normalen Funktionen gestört sein kann. Die Darstellung erfolgt somit nur aus praktischen und praxisnahen Gründen.

Äthylalkohol: 1 Todesfall. Die Alkoholtoleranz bei Kindern ist niedriger. Die Schwere der Intoxikation ist analog den Narkosestadien beurteilbar. Die lege artis durchgeführte Glukoseinfusionstherapie (18) scheint sich bewährt zu haben. Wegen der Gefahr der Hyperosmolarität darf die Menge von 1 g Glukose/kg/h unter entsprechender Kontrolle nicht überschritten werden.

Ätzende Substanzen: 5 Todesfälle. Schock und Schockfolgen sowie die Möglichkeit der Perforation stehen bei schweren Verätzungen als Gefahrenmoment im Vordergrund. Als Sofortbehandlung ist die Verdünnungstherapie durch Gabe von reichlich Flüssigkeit: Wasser!, evtl. Milch, noch durch die Eltern zu veranlassen. (Ausführliche Darstellung der Therapie bei ätzenden Substanzen siehe: 48, 50.)

Anilin: 1 Todesfall durch die versehentliche Einnahme einer Testsubstanz. Neben der primären Giftentfernung und Gabe von Paraffinum subliquidum kommen bei Auftreten einer Methämoglobinämie als Antidote Thionin[6], Methylenblau[6] 1%ig oder auch Toluidinblau[6] in Frage. Diese Redox-Farbstoffe bilden bzw. reduzieren im Blut Methämoglobin je nach Lage des Gleichgewichts.
Bei Anilin-Intoxikationen können Frischbluttransfusionen bei nachweislicher Erythrozytendenaturierung angezeigt sein (32). Die Gabe der Redox-Farbstoffe bei Methämoglobinbildung anderer Genese ist nur bei Methämoglobinwerten > 40% angezeigt.

Eisen: 1 Todesfall. Schock und Schockfolgen treten bei freiem, die Eisenbindungskapazität übersteigendem Serumeisen auf und machen dann eine parenterale Deferoxamintherapie[7] notwendig.
Der Erfolg der primären Giftentfernung (nach Gabe bzw. bei Magenspülung mit 1–3%iger $NaHCO_3$-Lösung) läßt sich bei Eisenintoxikationen z. B. bei Dragées durch ihre Röntgenvisibilität überprüfen. Als Spätfolge müssen narbige Pylorusstenosen durch Röntgenkontrollen nach 3–4 Wochen ausgeschlossen werden.

Gase: 11 Todesfälle, vorwiegend CO-Vergiftungen. Für die Schnelligkeit der CO-Ausscheidung sind Ventilationsgröße und Konzentration der O_2-Zufuhr maßgebend. (Falls möglich, ist die Überdruckbeatmung Mittel der Wahl.) Die Ventilation mit reinem Sauerstoff muß zur Vermeidung von Mikroatelektasen durch intermittierende Frischluftbeatmung unterbrochen werden. Ursache der Todesfälle sind im allgemeinen Hypoxiefolgen und konsekutive schwerste Stammhirnsymptomatik.

Halogenierte Kohlenwasserstoffe: 13 Todesfälle. (In den Vorjahren häufiger durch Mikanil und Marament verursacht.) Primäre Giftentfernung durch wiederholte Magenspülung mit Paraffinum subliquidum. Sekundäre Giftentfernung: siehe Hyperventilationsbehandlung. Wegen der möglichen Komplikationen wie Verbrauchskoagulopathie, schwerste Leber- und Nierenschädigungen und Herzrhythmusstörungen, ist bei den ernstzunehmenden Vergiftungen eine stationäre Beobachtung und Behandlung erforderlich (34, 36).

---

[6] Thionin: Katalysin
Dosierung:
Sgl.: 3 mg
KK.: 7 mg
Schk.: 10 mg
} i.v. oder i.m., wenn erforderlich, in 1/2 stdl. Abstand wiederholbar
Methylenblau 1%ig 0,2 ml/kg, Toluidinblau 2–4 mg/kg/KGW streng intravenös, Fa. Dr. Köhler Chemie KG.

[7] Deferoxamin = Desferal
Dosierung: per os-Gabe 6–8 g in Flüssigkeit (sehr bitter) besser per Magensonde.
Parenteral: 15 mg/kg/h, Tagesdosis max. 80 mg/kg/KGW mit 5%iger Glukoselösung per Infusion.

Cardenolide u. a.

Herzrhythmusbeeinflussende Substanzen: 6 Todesfälle. Das folgende Therapieschema (Tab. 3 u. 4) gibt eine Übersicht der Möglichkeiten symptomatischer Therapie. Bei schweren Digitoxin-Intoxikationen, nicht dagegen bei Digoxin, stellt die Kohleperfusion eine Giftentfernungsmöglichkeit dar, desgleichen bei Chinin und Chinidin die Dialyse.

Insektizide (Phosphorsäureester): 4 Todesfälle. Hier steht im allgemeinen die hochdosierte Atropintherapie[8] im Vordergrund der Behandlung. Neben der Ausnutzung des kompetitiven Antagonismus des Atropins kommt in Abhängigkeit vom Therapiebeginn und Mittel auch die Gabe von Obidoxim[9] als Acetylcholinesterase-Reaktivator in Frage. Durch den Acholteststreifen sind bei Insektizidintoxikationen gute diagnostische Möglichkeiten zur Feststellung der Erniedrigung des Acetylcholinesterasespiegels gegeben.
Durch die Kohleperfusion sind zudem Möglichkeiten der sekundären Giftentfernung bei schweren Intoxikationen eröffnet (20).

Kochsalz: 1 Todesfall. Die Behandlung entspricht der bei der hyperosmolaren Dehydratation (38). Zur sekundären Giftentfernung besteht eine der seltenen Indikationen die Peritonealdialyse im Kindesalter in Anspruch zu nehmen.

Tabelle 3 Behandlungsempfehlungen bei Herzrhythmusstörungen (2, 19, 24). Die Abkürzungen sind in der folgenden Tabelle 4 erklärt und mit Dosierungsempfehlungen zusammengestellt (halbfett: Mittel der Wahl). Der K/Ca-Quotient ist für die Digitalistoxizität wesentlich

Tachykarde Rhythmusstörungen	
Sinustachykardie	: **β-B,** Digitalis, Ajm
Vorhofflimmern und Vorhofflattern (mit erhöhter Kammerfrequenz)	: **Digitalis,** Chd, Ipr, (β-B), **Kardioversion**
Vorhoftachykardie	: Chd, Dph, Ipr
Supraventrikuläre paroxysmale Tachykardie	: Vagusreiz, Ipr, Digitalis, (β-B)
Ventrikuläre paroxysmale Tachykardie	: **Ldc,** Pca, β-B, Ajm, Ipr, Chd Pacemaker, **Kardioversion**
Kammerflattern und -flimmern	: **Kardioversion + Ldc,** (β-B)
Digitalisüberdosierung, z. B. Extrasystolen, ventrikuläre Tachykardie	: Dph, K ↑ Ca ↓
Bradykarde Rhythmusstörungen	
Sinusbradykardie	: Atr, (β-Rst) evtl. Schrittmacher
Vorhofflattern und -flimmern mit Bradykardie,	: Schrittmacher, (β-Rst)
AV-Block 1. 2. 3. Grades	: β-Rst, Schrittmacher

[8] Atropinum sulfuricum
1 ml = 0,5 oder 1,0 mg
Firma Thilo oder
1 ml = 10 mg
Dr. Köhler Chemie

Dosierung: Kd. (0,5)–1–(2) mg als Initialdosis i.v., dann je nach Schwere alle 5–10 Min., evtl. über Tage bei Alkylphosphat-Vergiftungen

[9] Obidoxim = Toxogonin
Indikation: Alkylphosphatvergiftungen, nicht aber bei Methyl-P-Estern wie Dimethoat, Endothion, Fenthion, Formothion, Malathion, Mephinvos, Trichlorphon u. a.
Dosierung: Kd: 4–5 mg/kg/KGW erst im Anschluß an die erste Atropingabe i. m. Wegen der Alterung der Acetylcholinesterase ist die Reaktivator-Therapie nur innerhalb weniger Stunden nach Intoxikation erfolgversprechend

Tabelle 4 Erklärung der in Tab. 3 gegebenen Abkürzungen und Dosierungsempfehlungen bei der Behandlung von Herzrhythmusstörungen (2, 19, 24), sowie Angaben von Kontraindikationen und Möglichkeiten der Behandlung von Nebenwirkungen. Die Therapie ist möglichst durch laufende EKG-Kontrollen zu überwachen

		Dosierung	Kontraindikation
Ajm	= **Ajmalin**[1] Wirkung ähnlich Chd, Wirkungsdauer zwischen Pca und Chd	–50 mg, Kd: 1 mg/kg i.m. oder in 10 min langsam i.v. oder Infusion 3 mg/kg in 250 ml 5%iger Glukose → 20 Tropfen/min	AV-Block, Schenkelblock, Schock, Digitalisüberdosierung A: 1/2*
Atr	= **Atropin**	0,5 –(1,0)mg, Kd: 0,01–(0,025)mg/kg s.c (i.v. reduz. Dosis)	Koronarinsuffizienz
β-B	= **β-Rezeptorenblocker**[2] hebt Auswirkung adrenerger Impulse am Herzen auf	z. B. Dociton: 10–40 mg alle 4–6–8 h per os, max. 60–120 mg/die, nur im Notfall langsam i.v. 1–max. 5 mg, Kd: p.o. 1–4mg/kg/die, i.v. 0,01–0,15 mg/kg langsam je nach Effekt	Herzinsuffizienz, frischer Herzinfarkt A: 3
Chd	= **Chinidin** Herabsetzung der Erregbarkeit, Verlängerung der Refraktärzeit und der AV-Überleitung	0,25–0,5 g, Kd: 3–6 mg/kg alle 6–8–12 h, Erw: max. 1,5 g/24 h	AV-Block, Digitalisintoxikation A: 1/2/3
Dph	= **Diphenylhydantoin** Wirkung chinidinähnlich, verkürzt aber in vielen Fällen AV-Reizleitung (deshalb bei Digitalisintoxikation anwendbar)	1–4 x 100 mg/die, Kd: 2–5 mg/kg/24 h. p.o.; 6 mg/kg i.m. einmalig oder 1 mg/kg alle 10–15 min bis zum Wirkungseintritt, im Notfall sehr langsam i.v.	AV-Block 2. u. 3. Grades Bradykardie A: 1/2/3
Ipr	= **Iproveratril = Verapamil**[3] Kalzium-Ionen-Austausch an der Membran hemmend, wirkungsähnlich Chd	5–10 mg pro dosi, sehr langsam i.v., nicht mehr als 1 mg/min, nach 4 h wiederholbar, KK: 0,2–0,3 mg/kg, 6–14 j. 0,1 mg/kg, per os: 40–80 mg alle 6–8 h, bis 240 mg/24 h	cardiogener Schock AV-Block 1. Grades
Ldc	= **Lidocain**[4] (ohne Adrenalin- o.ä. Zusatz) Wirkung ähnlich Dph	1–2 mg/kg in 2–4 min, langsam i.v., nach 20 min wiederholbar oder als i.v.-Infusion 500 mg/500 ml, 20–40 Tropfen = 1–2 mg/min, Kinder 0,5–1 mg/min	AV-Block, Vorsicht bei Schenkelblock, cave: krampfauslösend! A: 2/3/Atropin/4
Pca	= **Procainamid**[5] wie Chinidin, stärker „kammerwirksam", orale Wirkungsdauer kürzer	0,25–0,5 g alle 4–6 h i.m. oder p.o., Kd: 7,5 mg/kg oral, 6 mg/kg i.m. alle 6 h, i.v. nur in Notfällen in fraktionierten Dosen 10–100 mg verdünnt über 4 min	AV-Block und Schenkelblock, parenteral: cave: krampfauslösend! A: 1/2/4
β-Rst	= **β-Rezeptoren – Stimul. Orciprenalin**[6]	10–30 mg in 500 ml Glukose sehr langsam i.v.-Infusion bis 1 μg/kg/min, p.o. 10–20 mg alle 4–8 h	gehäufte Kammerextrasystolen, bes. nach Digitalisintoxikation A: β-Rezeptorenblocker

*** A** = **Antidote:**
1. Molares Natrium-lactat (11,2%ig) 20–80 ml i.v. bis zum Abklingen der Nebenwirkungen
2. Angiotensinamid (Hypertensin)
3. Alupent i.v.
4. Bei Erregung und Krämpfen kurzwirkende Barbiturate i.v.

[1] Gilurytmal
[2] Aptin, Dociton, Trasicor, Doberol, Visken
[3] Isoptin
[4] Xylocain
[5] Novocamid
[6] Alupent

Krampfauslösende Substanzen: 17 Todesfälle. Krämpfe werden häufig bei Pyrazolonderivaten gesehen aber auch bei Amphetaminabkömmlingen, trizyklischen Antidepressiva, Anticholinergika, Antihistaminika u. a.
– *Tetanische* Krämpfe werden bei Fluorverbindungen (nicht bei den üblichen Ingestionsunfällen mit fluorhaltigen Tabletten zur Kariesprophylaxe), Oxalaten oder Zitraten beobachtet.
– *Hypoglykämisch* bedingte Krämpfe können durch Antidiabetika, auch durch Äthanol oder Hydrazin verursacht werden.

Vitamin B_6 [10]*-Mangel*-bedingte Krämpfe kommen zudem bei Crimidin und Isonikotinsäurehydrazid-Intoxikationen in Frage.
Die Therapie wird möglichst kausal oder sonst allgemein antikonvulsiv sein. Bei anticholinerger Symptomatik kann zudem Physostigminsalicylat[11] antagonistisch indiziert sein (43).
Differentialdiagnostisch muß bei komatösen und krampfenden Patienten das Hirnödem in den Spätstadien schwerster exogener Intoxikationen bedacht werden oder wenn dieser Zustand nach anfänglicher klinischer Besserung ohne sichtlichen Grund auftritt.
Als Ursachen des Hirnödems in den Finalstadien schwerer Vergiftungen kommen Hyperhydratation, Elektrolytverschiebungen, Azidose, Verminderung des onkotischen Druckes, Hyperthermie, Hypoxie und Hyperkapnie sowie Mikrozirkulationsstörungen in Frage.
Die Behandlung bei Intoxikationen mit Analgetikakombinationen ist je nach Inhaltsstoffen unterschiedlich zu handhaben. Für die Pyrazolone ist eine sekundäre Giftentfernung nicht möglich. Jede Überwässerung ist zu vermeiden.

Morphin und morphinähnliche Substanzen: 3 Todesfälle. Hier hat sich Naloxonhydrochlorid[12] bewährt, das zudem im Verhältnis zu dem sonst auch gut wirksamen Morphinantagonisten Levallorphan keine atemdepressive Nebenwirkung hat. Die Gabe der Morphinantagonisten ist nur bei Atemdepression indiziert (8, 41).

Pilze: 4 Todesfälle durch Knollenblätterpilz, 1 x durch Fliegenpilz. Therapie der Knollenblätterpilzintoxikation: In der ersten Phase: Rehydratation und Schockbekämpfung, kontrollierte Diuresetherapie bei Beachtung der Nierenfunktion und Therapie bei Verbrauchtskoagulopathie. Über Behandlungserfolge mit hohen Penicillindosen wurde berichtet (37). Bei gravierendem Verdacht auf eine Knollenblätterpilz-Intoxikation kommt auch der frühzeitige Einsatz der Hämodialyse oder Kohleperfusion in Frage (26).
In der zweiten Phase: Behandlung im Sinne der Therapie des Leberzerfallskoma, Hydrocortisongaben wurden empfohlen, bei Faktorenmangel entsprechende Substitution.
Bei Fliegenpilzingestion steht neben der primären Giftentfernung die Sedierung bei Erregungszuständen im Vordergrund (cave Atropin o. Physostigmin-Gabe).

---

[10] Vitamin B_6 = Pyridoxin-Hydrochlorid (23) Dosierung wiederholt bis 20 mg/kg/die
[11] Physostigminsalicylat „Antilirium" oder als –Antidot der Fa. Dr. Köhler Chemie.
Dosierung: 0,5 mg (bis 2,0 mg), je nach Lebensalter langsam i. v. oder i. m.
[12] Naloxonhydrochlorid = Narcan = 0,4 mg/ml, Firma Endo Laboratories
Dosierung: Kd: – 10 µg/kg/KGW i.v., i.m., s.c., wiederholbar oder auch Levallorphan = Lorphan
Dosierung: 0,01–0,02 mg/kg/KGW

Tabelle 5 Narkosetiefenschema nach *Guedel,* abgeändert nach *Loennecken* (17), ergänzt durch Therapievorschläge bei Intoxikationen mit Sedativa

Stadien			Differenzierte Therapie je nach Schwere
Rausch	I	+ Bewusstsein Gähnen	Unter Überwachung ausschlafen lassen, reichlich Flüssigkeit anbieten, Harnausscheidungskontrolle
	II	– Bewusstsein Atmungs-Unregelmässigkeit	
Flacher Schlaf	III 1	Kiefer entspannt	Erhöhung des Bettendes, Bronchialtoilette, 2 stdl. Lagewechsel
Tiefer Schlaf	2	Beginnende Atmungslähmung	
	3	Oberflächliche Atmung	(forcierte) Diuresetherapie Atemhilfe
Überdosierung	4	Oberflächliche Abdominalatmung, Zyanose	
	IV	Atmungslähmung Exitus	Hämodialyse, Hämoperfusion } siehe Tab. 2

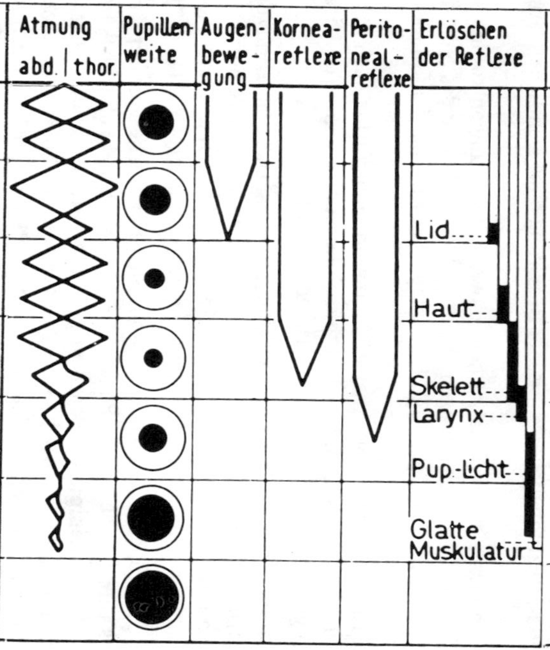
Atmung
abd. | thor.
Pupillenweite
Augenbewegung
Kornea-reflexe
Peritoneal-reflexe
Erlöschen der Reflexe
Lid
Haut
Skelett
Larynx
Pup.-Licht
Glatte Muskulatur

Puderaspiration: 1 Todesfall. Hier steht die frühzeitige Erkennung und Lavage evtl. unter bronchoskopischer Kontrolle im Vorderung der intensivtherapeutischen Möglichkeiten.

Sedativa: 13 Todesfälle. Bei den häufigen „Schlafsaft"-Überdosierungen im Kindesalter, bei denen es kaum zum Ausfall der Eigenreflexe oder zum Darniederliegen vegetativer Funktionen kommt, genügt es, die Kinder unter Beobachtung ausschlafen zu lassen. In der Tabelle 5 wird der Versuch gemacht, diese Parameter in die Beurteilung der Schwere der Schlafmittelintoxikationen und als Richtlinie für eine differenzierte Therapie einzubeziehen.
Zur Beurteilung der Situation kann das EEG (14, 15) eine wichtige Hilfestellung leisten. Eine Abweichung vom allgemeinen Grundschema der elektroklinischen Korrelation zeigt nur das Glutethimid.

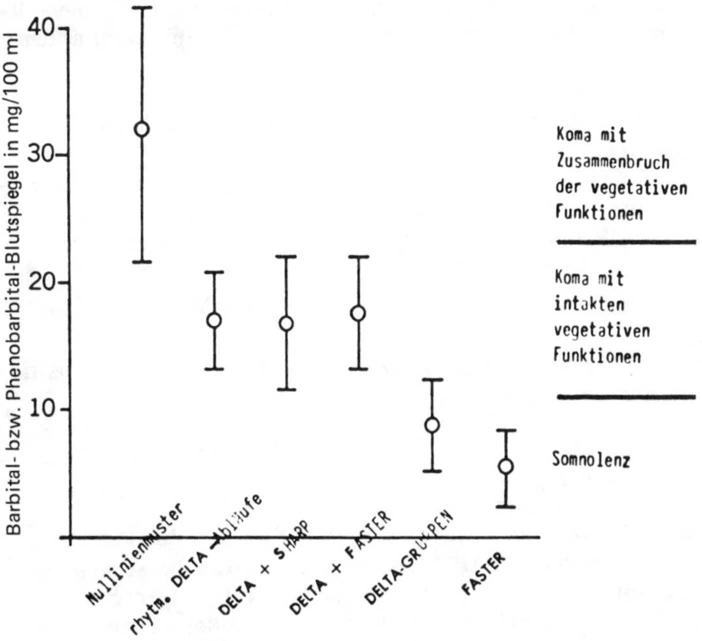

Abb. 3 Relation zwischen EEG-Mustern und Barbituratspiegeln sowie klinischer Symptomatik (14, 15)

Der Beginn einer Schlafmittelvergiftung ist charakterisiert durch eine hochgespannte schnelle Aktivität um 15–18/sec mit Akzentuierung frontotemporal. Eine Vertiefung der Vergiftung führt zum Auftreten einer Delta-Aktivität um 2–3/sec, die jedoch weiterhin von einer hochgespannten schnellen Aktivität überlagert bleibt. Die tiefe Schlafmittelvergiftung wird durch ein „burst-suppressions"-Muster charakterisiert. Die Zu- oder Abnahme flacher Strecken ist ein zuverlässiger Indikator für klinische Verschlechterungen bzw. Besserungen (14, 15).
Grund für die Todesfälle bei Intoxikationen mit Sedativa waren nicht ausschließlich die Schwere der Vergiftungen, sondern auch sekundäre Komplikationen durch nichtadäquate Behandlung, wie z. B. durch Überwässerung (cave bei Gutethimid und Methaqualon).
Der Einsatz der Hämodialyse oder der Hämoperfusion ist abhängig von der individuellen Situation und dem Verlauf. (Effizienz s. Tab. 2).

Sturz in die Jauchegrube: (H_2S) 1 Todesfall. Ein zweiter Todesfall war durch Sturz in eine arsenhaltige Lauge verursacht, somit durch Unfälle, bei denen die Möglichkeiten der adäquaten Hilfe auf eine sofortige Reanimation und intensiv-therapeutische Nachversorgung begrenzt sind.

Trizyklische Antidepressiva und Psychopharmaka: 9 Todesfälle. Herzrhythmusstörungen und die zentralen Wirkungen lassen sich teilweise durch Physostigmin[11] antagonisieren (bei ausschließlich peripherer Symptomatik durch entsprechende Gabe von Pyridostigmin oder Neostigmin) (33). Möglichkeiten der sekundären Giftentfernung bestehen nicht.
Gelegentlich wird die durch Neuroleptika ausgelöste extrapyramidale Symptomatik mit Krämpfen verwechselt, sie spricht gut auf Behandlung mit Antiparkinsonmitteln, z. B. Biperiden[13] an.

Zyaninintoxikation: Über drei Todesfälle wurde uns nachträglich berichtet. Therapieversuche mit Überdruckbeatmung oder alleinige Gabe von Natriumthiosulfat führten nicht zum Erfolg.
Der Blockierung des Fe^{3+} der Zytochromoxidase kann nur durch baldige Gabe eines rasch wirkenden Methämoglobinbildners ohne gravierende Nebenwirkung wie DMAP[14] begegnet werden (29).
Nachfolgend ist die Gabe von Natriumthiosulfat[15] notwendig, um den normalen Entgiftungsvorgang durch Bildung von Rhodanid zu beschleunigen.
Die Bereitstellung von DMAP (oder auch Co_2-EDTA = Kelocyanor) auf Intensivstationen ist entscheidend für die rasche Hilfe.

Das trifft ebenfalls – wenn auch nicht so gravierend wie bei dem DMAP für andere *Antidote* zu.
Folgende Antidote sind in der vorstehenden Arbeit erwähnt und sollten auf pädiatrischen Intensivpflegestationen parat sein:

Bereitzuhaltende Antidote (40, 45):

Atropinum sulfuricum[8], Bentonit oder Fuller's Earth (bei Paraquatintoxikationen), Biperiden-Lactat[13], Deferoxamin[7], DMAP[14], Dimethylpolysiloxan (bei schaumbildenden waschaktiven Substanzen), Eisen (III) hexacyanoferrat (II)[5], Ipecacuanha-Sirup[1], Levallorphan[12] oder Naloxonhydrochlorid[12], Natriumsulfat[2], Natriumthiosulfat[15], Obidoxim[9], Paraffinum subliquidum[4], Physostigminsalicylat[11], Pyridostigmin oder Neostigmin, Pyridoxin[10], Thionin[6] oder Toluidinblau[6].

Antidote zur Entgiftung von Metallen oder Metalloiden werden in der Tabelle 6 mit ihren Wirkungen zusammengestellt.

Schädigungen durch Antidote sind häufig durch Überdosierungen und fehlerhafte Indikationsstellung zu klären (31, 45). Prophylaktische Antidotgaben sind nicht angezeigt. Eine Ausnahme bildet dabei allenfalls die Äthanolgabe bei Verdacht auf Methylalkoholingestion.

---

[13] Biperiden-Lactat = Akineton
Dosierung: Kinder: 0,04 mg/kg i.m. oder sehr langsam i.v., bei Bedarf wiederholbar
[14] DMAP = N,N-Dimethyl-p-aminophenol
Dosierung: ca. 3,25 mg/kg DMAP reichlich verdünnt mit in der Spritze aspiriertem Blut
[15] Natriumthiosulfat = S-Hydril, 50–100 mg/kg sehr langsam i.v.

Tabelle 6 Antidote bei Metallen und Metalloiden und ihre Wirksamkeit

	Mn	Fe^{3}	Ni	Co	Cu	Zn	As	Sb	Cd	Au	Hg	Tl	Pb	Bi	^{239}Pu	U	^{137}Cs
A) Dimercaprol			+			+	+++	+		+	++			+			
B) $CaNa_2$–EDTA	+			(+)	+	+							+++			+	
C) $CaNa_3$–DTPA	+	+				+			+	+			++		++		
D) D-Penicillamin				+	+++	+				++	++		++				
E) Deferoxamin		+++															
F) Eisen (III)hexacyanoferrat (II)												++					++

Zeichenerkärung: +++ gute Wirkung, ++ mäßige Wirkung, + geringe Wirkung

Zusammenfassend ist zu sagen, daß bei Kenntnis und Beachtung intensivpflegerischer Kriterien die Handhabung von Vergiftungen im Kindesalter beherrschbar ist. Die frühzeitige Entdeckung durch aufmerksame Eltern macht, wenn überhaupt notwendig, die primäre Giftentfernung zum wesentlichen Therapiemoment.

Geschulte Beobachtung und situationsangepaßte symptomatische Therapie reichen bis auf seltene Ausnahmen aus.

Jede Übertherapie und Polypragmasie ist zu vermeiden.

Literatur

1 Andersen, A.H.: Experimental studies on the pharmacology of activated charcoal. Acta Pharm. Tox. 2 (1946) 69; 3 (1947) 199; 4 (1948) 275

2 Bender, F., E. Schmidt, E. Gradaus: Medikamentöse Behandlung der Herzrhythmusstörungen. Schweiz. med. Wschr. 99 (1969) 1539

3 Chernish, S.M., R.L. Wolen, B.E. Rodda: Adsorption of propoxyphene hydrochloride by activated charcoal. Clin. Toxicol 5 (1972) 317

4 Chin, L., A. Picchioni, W.M. Bourn, H.E. Laird: Optimal antidotal dose of activated charcoal. Toxicol. and appl. pharm. 26 (1973) 103

5 Corby, D.G., W.J. Decker: Management of acute poisoning with activated Charcoal. Pediatrics 54 (1974) 324

6 Crome, P., S. Dawling, R.A. Braithwaite, J. Masters, R. Walkey: Effect of activated charcoal on absorption of Nortriptyline. Lancet 1977/II, 1203

7 Decker, W.J., H.F. Combs, D.G. Corby: Adsorption of drugs and poisons by activated Charcoal. Toxicol. appl. Pharmacol. 13 (1968) 454

8 Foldes, F.F., M. Swerdlow, E.S. Siker: Morphinartige Analgetika und ihre Antagonisten. Anästhesiologie u. Wiederbelebung 25. Springer, Berlin 1968

9 Fritz, K.W.: Zur Therapie der Schlafmittelvergiftungen mit forcierter Diurese. Z. prakt. Anästhes. u. Wiederbelebung 2 (1967) 149

10 Henschler, D., P. Kreutzer: Intoxikationsbehandlung durch Bindung von Giftstoffen im Magen-Darmkanal: Tierkohle oder „Universalantidot". Dtsch. med. Wschr. 91 (1966) 2241

11 Ibe, K.: Magenspülung bei akuten Schlafmittelvergiftungen. Med. Klin. 61 (1966) 1832

12 Ibe, K.: In H.-J. Streicher, J. Rolle: III. Wuppertaler Notfallsymposion 1972. Thieme, Stuttgart 1974 (S. 216 u. 228)

13 Janssen, F.: Frühbehandlung von Vergiftungsunfällen im Kindesalter. Pädiat. Prax. 10 (1971) 297

14 Kubicki, St., I. Benhold, M. Kessel: Electroencephalographische Untersuchungen während extracorporaler Dialyse bei akuten Schlafmittelintoxikationen. Dtsch. Ges. inn. Med. 72. Kongreß (1966), Bergmann, München 1967 (S. 620–624)

15 Kubicki, St., M. Schoppenhorst: In H.-J. Streicher, J. Rolle: EEG-Veränderungen bei Vergiftungen. III. Wuppertaler Notfallssympsion 1972. Thieme, Stuttgart 1974
16 Levy, G., J.B. Houston: Effect of activated Charcoal on Acetaminophen absorption. Pediatrics 58 (1976) 432
17 Loenneken, S.J.: Akute Schlafmittelvergiftungen. Schattauer, Stuttgart 1965
18 Mantel, K.: Forcierte Diurese bei Alkoholintoxikation. Pädiatr. Intensivpflege III. Symp. in Beihefte: Klin. Pädiatrie 70. Enke, Stuttgart 1973
19 Moss, A.J., H.A. Forrest, G.C. Emmanoulides: Heart Disease in Infants, Children and Adolescents. 2. Ausgabe. Williams & Wilkins, Baltimore 1977
20 Okonek, S., A. Hofmann, B. Henningsen: Effecacy of gut Lavage, hemodialysis and hemoperfusion in the therapy of Paraquat or Diquat intoxication. Arch. Toxicol. 36 (1976) 43
21 Phansalkar, S.V., L.E. Holt: Observation on the immediate treatment of poisoning. J. Pediatr. 72 (1968) 683
22 Picchioni, A.L., L. Chin, H.E. Laird: Actived Charcoal preparation – Relative antidotal efficacy. Clin. Toxisol. 7 (1974) 97
23 Reinken, L.: Aufgabe und Wirkung des Vitamin B_6 im Säuglingsalter. Pädiatrie und Pädologie 9 (1974) 301
24 Saborowski, F.: Möglichkeiten der Elektrotherapie und der Behandlung schwerer Herzrhythmusstörungen. Dtsch. med. Wschr. 98 (1973) 675
25 Schulz, V., K.H. Schnabel: Die Schocklunge. Internist 16 (1975) 82
26 Seeger, R., O. Bartels: Elimination von Knollenblätterpilzgift (Amantine) durch Kohle-Perfusion in vitro. Dtsch. med. Wschr. 101 (1976) 1456
27 Seyffart, G.: Giftindex: Dialyse und Hämoperfusion bei Vergiftungen. Fresensius-Stiftung, Bad Homburg (1975), idem 1. Ergänzung 1977
28 Voigtmann, R., H. Sieberth: Indikation zur extrakorporalen Elimination von Giften. Intensivbehandlung 2 (1977) 28
29 Wegner, N.: Therapie der Blausäurevergiftung. Med. Wschr. 23 (1969) 436
30 Windorfer, A., R. Gädeke, F. Schindera: Kinetik der Aminophenazonclearance durch Austauschtransfusion. Arch. Toxicol. 30 (1973) 237
31 Wirth, W.: Schädigungsmöglichkeiten durch Antidote. Arch. Toxicol. 24 (1968) 71

Die nachfolgenden chronologisch geordneten Veröffentlichungen sind teilweise Grundlage der vorstehenden Arbeit und enthalten weitere detaillierte Literaturangaben. Sonderdrucke können beim Verfasser angefordert werden.

32 Krienke, E.G., I. Fistler: Die Behandlung einer Anilinvergiftung durch Austauschtransfusion. Dtsch. med. J. 16 (1965) 35
33 Krienke, E.G.: Akzidentelle Vergiftungen durch Arzneimittel bei Kindern. Dtsch. Ärzteblatt 69 (1972) 2712
34 Krienke, E.G.: Toxikologische Gefahren durch Haushaltsmittel. Mschr. Kinderheilk. 122 (1974) 451
35 Krienke, E.G.: Giftentfernung bei oraler Gifteinnahme. Pädiatr. Praxis 15 (1975) 187
36 Krienke, E.G., D. Wolff, E. Dallmeier: Antidote Effect of Liquid Paraffin in Oral Solvent Intoxication. Arch. Toxicol. 33 (1975) 259
37 Krienke, E.G.: Knollenblätterpilz-Vergiftung. Dtsch. Ärztebl. 32 (1975) 2251
38 v. Mühlendahl, K.E., T. Lennert, E.G. Krienke: Intoxikation nach Gabe von Kochsalz als Emetikum. Dtsch. med. Wschr. 101 (1976) 335
39 Krienke, E.G.: Sekundäre Giftentfernung. Pädiat. praxis 17 (1976) 87
40 Krienke, E.G.: Spezifische Antidote. Dtsch. Ärzteblatt 73 (1976) 1437
41 v. Mühlendahl, K.E., E.G. Krienke, B. Scherf-Rahne, G. Baukloh: Codeine Intoxication in Childhood. Lancet 1976/II, 303
42 Krienke, E.G.: Akzidentelle Vergiftungen durch Pflanzen aus der Sicht einer Giftinformationszentrale. Internist 17 (1976) 399
43 v. Mühlendahl, K.E., E.G. Krienke, G. Hammersen: Physostigmintherapie bei Vergiftungen. Dtsch. med. Wschr. 101 (1976) 1401
44 Krienke, E.G., K.E. v. Mühlendahl: Giftinformationszentren. Aufgaben und Möglichkeiten der Informationsnutzung. Medizin 5 (1977) 654
45 Krienke, E.G., D. Sander, K.E. v. Mühlendahl: Spezifische Antidote – was ist für den Notfall bereitzuhalten? Dtsch. Apotheker Zeitung 117 (1977) 1703
46 v. Mühlendahl, K.E., E.G. Krienke: Vergiftungen mit Novonal (Diaethylallylacetamid). Dtsch. med. Wschr. 102 (1977) 1591
47 Krienke, E.G.: Vergiftungen. Aus: P. Schweier: Pharmakotherapie im Kindesalter. 2. Aufl. Marseille, München 1977
48 v. Mühlendahl, K.E., U. Oberdisse, E.G. Krienke: Local injuries by accidental ingestion of corrosive substances by children. Arch. Toxicol. 39 (1978) 299
49 v. Mühlendahl, K.E., E.G. Krienke: Zur Toxizität von Cyproheptadin (Nuran®). Mschr. Kinderheilk. 126 (1978) 123
50 v. Mühlendahl, K.E., E.G. Krienke: Unfälle mit ätzenden Haushaltsmitteln im Kindesalter. Mschr. Kinderheilk. 126 (1978) 330

10 Jahre pharakologisch induzierte Erbrechen

Ina Butenandt und K. Mantel

Für die Magenentleerung bei kindlichen Vergiftungsunfällen stehen zwei Methoden zur Verfügung: Die Magenspülung und das pharmakologisch induzierte Erbrechen. Pharmakologisch induziertes Erbrechen kann durch Ipecacuanha-Sirup oder durch Apomorphin ausgelöst werden.

Nachdem in den USA schon lange sehr gute Erfahrungen mit dem pharmakologisch induzierten Erbrechen gemacht wurden (SHIRKEY 1966) führten wir diese Methode der Magenentleerung bei Vergiftungsunfällen 1968 in unserer Klinik ein (MANTEL 1971). In den letzten 10 Jahren haben wir die Magenspülung primär nur noch bei bewußtlosen Kindern und bei Säuglingen unter 9 Monaten durchgeführt. Dagegen wurden etwa 750 Kinder zum Erbrechen gebracht. In den ersten Jahren verwendeten wir vorwiegend Ipecacuanha-Sirup und sammelten hiermit unsere Erfahrungen. Nachdem wir uns jedoch von den Vorteilen des pharmakologisch induzierten Erbrechens durch Apomorphin überzeugt hatten, benutzen wir jetzt in unserer Klinik fast nur noch Apomorphin. Unangenehme oder toxische Nebenwirkungen traten weder bei den etwa 350 Kindern auf, die mit Ipecacuanha-Sirup zum Erbrechen gebracht wurden, noch bei den etwa 400 Kindern, die nach Apomorphin erbrachen.

Die Indikation zum pharmakologischen Erbrechen durch Ipecacuanha-Sirup sehen wir vor allem in der raschen ersten Hilfe durch den Hausarzt oder durch die Mutter. Voraussetzung für die Anwendung von Ipecacuanha-Sirup zu Hause sind nach JONAS (1975) kooperative Eltern und ein enger telephonischer Kontakt mit einer Vergiftungszentrale.

Kindern bis zum Alter von 2 Jahren werden 20 ml des Ipecacuanha-Sirups, Kindern über 2 Jahren 30 ml eingegeben. Anschließend müssen 100–200 ml Tee oder Saft getrunken werden, da nur ein voller Magen ausreichend erbricht. Wichtig ist, daß der Ipecacuanha-Sirup nicht mit dem 14mal wirksameren Fluidextrakt verwechselt wird. Der Sirup wird unter Verwendung von Glycerin und Zuckersirup aus dem Fluidextrakt hergestellt (s. Tab. 1).

Tabelle 1 Pharmakologisches Erbrechen durch Ipecacuanha-Sirup

Rp.	Ipecacuanha Fluidextrakt		70 ml
	Glycerin		100 ml
	Zuckersirup	ad	1000 ml
S.	Kinder bis zu 2 Jahren		20 ml p.o.
	Kinder über 2 Jahre		30 ml p.o.
Sofort anschließend: 100–200 ml Saft/Tee			

Bei 88 Kindern, die mit Ipecacuanha-Sirup zum Erbrechen gebracht wurden, haben wir die Dauer bis zum Eintritt des Erbrechens registriert. 62% der Kinder erbrachen innerhalb der ersten 15 Minuten, 85% innerhalb von 25 Minuten, 7 Kinder, also 8%, erbrachen nicht (s. Abb. 1).

Indikation zum pharmakologischen Erbrechen durch Apomorphin ist die orale Aufnahme von Stoffen, deren Toxizität und Menge eine Gefährdung des Kindes erwarten lassen. Kontraindiziert ist Apomorphin bei Bewußtseinstrübung, Krampfanfällen und Schocksymptomatik.

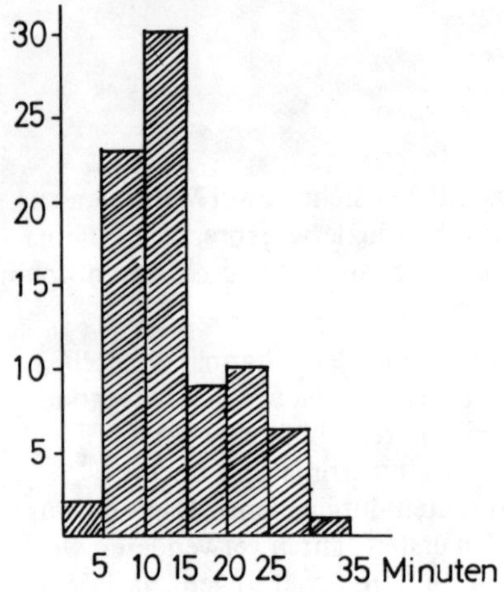

Abb. 1 Zeitintervall zwischen Gabe von Ipecacuanha-Sirup und Erbrechen (88 Kinder – 8% Versager)

Zunächst muß das Kind 100 bis 200 ml Tee oder Saft zu sich nehmen, notfalls muß sondiert werden. Anschließend werden in einer Mischspritze Apomorphin und Novadral intramuskulär verabreicht: Apomorphin 0,1 mg/kg Körpergewicht und Novadral 0,3 mg/kg Körpergewicht bis zum Alter von 6 Jahren, über einem Alter von 6 Jahren, 0,2 mg/kg Körpergewicht. Als Antidot halten wir Lorfan in einer Dosierung von 0,02 mg/k Körpergewicht bereit, falls das Erbrechen nicht sistiert oder eine Atemdepression auftritt (s. Tab. 2). Wir haben aber Lorfan nur ausnahmsweise verwenden müssen. Die Anwesenheit eines Arztes ist obligat.

Tabelle 2 Pharmakologisches Erbrechen durch Apomorphin

1.	100–200 ml Tee/Saft	
2.	Intramuskuläre Gabe (Mischspritze) von	
	Apomorphin	0,1 mg/kg
	Novadral	0,3 mg/kg (bis zu 6 Jahren)
		0,2 mg/kg (über 6 Jahre)
3.	Bereithalten von	
	Lorfan	0,02 mg/kg i.m.

Bei 168 mit Apomorphin zum Erbrechen gebrachten Kindern registrierten wir wiederum die Zeit, die bis zum Eintreten des Erbrechens verstrich. 82% der Kinder erbrachen innerhalb von 5 Minuten. Nur 3% der Kinder erbrachen auf Apomorphin nicht, wobei hierunter Kinder waren, die Phenothiazine oder ähnliche Psychopharmaka geschluckt hatten, so daß offenbar bereits resorbierte Substanz das Erbrechen verhinderte (s. Abb. 2).

Zusammenfassung

Das pharmakologisch induzierte Erbrechen bei kindlichen Vergiftungsunfällen bringt gegenüber der Magenspülung drei Vorteile:

1. Zeitgewinn: Je rascher nach der Giftaufnahme die Detoxikation einsetzt, um so wirkungsvoller ist sie. Eine Studie von ABDALLAH (1967) (s. Tab. 3) bestätigt dies.

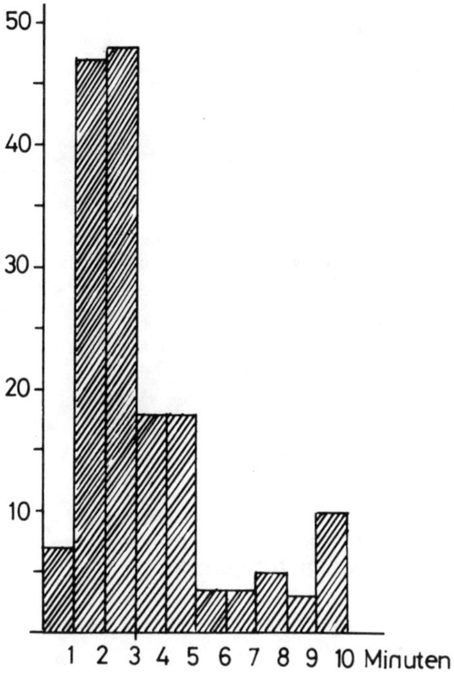

Abb. 2 Zeitintervall zwischen Gabe von Apomorphin und Erbrechen (168 Kinder – 3% Versager)

Tabelle 3

	Intervall zwischen Probemahlzeit und Gabe des Emetikums oder Magenspülung		
	0 min	30 min	60 min
Ipecacuanha Sirup	63%	44%	31%
Apomorphin	78%	64%	25%
Magenspülung	54%	26%	8%

(*Abdallah* 1967)
Abhängigkeit der erbrochenen oder entleerten Menge einer Probemahlzeit vom Beginn der Behandlung

Tabelle 4 Magenentleerung bei kindlichen Vergiftungsunfällen

	Ipecac. Sirup	Apomorphin	Magenspülung
Erforderliche Personen	Laie	Arzt	Arzt mit 1–2 Schwestern
Zeitaufwand	10 Min.	5 Min.	20–30 Minuten
Intervall bis zur Magenentleerung	17 Min. (*Reid* 1970)	4 Min. (*Hurst* 1975)	20–30 Minuten

2. Größere Wirksamkeit: Bei der Magenspülung laufen 24% der Spülflüssigkeit weiter in den Dünndarm. Pharmakologisch induziertes Erbrechen verhindert dies und führt zu einer Antiperistaltik. Auch Konglomerate von Tabletten werden erbrochen.

3. Einfache Anwendung: Personeller, zeitlicher und finanzieller Aufwand sind bei

der Magenspülung am größten (s. Tab. 4), ebenso das psychische Trauma für den kleinen Patienten.
Hieraus ist zu folgern, daß die routinemäßig durchgeführte Magenspülung bei kindlichen Vergiftungsunfällen nicht mehr zeitgemäß ist.

Literatur

Abdallah, A.H.: A comparison of the efficiency of emetic drugs and stomach lavage. Amer. J. Dis. Child 113 (1967) 571

Jonas, O., N. Smith: The use of syrup of ipecacuanha as a first-aid measure in the management of accidental poisoning in the home. Med. J. Aust. 1 (1975) 534

Mantel, K.: Kindliche Vergiftungsunfälle. Pharmakologisches Erbrechen oder Magenspülung? Mschr. Kinderheilk. 119 (1971) 445

Shirkey, H.C.: Ipecac syrup. Its use as an emetic in poison control. Pediat. Pharmacol. Ther. 69 (1966) 139

Die Bedeutung der Austauschtransfusion bei Vergiftungen im Kindesalter

K. Richter, H. Truckenbrodt und M. Geldmacher-v. Mallinckrodt

Die Blutaustauschtransfusion ist eine wirksame Behandlungsmethode bei einer Reihe schwerer Vergiftungen. Sie kann auch bei jungen Säuglingen und Kleinkindern relativ leicht durchgeführt werden und ist mit vergleichsweise geringem Risiko behaftet.

Voraussetzungen

Soll die Austauschtransfusion zur Entgiftung eingesetzt werden, müssen einige Grundvoraussetzungen erfüllt sein:

1. Es muß mit einiger Sicherheit angenommen werden können, daß die letale Giftdosis erreicht ist. Dies zeigt sich in der Regel durch entsprechende klinische Symptome. Nur in Ausnahmefällen sind Konzentrationsbestimmungen z. B. im Plasma schnell zu bekommen.
2. Die toxische Substanz muß eine lange Bluthalbwertszeit haben. Ein frühzeitiges Abwandern in andere Kompartimente würde den Wirkungsgrad der Austauschtransfusion entscheidend vermindern.
3. Die Austauschtransfusion muß frühzeitig vorgenommen werden. Zu einem späteren Zeitpunkt kann unter Umständen auch die Elimination großer Giftmengen die Prognose der Vergiftung nicht mehr beeinflussen.

Indikationen

Unter den genannten Voraussetzungen kann für drei Gruppen von Vergiftungen die Indikation zum Blutaustausch gegeben sein:

1. Das Gift verursacht irreversible Veränderungen der Erythrozyten und/oder des Hämoglobinmoleküls, so daß die Sauerstofftransportkapazität des Blutes in Frage gestellt wird.

2. Es fehlt die Möglichkeit einer ausreichenden Antidotbehandlung bzw. Eliminationssteigerung über die Nieren oder durch Dialyseverfahren.

3. Die Austauschtransfusion verspricht bei einer lebensbedrohlichen Vergiftung als zusätzliche Detoxikationsmaßnahme eine entscheidende Wirkung.

zu 1.: Hier wird durch die Austauschtransfusion Gift eliminiert und zugleich der zerstörte Blutfarbstoff ersetzt:

a) *Toxische Methämoglobinämie* bei Patienten mit Glukose-6-Phosphatdehydrogenase-Mangel ist der sonst wirksamen Behandlung mit Redoxfarbstoffen nicht zugänglich, da reduziertes NADP nicht in genügender Menge zur Verfügung steht. Es wurden Therapiefehlschläge z. B. mit Methylenblau berichtet (11). Die Austauschtransfusion stellt bei schweren Fällen die einzige Behandlungsmöglichkeit dar.

b) *Chlorate* (Kaliumchlorat, Natriumchlorat) können bereits in kleinen Mengen bei Kleinkindern zu tödlichen Vergiftungen führen (3). Natriumchlorat ist in einer großen Anzahl von Unkrautvernichtungsmitteln so z. B. dem Unkrautex enthalten (2). Durch direkte Schädigung der Erythrozytenmembran kommt es hier zur massiven Hämolyse. Der freiwerdende Blutfarbstoff wird in Methämoglobin umgewandelt. Austauschtransfusionen evtl. in Verbindung mit Hämodialyse sind als wirksame Behandlung anzusehen (12).

c) Nach Ingestion größerer Mengen von *Essigsäure* kann es über lokale Verätzungen hinaus zur resorptiven Vergiftung kommen. Hämolyse, Verbrauchskoagulopathie und Nierenversagen kennzeichnen das schwere Vergiftungsbild. Neben der Hämodialyse und Heparinbehandlung wurden Austauschtransfusionen erfolgreich angewendet (10).

d) Schwere Vergiftungen mit *Nitrobenzol* oder *Anilin,* die einen Blutaustausch indizieren, sind bei Kindern heute kaum noch denkbar. Veränderungen am Porphyrinring führen hier zur Bildung von Verdoglobin und anderen nicht rückbildungsfähigen Oxydationsstufen des Hämoglobins (8).

zu 2.: Andere Entgiftungsmethoden sind nicht bekannt oder unzureichend:

a) *Pyrazolonderivate* können einzeln oder in Kombinationspräparaten (z. B. Optalidon) enthalten vor allem bei Kindern Vergiftungen mit Krampfanfällen und Atemstörungen auslösen, die eine schlechte Prognose haben (5). Da diese Substanzen erst durch langsam stattfindende Biotransformation nierengängig werden, ist die renale Eliminationssteigerung nicht zu erreichen (1). Die Wirkung der Hämodialyse ist unsicher (4, 13). Bei schwersten Vergiftungen ist die Austauschtransfurion als ultima ratio anzusehen.

b) Zu den häufiger vorkommenden schwerverlaufenden Vergiftungen gehört die Eisenvergiftung mit Ferropräparaten. Die jährliche Zahl der Vergiftungsfälle in den USA wurde auf 2000 geschätzt (14). Die früher hohe Letalität ging zwar seit Einführung des Chelatbildners Desferrioxamin stark zurück, doch kann bei schwersten Vergiftungen mit Austauschtransfusionen die Prognose wesentlich verbessert werden. Dies konnte auch im Tierversuch gezeigt werden (9).

c) Eine besondere Problematik bergen Zustände nach *iatrogener Überdosierung von Medikamenten* in sich. Als Beispiel sei die Überdosierung von Chloramphenikol beim Neugeborenen angeführt. Insuffiziente Biotransformation verhindert die renale Ausscheidung. Die Peritonealdialyse ist unwirksam (4, 7, 13). Es bleibt in diesem Fall die Austauschtransfusion als einzige wirksame Behandlung.

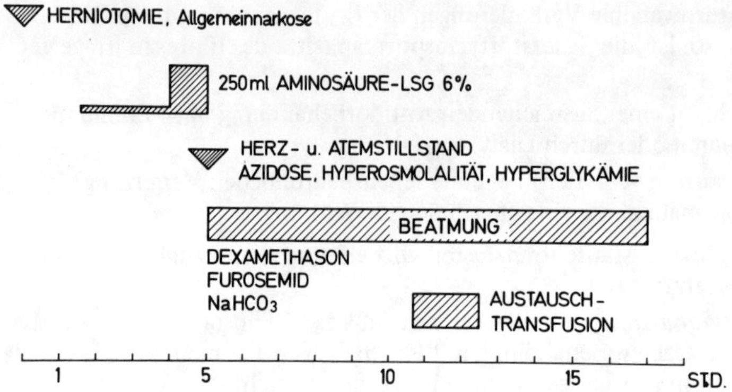

Abb. 1 Verlauf einer Intoxikation infolge Infusion einer Aminosäurenlösung. Frühgeborenes. 1860–2570 g

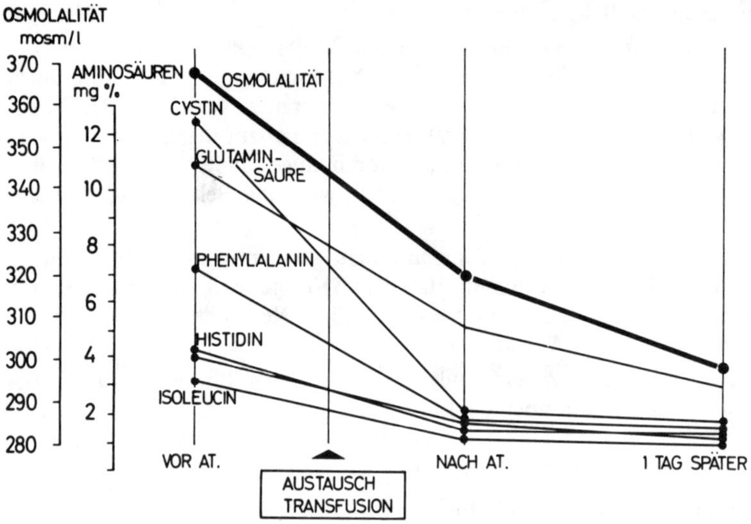

Abb. 2 Serumosmolalität und Aminosäurenkonzentration bei Intoxikation durch Aminosäurenlösung. Frühgeborenes

Ein weiteres Beispiel möchten wir an einem Fall aus unserem eigenen Krankengut demonstrieren (Abb. 1 und 2):

Bei einem 2 Monate alten ehemaligen Frühgeborenen trat fünf Stunden nach einer komplikationslos verlaufenen Herniotomie ein akuter Atem- und Herzstillstand auf. Die sofortige Reanimation war erfolgreich. Die ersten Laborbefunde nach diesem Ereignis zeigten eine erhebliche metabolische Azidose und Serumhyperosmolarität auf. Es waren innerhalb einer Stunde versehentlich 200 ml einer sechsprozentigen Aminosäurenlösung infundiert worden. Wegen des anhaltend komatösen Zustandes entschlossen wir uns zur Austauschtransfusion. Aminosäurespiegel und Serumosmolarität näherten sich dem Normwert. Das klinische Bild besserte sich in erfreulicher Weise. Das Kind hat sich bisher völlig normal weiterentwickelt.

zu 3.: Die dritte Indikationsgruppe mit lebensbedrohlichen Vergiftungen, bei denen der Blutaustausch als Zusatzmaßnahme entscheidende Giftmengen eliminiert, sei an zwei weiteren Fällen dargestellt (Abb. 3 und 4):

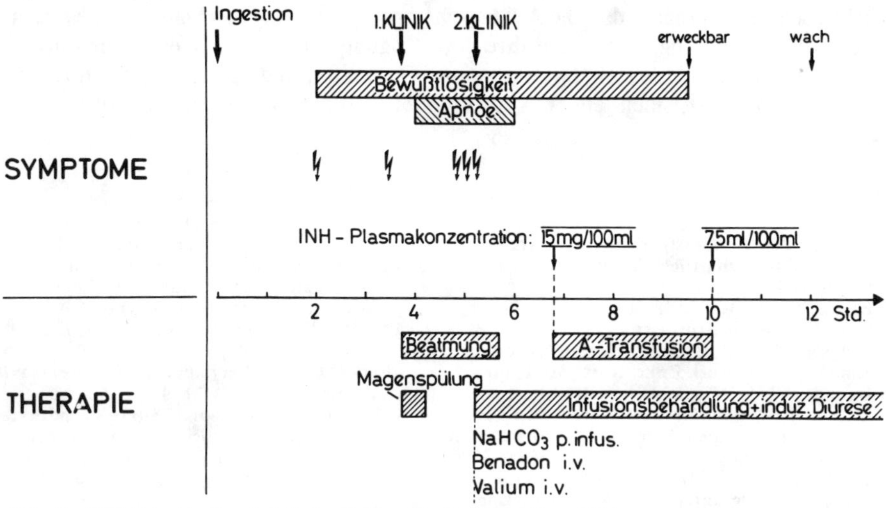

Abb. 3 INH-Intoxikation bei einem 9 Monate alten Säugling, 9,8 kg

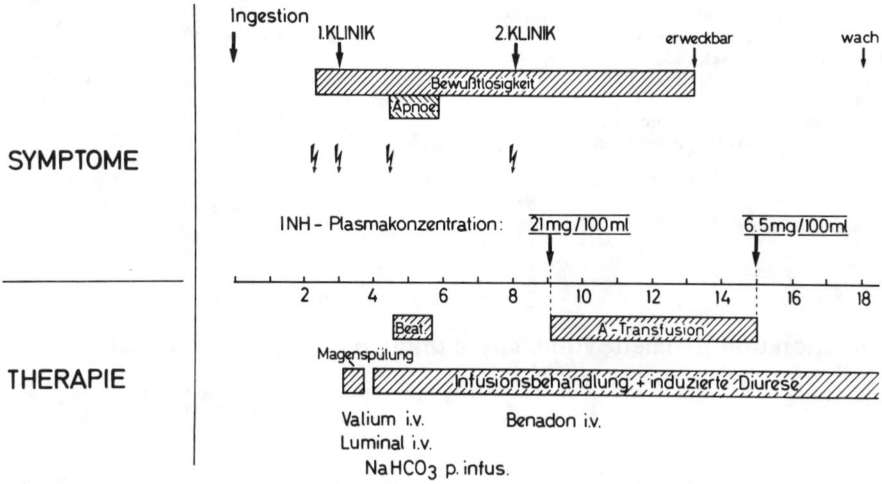

Abb. 4 INH-Intoxikation bei einem 17 Monate alten Kleinkind; 10,4 kg

Ein 9 Monate alter Säugling und ein 17 Monate altes Kleinkind boten ca. 2 Stunden nach Ingestion letaler Isoniazid-Dosen schwerste Vergiftungsbilder mit ausgeprägter metabolischer Azidose, generalisiertem Krampfstatus und Atemstillstand. Neben der symptomatischen Behandlung und forcierter Diurese wurde bei beiden Kindern wegen der lebensbedrohlichen Symptome eine Austauschtransfusion durchgeführt (6). Während des Blutaustausches sank der INH-Plasmaspiegel beim einen Patienten um 50%, beim anderen sogar um 69% des Ausgangswertes. Die Besserung der klinischen Symptome war eindrucksvoll. Beide Kinder waren am Ende der Austauschtransfusion wach und haben das Ereignis ohne erkennbaren Schaden überstanden.

Abschließend ist zu sagen, daß die Austauschtransfusion bei der Behandlung bestimmter schwerer Vergiftungen durchaus ihre Berechtigung hat. Auch in Verbindung mit anderen wirksamen Methoden der sekundären Giftentfernung ist ihr Einsatz zu rechtfertigen, wenn es gilt, einen letalen Ausgang oder bleibenden Schaden zu vermeiden.

Literatur

1 Beyer, K.H.: Biotransformation der Arzneimittel. Wissenschaftliche Verlagsgesellschaft, Stuttgart 1975
2 Braun, W., A. Dönhardt: Vergiftungsregister. 2. Aufl. Thieme, Stuttgart 1975
3 Brugsch, H., O.R. Klimmer: Vergiftungen im Kindesalter. 2. Aufl. Enke, Stuttgart 1966
4 Daunderer, M.: Möglichkeiten der beschleunigten Giftelimination nach Resorption bei Intoxikationen. Med. Klin. 43 (1977) 1829
5 Ibe, K., K.H. Beyer, H. Burmeister, K.D. Grosser: Irgapyrin-Vergiftung eines Kindes mit tödlichem Ausgang unter besonderer Berücksichtigung von Veränderungen im Elektrokardiogramm und toxikologischen Untersuchungen. Arch. Toxikol. 22 (1967) 349
6 Katz, B.E., M.W. Carver: Acute poisoning with isoniazid treated by exchange transfusion. Pediatrics 18 (1956) 72
7 Krienke, E.G.: Sekundäre Giftentfernung, Indikationen zur Dialyse. Pädiat. prax. 17 (1976) 87
8 Moeschlin, S.: Klinik und Therapie der Vergiftungen. 5. Aufl. Thieme, Stuttgart 1972
9 Movassaghi, N., G.G. Purugganan, S. Leikin: Comparison of exchange transfusion and desferoxamine in the treatment of acute iron poisoning. J. Pediat. 75 (1969) 604
10 Paar, D., V. Heimsonth, M. Werner, K.D. Bock: Verbrauchskoagulopathie als Ursache hämorrhagischer Diathese bei akuter Essigsäureintoxikation. Dtsch. med. Wschr. 93 (1968) 206
11 Rosen, P.J., C. Johnson: Failure of methylene blue treatment in toxic methemogobinemia. Association with glucose-6-phosphatedehydrogenase deficiency. Ann. intern. Med. 75 (1971) 83
12 Seyffart, G.: Giftindex. Dialyse und Hämoperfusion bei Vergiftungen. Fresenius-Stiftung, Bad Homburg 1975
13 Trautmann, A.: Die Dialyse von Arzneimitteln und Giften. Med. Klin. 67 (1972) 1410–1413, 1452–1454, 1488–1491, 1525–1531
14 Westlin, W.F.: Deferoxamine in the treatment of acute iron poisoning. Clinical experiences with 172 children. Clin. pediat. 5 (1966) 531

Indikation und Effizienz von Dialyse und Kohle(Hämo-)Perfusion

G. Seyffart

Durch Dialysebehandlung und seit etwa drei Jahren auch durch Hämoperfusion über Aktivkohle ist die Prognose der meisten lebensgefährlichen *exogenen* Vergiftungen wesentlich verbessert worden.

Im folgenden wird zu diesen modernen Behandlungsmethoden kritisch Stellung genommen, wobei versucht wird, vornehmlich auf die Problematik im pädiatrischen Bereich einzugehen.

Der Einsatz der Hämo- und Peritonealdialyse bei den in der Klinik behandelten Intoxikationen ist – großen Statistiken zufolge (1, 3, 7, 16, 19, 20) – bei Erwachsenen und Kindern nur in 1–2% der Fälle erforderlich. Von den in der Literatur bisher mitgeteilten etwa 5000 Dialysebehandlungsfällen bei Vergiftungen entfallen nur etwa 400 auf Kinder. Bei den Erwachsenen wurden fünfmal mehr Hämo- als Peritonealdialysen, bei Kindern – aus technischen Gründen – etwa gleichviel Hämo- wie Peritonealdialysen durchgeführt. An Hämoperfusionen sind bisher etwa 400 Fälle dokumentiert, wobei nicht einmal 10 bei vergifteten Kindern vorgenommen wurden (6, 20). Die Gründe für die geringe Anwendung des letztgenannten Verfahrens in der Pädiatrie werden später diskutiert.

Indikationen zur extrakorporalen Detoxikation

Hier sind zwei Fragen zu klären:

1. Ist die Giftsubstanz überhaupt dialysierbar oder an Aktivkohle aus dem Blut adsorbierbar und wenn ja, welche Methode ist vorzuziehen?
2. Ist der klinische Zustand und der Grad der Vergiftung so gravierend, daß eine extrakorporale Entfigtung notwendig ist?

zu 1.: Noch bis vor einigen Jahren mußte man sich bei Fragen der extrakorporalen Giftelimination auf Spekulationen und zufälliges Wissen verlassen. So gab es bekanntlich Zentren, in denen sehr früh, häufig und manchmal kritiklos dialysiert wurde und es gab andere, in denen weder ein Arzt für die Dialyse zuständig war noch Einrichtungen für diese Behandlung vorhanden waren.

Mittlerweile aber ist die Unsicherheit durch umfangreiche Informationen aus recht vollständigen Übersichten im Griff (16, 20). Vor allem auch können die Giftinformationszentralen gezielter Auskunft geben, und bei selteneren Giften sollten diese Zentren bevorzugt um Indikationen angerufen werden.

Für etwa 120 exogene Giftsubstanzen ist die Effektivität der Dialyse geklärt, für etwa 35 Gifte die der Hämoperfusion. Als wichtige dialysierbare Substanzen für die Kinderheilkunde sind zu nennen:

Äthyl- und vor allem Methylalkohol,
Borsäure,
Bromate,
Dichloräthan,
Diphenylhydantoin,
Natriumchlorid,
Oxalate,
Pyrazolonderivate,
Salicylate,
Schlafmittel, vor allem Barbiturate,
Tetrachlorkohlenstoff u. a.

Doch wurden bei Kindern auch Dialysen durchgeführt bei Vergiftungen mit z. B. Diazepam, Ergotamin, Orphenadrin und Pargylin, wobei das Engagement sicher zu achten ist, die Indikation aber dahingestellt bleiben muß.

Daß in der Kinderheilkunde relativ bevorzugt Peritonealdialysen durchgeführt werden, hat bekanntlich technische, aber auch medizinische Gründe. Die Hämodialyse ist, trotz technischer Perfektion und kleiner Dialysatoren, eine Herausforderung für den kindlichen Körper. Nun soll aber die Peritonealdialyse keinesfalls als Lückenbüßer angesehen werden. Vor allem sind schwere Natriumchlorid-, Äthyl- und Methylalkohol- sowie Borsäurevergiftungen hervorragend mit der Peritonealdialyse zu behandeln.

Für die Hämoperfusion ist im Erwachsenenbereich das Experimentierstadium gerade im Abschluß begriffen. Als diese Methode vor etwa drei Jahren in die Humanmedizin eingeführt wurde, gab es einen Boom von Behandlungen. Allmählich ist der Wissensstand jedoch soweit angewachsen, daß eine Reactio eingesetzt hat. Die Hämoperfusion wird viel zurückhaltender, viel gezielter und vor allem in besonderen Fällen in Kombination mit der Hämodialyse eingesetzt. Unserer Meinung nach sollten die Pädiater sich jetzt noch in Fragen der Hämoperfusion bei schweren Vergiftungen mit Nephrologen,

Toxikologen und den Giftinformationszentralen besprechen. Es sei hier nur angedeutet, daß sich Kalium, Brom und andere Substanzen nicht an die Aktivkohle adsorbieren lassen.

zu 2.: Ist bei einer Intoxikation das Gift nicht bekannt, sollte eine Indikation zur Dialyse und Hämoperfusion auch bei schlechtem Zustand nur sehr zurückhaltend, am besten überhaupt nicht gestellt werden. Ist das Gift bekannt und extrakorporal eliminierbar, wird nur sehr *selten durch Bestimmung des Serumspiegels* die Indikation zu stellen sein. In dieser Misere befinden sich alle Ärzte im Notfall, denn die Wege zu Speziallabors sind weit, die Labors selten und vor allem nachts unterbesetzt und die Bestimmungsmethoden sind zeitaufwendig. Also muß nach der *Höhe der eingenommenen Dosis* und nach den *klinischen Erscheinungen* abgewogen werden. Sichere Indikationen sind im allgemeinen:

1. Einnahme einer Letaldosis
2. schwere Vergiftungserscheinungen mit akutem Nierenversagen
3. Areflexie
4. Einnahme einer potentiell letalen Dosis einer nephrotoxischen Substanz
5. lang anhaltendes Koma, Stadium III und IV nach REED (14)
6. Nullinienmuster im EEG
7. fortschreitende Vertiefung eines Komas mit Komplikationen wie Ateminsuffizeinz, Hypotonie, Aspirations oder Bronchopneumonie, Zyanose, Fieberanstieg, Pyämie
8. Einnahme einer toxischen Substanz, deren Metabolite noch toxischer sind
9. Vergiftungen bei Risikopatienten, wenn z. B. bereits eine Bronchitis, Sepsis oder Niereninsuffizienz besteht – um nur einige zu nennen.

Für manche Gifte treffen einige dieser allgemeinen Indikationen natürlich nicht zu oder reichen nicht aus. Hier gibt es dann substanzspezifische Indikationen. So hat sich z. B. bei schweren Vergiftungen mit Salicylaten herausgestellt, daß gerade bei Kindern bereits eine Dialyseindikation besteht:

1. nicht erst bei Koma, sondern schon bei Stupor, Delirium und Hyperpyrexie, was ja schon prognostisch sehr ungünstige Manifestationen sind
2. bei ausgeprägter Azidose
3. bei Verminderung der Prothrombinzeit
4. bei Serumspiegeln von 70–90 mg/100 ml
5. bei kombinierter Einnahme zusätzlich toxischer Substanzen.

Wird eine extrakorporale Detoxikation begonnen, kommt es natürlich darauf an, auch effektiv zu sein. Hier gibt es bei Kindern viel mehr als bei Erwachsenen Schwierigkeiten.

Es ist unerläßlich, das physiko-chemische Verhalten des Giftes im Orgnismus zu kennen. Liegt die toxische Substanz im Serum ausreichend vor, tut Eile not. Ist sie bereits lange im Organismus oder bereits metabolisiert oder zu stark an Eiweiß gebunden, kommt in schwersten Fällen auch eine extrakorporale Detoxikation zu spät: Entweder hat das Gift schon irreversible Schäden gesetzt, wie z. B. das E 605 oder die Knollenblätterpilzgifte, oder die Metabolite sind nicht dialysierbar oder eine Dialyse ist wegen zu hoher Proteinbindung der Substanz nicht mehr sinnvoll. Im Falle der Proteinbindung leistet die Hämoperfusion gute Dienste. Eine Crux aber sind, wie allgemein in der Toxikologie, die lipophilen Gifte. Weder Dialyse noch Hämoperfusion können sie aus den Fettgeweben, vor allem Gehirn und Rückenmark mobilisieren, auch wenn der Serumspiegel z. B. durch extrakorporale Methoden bereits weit abgesenkt wird. Bei den lipophilen Substanzen muß man sich damit abfinden, daß ein umgekehrter Rebound-Effekt in das Serum nur zögernd stattfindet. Manchmal sind mehrere kurze Dialysen praktisch, meistens aber holt man auch damit die Komplikationen nicht ein. Die Hämodialyse mit lipoiden Dialysatemulsionen (Sojabohnen-, Olivenöl u. a.) (5, 8, 10, 11) ist als Methode verlassen worden, denn die Effektivität konnte dadurch bei lipophilen Giften nicht wesentlich gesteigert werden, dazu kommt noch, daß der Dialyseapparat von der Ölemulsion kaum noch gereinigt werden kann. Die Hämoperfusion ist nur effektiv, wenn die Eigenschaften des Giftes gegenüber diesem Adsorptionsverfahren genau bekannt sind. Aus oben angeführten Gründen ist der Verzicht auf Anwendung im pädiatrischen Bereich des normalen Krankenhauses augenblicklich sicher noch kein Kunstfehler. Das Verhalten des kindlichen Organismus bei der Hämoperfusion ist noch nicht ausreichend bekannt, bei den Erwachsenen gab es anfangs manche Komplikationen und technische Mängel (17).

Auf den Stellenwert extrakorporaler Detoxikationsmethoden bei der Behandlung *endogener* Vergiftungen soll hier nicht weiter eingegangen werden, die Erfolge im Erwachsenenbereich zeichnen sich erst langsam ab (16). Angemerkt sei allerdings, daß bisher einige Neugeborene mit Hydrops congenitus universalis mit der Peritonealdialyse behandelt worden sind (12, 13), der letale Ausgang konnte mit dieser Methode jedoch nur in ganz seltenen Fällen verhindert werden.

Einige markante Kasuistiken aus der Pädiatrie

Durch eine sechsstündige Peritonealdialyse (4) konnte bei einem Kind mit akzidenteller Kochsalzintoxikation der Serumnatriumspiegel von 274 auf 154 mval/l gesenkt werden.

STREICHER (18) behandelte ein sechsjähriges Mädchen mit der Hämodialyse, nachdem es grüne Rhabarberblätter und -stengel gegessen hatte und zehn Tage anurisch war. Das Kind hatte eine subletale Dosis von 0,8 g Oxalsäure eingenommen.

Ein dreijähriges Kind mit schwerer Methylsalicylat-Vergiftung (sog. Wintergreen-Öl) wurde peritonealdialysiert (9). Nach 24 h PD war der Serumspiegel von 118 auf 55 und nach 34 h PD auf 28 mg/100 ml gefallen. Das Kind überlebte trotz des an sich letalen Serumspiegels.

SEGAR (15) berichtet u. a. von zwei Säuglingen mit akzidenteller Ingestion von Borsäure. Ein Kind kam in komatösem Zustand in die Klinik. Es wurde mit Austauschtransfusionen und einer 48-h-PD behandelt. Im ausgetauschten Blut konnten 0,3 g und im Dialysat 3,69 g Borsäure bestimmt werden. Das Kind starb jedoch. Ein zweites Kind, drei Tage alt, wurde nach Einnahme von 3–4 g Borsäure wie oben beschrieben behandelt. Im Austauschblut fanden sich 0,14 g, im Gesamtdialysat 2,19 g Borsäure. Das Kind überlebte.

DICKERMANN u. Mitarb. (2) behandelten ein vierjähriges Mädchen, das eine unbekannte Menge Whisky getrunken hatte, mit der Peritonealdialyse. Der Blutalkoholspiegel war bei Aufnahme 7,4‰. Die absolute Letaldosis wird bei Kindern diesen Alters mit 5,5‰ angegeben. Zu Beginn der PD war der Alkoholspiegel im Blut dann noch 5,9‰, nach 12 h PD 1,04‰. Die normale Eliminationsrate beträgt beim Kind etwa 2,4 g/h, mit der PD wurde eine Rate von 5,5 g/h erreicht.

Trotz mancher positiver Ergebnisse soll zum Schluß noch einmal vor dem zu häufigen und kritiklosen Einsatz extrakorporaler Detoxikationsmethoden gewarnt werden. Diese Verfahren sind letztlich bei Vergiftungen doch komplikationsreich. Die außerhalb des Körpers zirkulierende Blutmenge ist bei der *Hämodialyse* und *Hämoperfusion* groß und der Volumenmangelschock, vor allem bei hypotonen Phasen gefährlicher als das Zuwarten. Geschickt ist es, gekreuzte Konserven bereitzuhalten, praktisch ist es auch, den Dialysator oder Aktivkohlekartusche – wenigstens teilweise – mit Fremdblut vorzufüllen. Bei der *Peritonealdialyse* fürchtet jeder die Peritonitis. Bei der *Hämoperfusion* kommt es, vor allem zu Beginn, mehr als bei der Hämodialyse zum Verlust von essentiellen Substanzen des Serums wie z. B. Hormonen, vasoaktiven Systembestandteilen (17). Diese aktuell zu ersetzen, ist meist sehr schwierig.

Literatur

1 Bulla, M.: Dialyse im Kindesalter. Enke, Stuttgart 1977
2 Dickermann, J.D., W. Bishop, J.F. Marks: Acute ethanol intoxication in a child. Pediatrics 42 (1968) 837
3 Dutz, H., D. Eckardt, L. Lachhein, P. Althaus, W. Gerhardt, W. Houda, K. Jungmann, W. Kallas, L. Klimpel. H. Klinkmann, E. Lemke, D. Müller, U. Otto, K. Precht, E. Rohmann, H. Thieler, H.J. Tredt, K. Zenker: Therapie akuter exogener Vergiftungen mit Hilfe von Hämo- und Peritonealdialyse und Ergebnisse dieser Behandlung in der DDR von 1959–1968. Dtsch. Gesundh.-Wes. 25 (1970) 1437
4 Finberg, L., J. Kiley, C.N. Luttrell: Mass accidental salt poisoning in infancy. A. Study of a hospital disaster. J. Amer. med. Ass. 184 (1963) 187
5 Fletcher, G., N.S. Coplon: In vitro comparison of aqueons and lipid dialysate in hemodialysis of glutethimide, secobarbital and phenobarbital. Amer. Soc. Nephrol. (Abstr.), (1970) 25
6 Graben, N., M. Bulla, W. Cremer, G.J. Stock, K. Pistor: Hämoperfusion beim Kind. In: H.J. Dengler, H.U. Klehr, G. Seyffart: Möglichkeiten und Grenzen der Hämoperfusion. Wetzlardruck, Wetzlar 1978 (S. 212)
7 Gruska, H., D. Barkow, H. Heidrich, U. Humpert, H. Hüsken, K. Ibe, D. Weiss: Die Therapie akuter Vergiftungen. Med. Klin. 65 (1970) 701
8 King, L.H., J.F. Decherd, J.L. Newton, D.L. Shires, K.P. Bradley: A clinically efficient and economical lipid dialyzer. (Use in treatment of glutethimide intoxication. J. Amer. med. Ass. 211 (1970) 652
9 Kloss, J.L., C.R. Boeckman: Methyl salicylate poisoning. Case report and discussion of treatment by peritoneal dialysis. Ohio St. med. J. 63 (1967) 1064
10 Leitzell, B.J., L.J. Barton, H.G. Wilcox, H.A. Bloomer: Comparison of lipid and aqueous dialysis for removing glutethimide from plasma. Clin. Res. 19 (1971) 152
11 Mann, J.B., H.E. Ginn, B.J. Matter, J.H. Shinaberger: Clinical experiences with lipid dialysate. Clin. Res. 16 (1968) 63
12 Nathan, E.: Severe hydrops foetalis treated with peritoneal dialysis and positive-pressure ventilation. Lancet 1968/I, 1393
13 Parkin, J.M., W. Walter: Peritoneal dialysis in severe hydrops foetalis. Lancet 1968/II, 283
14 Reed, C., M.F. Driggs, C.C. Foote: Acute barbiturate intoxication: A study of 300 cases based on a physiologic system of classification of the severity of the intoxication. Ann. intern. Med. 37 (1952) 290
15 Segar, W.E.: Peritoneal dialysis in the treatment of boric acid poisoning. New Engl. J. Med. 262
16 Seyffart, G.: Giftindex – Dialyse und Hämoperfusion bei Vergiftungen. Hrsg. Fresenius-Stiftung. Bindernagel, Friedberg. 1. Auflage 1975; 1. Ergänzungsauflage 1977
17 Sieberth, H.G.: Technik und Komplikationen d Hämoperfusion. In H.J. Dengler, H.U. Klehr, G. Seyffart: Möglichkeiten und Grenzen der Hämoperfusion. Wetzlardruck, Wetzlar 1978 (S. 179)
18 Streicher, E.: Akutes Nierenversagen und Ikterus nach einer Vergiftung mit Rhabarberblättern. Dtsch. med. Wschr. 89 (1964) 2379
19 Voigtmann, R., H.G. Sieberth: Indikationen zur extrakorporalen Elimination von Giften. Intensivbehandlung 2 (1977) 28
20 Winchester, J.F., M.C. Gelfand, J.H. Knepshield, G.F. Schreiner: Dialysis and hemoperfusion of poisons and drugs – update. Trans. Amer. Soc. artif. intern. Organs 23 (1977) 762

Klinik, Pharmakokinetik und Therapie von Vergiftungen mit halogenierten Kohlenwasserstoffen im Kindesalter

P. Lemburg, I. Sprock, W. Storm, A. Bretschneider und U. Göbel

1. Halogenierte Kohlenwasserstoffe finden immer mehr Verbreitung in allen Bereichen des täglichen Lebens. Als Fleckentferner im Haushalt, als Insektizid in der Landwirtschaft, als Lösungsmittel in der Industrie, als Narkotikum und als externes Rheumamittel in der Heilkunde stellen sie ein großes und gefährliches Potential für mögliche Vergiftungsunfälle dar. Besonders gefährdet sind Kleinkinder. Unachtsame Verwahrung, Verwechselung mit ungiftigen Substanzen und unzureichende Kennzeichnung hinsichtlich ihrer Gefährlichkeit sind die häufigsten Ursachen für Ingestionsunfälle (GÄDECKE 1971). Die Giftwirkung der halogenierten aliphatischen Kohlenwasserstoffe wird allgemein unterschätzt. Immerhin beträgt die Sterblichkeit der Dichloräthanvergiftung ohne Spezialbehandlung bis zu 50%!

Wir konnten in etwa 4 Jahren 110 Vergiftungsunfälle bei Kindern von 1 bis 14 Jahren Alter durch 1,2-Dichloräthan, durch 1,1,2-Trichloräthylen, durch Tetrachlorkohlenstoff und Tetrachloräthylen beobachten. Sie wurden uns zur Spezialbehandlung durch verschiedene Beratungsstellen für Vergiftungserscheinungen in Zusammenarbeit mit den erstaufnehmenden Kliniken überwiesen (s. a. LEMBURG u. Mitarb. 1974; POTHMANN u. Mitarb. 1977).

2. Dichloräthan, Trichloräthylen, Tetrachloräthylen und Tetrachlorkohlenstoff sind weitgehend wasserunlösliche flüchtige Substanzen. Sie lösen sich nur in Fetten und anderen organischen Lösungsmitteln. Im Organismus werden sie vorwiegend an die Gewebslipoide, z. B. in den Zellmembranen und im Gehirn gebunden. Ihr Löslichkeitsfaktor K_D zeigt an, daß z. B. Dichloräthan wesentlich stärker im Blut festgehalten wird als Tetrachlorkohlenstoff (Tab. 1) (MORGAN u. Mitarb. 1970). Ihre Ausscheidung erfolgt vorwiegend pulmonal, einiges wird direkt oder metabolisiert über das Leber-Nieren-System ausgeschieden. Es wird angenommen, daß beim Abbau Metaboliten entstehen können, deren Toxizität höher sein soll als die der Reinsubstanz (MIKISKOVA u. Mitarb. 1966).

Tabelle 1 Eigenschaften von 4 aliphatischen halogenierten Kohlenwasserstoffen

	Kd Blut/Luft	Exkretion n. 1 Std. pulmonal/renal	MAK ppm	beobachtete tödl. Ingestion bei
1.2. Dichloräthan	20,0	8%/< 0,6%	20	> 0,5 ml/kg
1.1.2. Trichloräthylen	9,5	10%/1,5%	50	> 2,0 ml/kg
Tetrachloräthylen	9,1	15%/< 0,6%	100	(> 3,0 ml/kg)
Tetrachlorkohlenstoff CCl_4	0,6	33%/< 0,6%	10	> 4,0 ml

Während über die Abbauwege von Dichloräthan und Tetrachloräthylen noch Unklarheit besteht, kennen wir den Metabolismus von Tri- und Tetrachlorkohlenstoff besser. Trichloräthylen (Tri) wird unter dem Einfluß der Alkoholdehydrogenase der Chloralhydratdehydrogenase und verschiedener Oxidasen in der Leber zu Trichchlorazetat und -äthanol umgebaut, die mit dem Urin und der Atmung ausgeschieden werden (s. a. MÜLLER u. Mitarb. 1972, 1974, 1975; GREGORIUS 1972 u. v. a.). Tetrachlorkohlenstoff soll – in ein freies Radikal umgewandelt – besonders die Mitochondrien der Leberzellen schädigen (HASHIMOTO u. Mitarb. 1968 s. b. RISTER 1970). Dabei soll die Peroxidation von Fetten eine zusätzliche Rolle spielen.

Alle 4 genannten Kohlenwasserstoffe lassen sich mit Hilfe von Gasspürröhrchen (Typ Draeger) (OLISCHLÄGER 1968) in der Ausatmungslust auffinden. Darüber hinaus gibt es u. a. gaschromatographische, infrarotspektralanalytische und massenspektrographische Nachweismethoden in Gasen, Blut und Urin sowie anderen Substanzen für die Reinsubstanzen und ihre Metaboliten (s. a. RISTER 1970; GREGORIUS 1972; WATTENBERG 1971 u. v. a.). Die niedrigen maximalen Arbeitsplatzkonzentrationen (HENSCHLER 1973) und die geringen Ingestionsmengen, die schon tödliche Vergiftungen verursacht haben, unterstreichen die Gefahr, die von diesen Substanzen bei unsachgemäßer Anwendung ausgeht.

3. Die Aufnahme in den Organismus erfolgt auf oralem und inhalativem Wege sehr rasch. Nach experimenteller Ingestion mit Methylchloroform findet Krienke (1975) schon nach einer Stunde einen Spiegelgipfel im Blut des Versuchstieres (Abb. 1). Durch die Gabe von Paraffinum liquidum wird dieser Gipfel nur unwesentlich gesenkt und zeitlich verschoben. Der rasche Spiegelabfall dürfte wesentlich auch durch den Abstrom ins Fettgewebe verursacht werden und wird für andere Kohlenwasserstoffe in gleicher Weise angenommen. Es versteht sich von selbst, daß zwischen oralen und inhalativen Intoxikationen schon von den Mengenverhältnissen her erhebliche Unterschiede bestehen: Ein zweijähriges Kind würde nach einem fünfstündigen Aufenthalt in einem Raum mit 300 ppm nur etwa 1,45 g Trichloräthylen aufgenommen haben. Diese Konzentration wirkt schon narkotisch (IRISH 1962). Bei akuten Ingestionsunfällen liegen die aufgenommenen Mengen oft um mehr als das 10fache höher! Daher sind beide Vergiftungsarten nicht ohne weiteres miteinander zu vergleichen.

4. Die ersten Symptome der Giftwirkung werden gerade bei Kleinkindern oft nicht bemerkt, vor allem, wenn der Ingestionsunfall selbst nicht beobachtet wurde (Tab. 2). Sie bestehen u. U. nur aus kurzen narkotischen Symptomen wie Exzitation, Ataxie

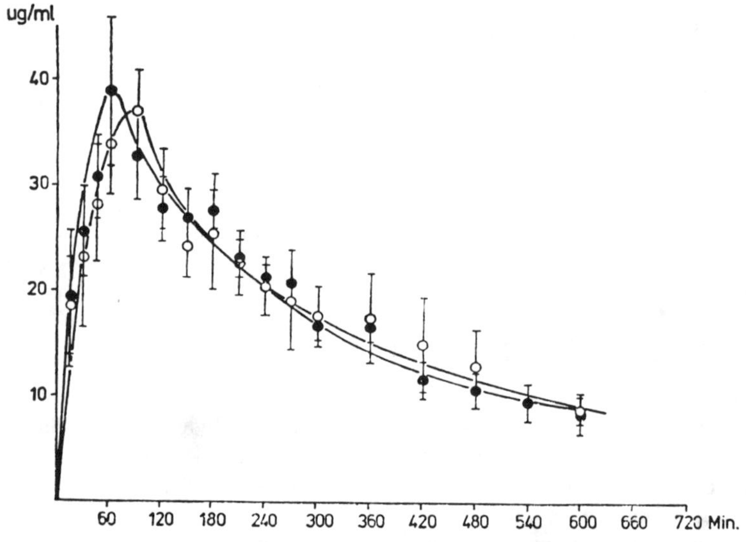

Abb. 1 Durchschnittliche Blutspiegel mit Standard-Abweichung gegen die Zeit aufgetragen nach oraler Gabe von 1 g/kg/KG Methylchloroform mit und ohne zusätzliche Verabreichung von Paraffinum liquidum (mit o, ohne o) (nach *Krienke* u. Mitarb. 1975)

Tabelle 2 Erstsymptome bei 110 Kindern mit oraler Vergiftung durch halogenierte aliphatische Kohlenwasserstoffe

	Anamnese	Foetor	Erbrechen	Narkot. Sympt.	Blutung	kardiale Sympt.	Nachweis +
Dichloräthan	43	16	24	13	11	2	11
Dichlormethan	1	1	1	1			1
Trichloräthylen	39	17	10	20	11		25
Tetrachloräthylen	19	8	8	3	5	1	12
Tetrachlorkohlenstoff CCl_4	8	7	1	2	2		6

und Somnolenz bis Bewußtlosigkeit. Erbrechen folgt häufig in den ersten Minuten. Ein charakteristischer Foetor und manchmal kleinere Blutungen aus dem Magen-Darm-Kanal weisen auf die Ingestion hin (KLAVIS u. Mitarb. 1968; RISTER 1970; WATTENBERG 1971, GREGORIUS 1972; POTHMANN u. Mitarb. 1977). In einigen Fällen konnten wir kardiale Synkopen wie Extrasystolien bis hin zum Kammerflimmern beobachten. Sie sind besonders für die Ingestionen mit Tetrachlorkohlenstoff (RAVENS u. Mitarb. 1974) bekannt, kommen aber auch bei anderen Kohlenwasserstoffen vor. Ein Kind verstarb daran.

Der Nachweis der Ingestionssubstanz gelang nicht immer. Am besten haben sich im klinischen Gebrauch die Gasspürröhrchen zusammen mit einer speziellen selbstentwickelten Vorrichtung zum Sammeln endexspiratorischer Ausatemluft bewährt. Plastik- und Gummimaterialien nehmen gierig alle Kohlenwasserstoffe auf, bei der Probenentnahme sollten sie daher nicht verwendet werden.

5. Die pulmonale Ausscheidung der halogenierten Kohlenwasserstoffe legt nahe, über eine Forcierung der Atmung die Elimination zu beschleunigen. Der Vorschlag, eine CO_2-induzierte Hyper‚pnoe' durchzuführen, wurde schon früher gemacht (s. OLISCHLÄGER 1968, NICAISE u. Mitarb. 1970). Bei Kindern unter 5 Jahren versagt diese bei Erwachsenen durchaus erfolgreiche Methode, da die Kinder ohne Erschöpfungszeichen ihre Atemminutenvolumen über Stunden und Tage nicht ausreichend hoch genug für die Giftelimination zu steigern vermögen (s. a. Abb. 2). Wir hyper-

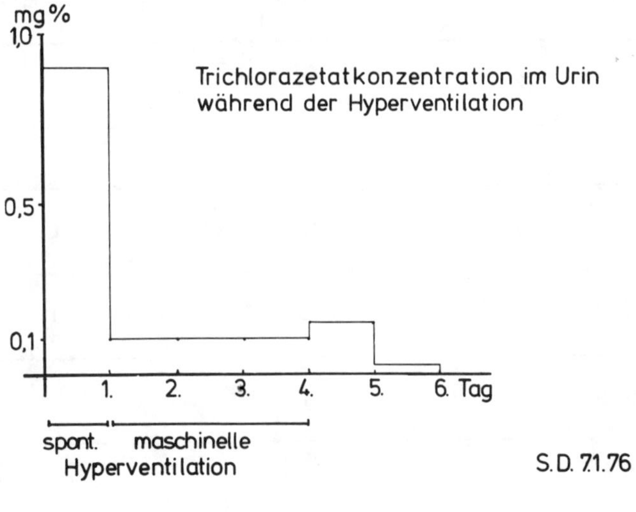

Abb. 2 Die Trichlorazetatausscheidung ist bei Spontanatmung hoch, sie fällt stark während der maschinellen Hyperventilation. Nach dem Absetzen kommt es zu einem kurzfristigen Anstieg der Konzentration von Trichlorazetat im Urin

‚ventilieren' daher mit einem Respirator, der einen präzisen Zusatz von CO_2 ins Atemgas erlaubt, und steigern auf diese Weise das Atemminutenvolumen auf das Drei- bis Vierfache. So kann die zwangsläufig entstehende respiratorische Alkalose vermieden werden, welche sonst in kurzer Zeit zum Tode führen würde.

Die Hyperventilation führt zu einer deutlichen Senkung des Kohlenwasserstoffspiegels im Blut und zur verminderten Bildung von Metaboliten (Abb. 2).

Die Hyperventilation selbst ist nicht ungefährlich. Sie setzt eine sicher durchgeführte Neuroleptanalgesie mit Relaxierung des Patienten voraus. Bei ungenügender Narkosetiefe können Pneumothoraces drohen. Unzureichende CO_2-Zufuhr verursacht respiratorische Alkalose nach wenigen Minuten mit u. U. deletären Folgen für die regelmäßige Herzaktion. Ohne ausreichende Erfahrungen in der Behandlung derartiger Vergiftungen sowie ohne entsprechende technische und personelle Voraussetzungen der Intensivpflege sollte die Behandlung nicht vorgenommen und der Patient in eine Spezialabteilung verlegt werden. Eine Zentralisierung der Behandlung dürfte der sinnvollste Weg zu einer sicheren Therapie dieser lebensgefährlichen und mit Folgeerscheinungen verbundenen Vergiftungsart sein.

6. Bis zum Auftreten weiterer schwerwiegender Symptome (Tab. 3) wird meistens eine beschwerdefreie Zeit von einigen Stunden beobachtet. Dann finden sich Störungen der Blutgerinnung, der Leber- und Nierenfunktion, wenn die Behandlung nicht wirksam einsetzt (POTHMANN u. Mitarb. 1977). Verbrauchskoagulopathie und Senkungen der Faktoren V und VII im Blut sind die häufigsten Befunde. Transaminasenerhöhungen zeigen den Leberschaden an. Mäßige Anämie und Hepatomegalie sind typische Symptome am 2. bis 3. Tag nach der Giftaufnahme. Heparinbehandlung, Faktorenersatz und eine rheologische Beeinflussung der Erythrozytenaggregation mit niedermolekularem Dextran sind wichtige Bestandteile der weiteren Therapie. Die Zeichen der Kreislaufzentralisation können u. a. durch die alpha-blockierende Wirkung der Neuroleptanalgesie wirksam bekämpft werden.

Tabelle 3 Klinischer Verlauf unter Hyperventilationstherapie bei 110 Kindern mit oraler Vergiftung durch halogenierte aliphatische Kohlenwasserstoffe

	Gerinnungsstörung	GOT↑ GPT	Anämie < 10g%	Hepatomegalie	Zentralisation Schock	Temp. > 38°	ZNS	Psycho-Syndr.
Dichloräthan n = 43 0,3–2,5 ml/kg	37	27	22	27	16	18	7	11
Dichlormethan n = 1	1	1	–	–	–	1	–	–
Trichloräthylen n = 39 1–3 ml/kg	33	16	30	30	12	15	8	6
Tetrachloräthylen n = 19 1–3 ml/kg	11	8	10	13	5	7	1	1
CCl_4 n = 8 1–10 ml/kg	6	6	7	4	1	4	–	–

In einigen Fällen konnten Krämpfe und EEG-Veränderungen gesehen werden, die noch lange nach überstandener Vergiftungssymptomatik vorhanden waren. Typisch sind nach der Therapie in den folgenden Tagen und Wochen psychoorganische Durchgangssyndrome (RISTER 1970; GREGORIUS 1972 u. a.). Ein Kind erblindete, ein anderes zeigte Papillenveränderungen im Augenhintergrund.

7. Drei Kinder verstarben trotz Hyperventilationsbehandlung durch Ingestion mit Dichloräthan. Sie wiesen schwere „schocklungenartige" Veränderungen an der Lunge und u. a. Blutungen ins Gehirn neben Lebernekrosen auf. Diese Vergiftungsfolgen sind lange bekannt. Tri- und Tetrachloräthylen verursachten zwei weitere Todesfälle. Bei allen verstorbenen Patienten hatte die Zeit bis zur Übernahme in die Spezialbehandlung mehr als 6 Stunden gedauert. Uneinsichtigkeit der Eltern, mangelnde Einsicht der Ärzte in die unzulänglichen eigenen therapeutischen Erfahrungen, fehlerhafte Therapietechnik und unzureichende Information sind die Ursachen für die Zeitverluste.

Wird die Hyperventilation zu früh abgebrochen, weil klinische Symptome „fehlen", kann es durch den erneut anflutenden Kohlenwasserstoffabstrom aus dem Gewebe ins Blut ohne ausreichende Elimination über die Lungen zu einem typischen Nachhinken einer Leberfunktionsstörung kommen. Die Transaminasen steigen an und es kommt wieder zu Gerinnungsstörungen (s. Abb. 3).

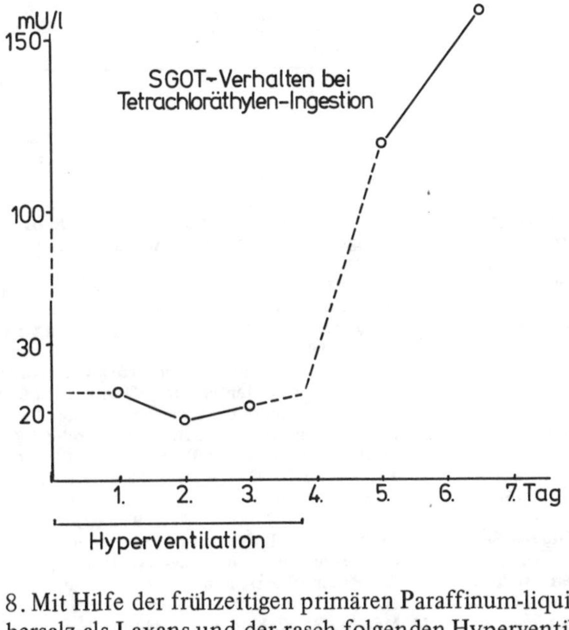

Abb. 3 Unter der Hyperventilationstherapie fehlt der vergiftungsbedingte Anstieg der SGOT im Serum, er tritt erst bei zu früher Beendigung der Hyperventilationstherapie als typisches „Nachhinken" auf

8. Mit Hilfe der frühzeitigen primären Paraffinum-liquidum-Gabe zusammen mit Glaubersalz als Laxans und der rasch folgenden Hyperventilationsbehandlung in Neuroleptanalgesie kann die Letalität und die Morbidität der Vergiftungen mit halogenierten Kohlenwasserstoffen drastisch gesenkt werden. Auf Grund unserer Erfahrungen möchten wir den Einsatz der Hyperventilationstherapie empfehlen, wenn Ingestionsmengen überschritten werden, wie sie in Tabelle 4 aufgeführt sind.

Tabelle 4 Vorläufige Empfehlung für die Indikation zur Hyperventilation

Dichloräthan	> 0,3 ml/kg
Trichloräthylen	> 1,5 ml/kg
Tetrachloräthylen	> 1,0 ml/kg
CCl_4	> 0,3 ml/kg
oder	
Anamnese + 1 sicheres Symptom	

Im Falle des Dichloräthans konnte die hohe Letalität von etwa 50 auf weniger als 10% gesenkt werden. Es ist anzunehmen, daß in Kürze die akzidentellen Dichloräthanvergiftungen mit externen Rheumatika nicht mehr vorkommen werden, da die Herstellung solcher Mischungen inzwischen untersagt wurde. Während alle 4 halogenierten Kohlenwasserstoffe zusammen ursprünglich eine Sterblichkeit von über 30% bei Ingestionsvergiftungen aufwiesen, konnten wir eine Senkung auf etwa 6% erreichen. Leber- und Nierenversagen wurde bei unseren Fällen nicht mehr beobachtet.

Die Schnellidentifikation unbekannter Kohlenwasserstoffe bereitet vor allem zu ungünstigen Tageszeiten und an Feiertagen zahlreiche Probleme. Zur Unterscheidung von Benzinen, Toluol und Terpentinen bewährt sich die einfache Dichtemessung mit Hilfe eines Aerometers (s. Tab. 5). Auch die Wasserlöslichkeit ist ein Unterscheidungsmerkmal. Die angeführten Kohlenwasserstoffe sind bis auf das Dichloräthan kaum brennbar.

Tabelle 5 Eigenschaften von Halogenkohlenwasserstoffen, die zur Schnellidentifikation in der Routine geeignet sind

	Dichte	Brennbarkeit	Wasserlöslichkeit	Stoff-/Gefahrkl.
Dichloräthan	1,25	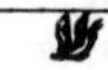	kaum (0,9%)	IIa/3
„Tri"	1,47	kaum	kaum (0,1%)	IIb
„Per"	1,62	kaum	unlösl.	IIb/6.1
Tetra	1,59	kaum	unlösl. (0,08%)	Ia
Benzin	0,88	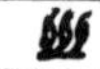	besser	/3

Literatur

1 Cane, R.D.: Pulmonary oedema associated with hydrocarbon inhalation. Europ. J. Intensive Care Medicine 3 (1977) 31

2 Dume, Th., W. Herms, E. Schröder, E. Wetzels: Klinik und Therapie der Tetrachlorkohlenstoffvergiftung. Dtsch. med. Wschr. 94 (1969) 1646

3 Dutz, H., u. v. a.: Therapie akuter exogener Vergiftungen mit Hilfe von Hämo- und Peritonealdialyse und Ergebnisse dieser Behandlung in der DDR von 1959–1968. Dtsch. Gesundh.-Wes. 25 (1970) 1437

4 Eberhardt, H., K.J. Freundt: Perchloräthylenvergiftungen. Arch. Toxicol. 21 (1966) 338

5 Gädecke, R.: Vergiftungen bei Kindern. Diagnostik 4 (1971) 22

6 Gregorius, A.: Die berufsbedingten Trichloräthylenvergiftungen in Nordrhein von 1953–1970. Dissertation Düsseldorf 1972

7 Hashimoto, S., R.O. Recknagel: Hepatic lipid peroxidation in acute human fatal carbon tetrachloride poisoning. New Engl. J. Med. (1968) 20

8 Henschler, D.: Gesundheitsschädliche Arbeitsstoffe. Toxilologisch – arbeitsmedizinische Begründungen von MAK-Werten. 2. Lieferung. Verlag Chemie, Weinheim 1973

9 Irish, D.D.: Common chlorinated aliphatic hydrocarbon solvents. Arch. environm. Health 4 (1962) 320

10 Kennaugh, R.C.: Carbon tetrachloride overdosage. A case report. S. Afr. med. J. 49 (1975) 635

11 Klavis, G., F. Eggeling: Zur Symptomatologie der häufigsten Halogenkohlenwasserstoffvergiftungen. Z. Arbeitsmed. Arbeitsschutz 18 (1968) 193

12 Klare, B., G. Stein, W. Gerhardt: Vergiftungen mit Halogenkohlenwasserstoffen bei Kindern unter besonderer Berücksichtigung der Behandlung mittels Austauschtransfusion oder Hämodialyse. Dtsch. Gesundh.-Wes. 27 (1972) 690

13 Krienke, E.G., D. Wolff, E. Dallmeier: Antidote effect of liquid paraffin in oral solvent intoxication. Arch. Toxicol. 33 (1975) 259

14 Lemburg, P., B. Volberg. Vergiftungen mit halogenierten Kohlenwasserstoffen. 172. Tagg. der Rhein.-Westf. Kinderärzte-Vereinigung, 6. Nov. in Bonn, Alete-Bericht 6 (1974) 19

15 Martin, G., K. Knorpp, F. Heinrich, C. Mittermayer: Zur Klinik, Pathogenese und Therapie der Dichloräthanvergiftung. Dtsch. med. Wschr. 93 (1968) 2002

16 Mikiskova, H., A. Mikisha: Trichloroethanol in trichloroethylene poisoning. Brit. J. industr. med. 23 (1966) 116

17 Morgan, A., A. Black, D.R. Belcher: The excretion in breath of some aliphatic halogenated hydrocarbons following administration by inhalation. Ann. occup. Hyg. 14 (1970) 219

18 Müller, G., M. Spassovski, D. Henschler: Trichlorethylene exposure and Trichlorethylene metabolites in urine and blood. Arch. Toxicol. 29 (1972) 335
19 Müller, G., M. Spassovski, D. Henschler: Metabolism of Trichlorethylene in man: II. Pharmakokinetics of metabolites. Arch. Toxicol. 32 (1974) 283
20 Müller, G., M. Spassovski, D. Henschler: Metabolism of Trichlorethylene in man: III. Interaction of Trichlorethylene and Ethanol. Arch. Toxicol. 33 (1975) 173
21 Nicaise, A.-M., F. Pebay-Peyroula: Elimination pulmonaire des toxiques-mesure-applications toxicologiques. J.E.T. 5 (1970) 300
22 Olischläger, K.: Die klinische Anwendung der chromometrischen Gasanalyse. Dissertation München 1968
23 Pothmann, R., P. Lemburg, I. Sprock, U. Göbel: Hyperventilationsbehandlung bei oraler Vergiftung mit halogenierten Kohlenwasserstoffen. In P. Emmrich: Pädiatrische Intensivmedizin, Symp. Mainz, Okt. 1975, Thieme, Stuttgart 1977
24 Ravens, K.G., H. Steer, R. Wronski, C. Pape: Passagere Myokardschädigung durch Halogen-Kohlenwasserstoffe. Dtsch. med. Wschr. 99 (1974) 1364
25 Rechlin, R.: Akute Vergiftungen mit Halogenkohlenwasserstoffen bei Kindern. Dtsch. Gesundh.-Wes. 32 (1977) 275
26 Reddemann, H., P. Amendt, K. Jährig: Nachuntersuchungsergebnisse bei Dichloräthanvergiftungen. Dtsch. Gesundh.-Wes. 25 (1970) 885
27 Rister, M.: Vergiftungsfolgen des Tetrachlorkohlenstoffs. Dissertation Düsseldorf 1970
27a Schönborn, H., W. Prellwitz, P. Baum: Verbrauchskoagulopathie bei 1,2-Dichloräthanvergiftung. Klin. Wschr. 48 (1970) 823
28 Wattenberg, D.: Die berufsbedingten Perchloräthylenvergiftungen in Nordrhein von 1953–1970. Dissertation Düsseldorf 1971

Halogenkohlenwasserstoffmessung im Blut Vergifteter mit der Kombination Gaschromatographie-Massenspektrometrie

U. Matthiesen

Bei Vergiftungen von Kindern und auch Erwachsenen mit Halogenkohlenwasserstoffen – in der überwiegenden Zahl der Fälle handelt es sich um Tetrachlormethan, Dichloräthan, Trichloräthylen oder Tetrachloräthylen – ist es von großer Bedeutung für die Diagnostik, einen eindeutigen und schnellen Giftnachweis aus dem Blut des Patienten zu führen. Die laufende Kontrolle des Blutspiegels während der Therapie ist für den behandelnden Arzt eine wichtige Hilfe.

In der modernen Analytik hat sich die Kombination Gaschromatographisch-Massenspektrometrie in den letzten Jahren immer mehr durchgesetzt, einerseits wegen der sehr schnellen und umfassenden Information, andererseits wegen des geringen Substanzbedarfs.

Als die Düsseldorfer Universitätskinderklinik mit dem Problem der Bestimmung von Halogenkohlenwasserstoffen aus Blut Vergifteter an uns herantrat, haben wir eine Methode erarbeitet, um mit der Kombination Gaschromatographie-Massenspektrometrie direkt im Blut die Halogenkohlenwasserstoffe eindeutig zu identifizieren und auch mengenmäßig zu erfassen. Im folgenden soll diese Methode beschrieben werden.

Methode

Gaschromatographie-Massenspektrometrie

Abbildung 1 zeigt den schematischen Aufbau einer Kombination Gaschromatograph-Massenspektrometer. Die einzelnen Bauteile sind der Injektor (1), in den die Probe injiziert wird und in den das Trägergas zugeführt wird (2). Die Probe gelangt dann in die Trennsäule (3), wo die Komponenten aufgrund molekularer Unterschiede aufgetrennt werden. Wir verwenden als Trennsäulen ausschließlich Glaskapillaren. Am Ende der Trennsäule befindet sich die Kopplung zum Massenspektrometer (4). Diese besteht im

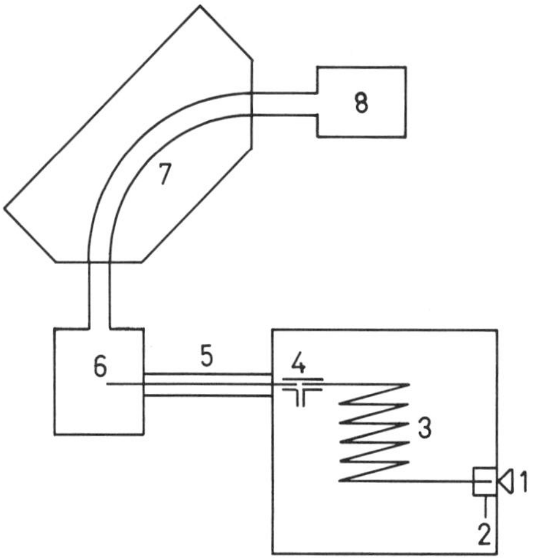

Abb. 1 Schematischer Aufbau der Kombination Gaschromatograph-Massenspektrometer. 1 = Injektor, 2 = Trägergaszufuhr, 3 = Trennsäule, 4 = Kopplungsstelle, 5 = Restriktionskapillare, 6 = Ionenquelle, 7 = Trennsystem, 8 = Auffänger

wesentlichen aus einer Restriktionskapillare aus Platin-Iridium (5), um das Hochvakuum im Massenspektrometer nicht zusammenbrechen zu lassen. In der Ionenquelle (6) werden die Probenmoleküle durch Elektronenbeschuß ionisiert und beschleunigt, gelangen danach in das Trennsystem (7) und anschließend auf den Auffänger (8). Entsprechend konstruierte Verstärker und Registriereinrichtungen sind nachgeschaltet und ergeben ein Gaschromatrogramm der Probe und von jeder Komponente ein Massenspektrum in Form eines Diagramms von Massenzahlen und Intensitäten. Aus dem Massenspektrum eines Stoffes kann man im allgemeinen seine Struktur ableiten. Quantitative Analysen sind möglich, wenn man entweder einen entsprechenden Standard in die Probe gibt, oder mit der zu messenden Substanz eine Eichkurve erstellt. Abbildung 2 zeigt die Apparatur in unserem Institut.

Probenvorbereitung

Im allgemeinen werden biologische Proben durch Lösemittelextraktion und Konzentration auf kleine Volumina zur Analyse vorbereitet. Für die Untersuchung so extrem flüchtiger Stoffe wie die erwähnten Halogenkohlenwasserstoffe ist diese Arbeitsweise ungeeignet. Hier wird auch aus Zeitersparnisgründen mit der „head-space"-Methode gearbeitet. Das Prinzip dieses Verfahrens ist es, das zu untersuchende Material in ein gasdichtes Gefäß zu bringen und nach Erhitzen aus dem überstehenden Gasraum die flüchtigen Anteile für die Analyse zu entnehmen. Hierfür haben sich Glasgefäße mit Silikongummiverschlüssen bewährt, die man zur Entnahme mit einer Injektionsnadel durchstechen kann. Da sich organische Lösemitteldämpfe in nicht unbeträchtlicher

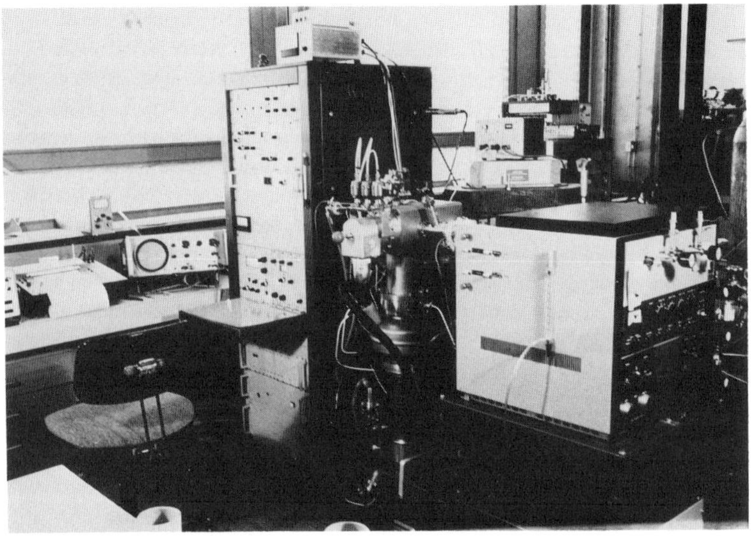

Abb. 2 Gaschromatograph Varian 2700 mit Massenspektrometer Varian MAT CH 7 A

Menge in derartigem Verschlußmaterial lösen, sogar durch es hindurch diffundieren können, mußte lange nach einem inerten Verschluß gesucht werden. PTFE-beschichtete Silikongummischeiben erwiesen sich zwar als brauchbar, aber nicht als absolut sicher. Da bisher noch kein für Nadeln durchstechbares Dichtungsmaterial mit den gewünschten Eigenschaften gefunden wurde, verwenden wir PTFE-beschichtetes Silikongummi, das durch eine Aluminiumfolie vom Probenmaterial getrennt wird. Abbildung 3 zeigt ein solches Gefäß vor und nach dem Verschließen. Die Aluminiumfolie muß sehr sorgfältig eingepaßt werden, damit keine Falten entstehen und absolute Gasdichtigkeit gewährleistet ist.

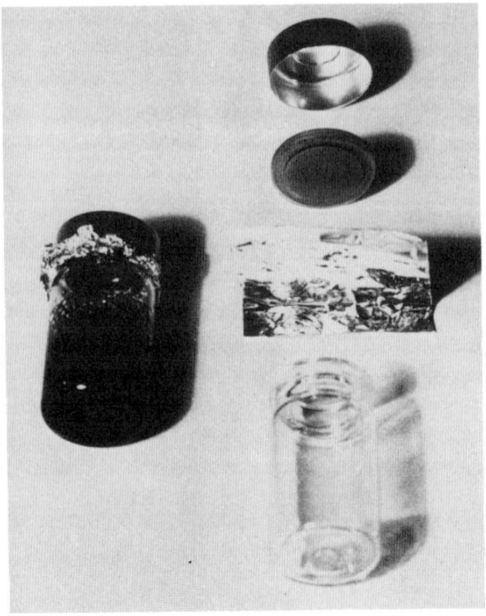

Abb. 3 Spezialgefäß für Blutproben für „head-space"-Analysen

Messungen

Das verschlossene Gefäß mit dem Blut wird für 15 min in ein 70° heißes Bad gestellt. Von dem überstehenden Gas wird sofort mit einer gasdichten Spritze 1 ml entnommen und in den Gaschromatograph eingespritzt. Bei der Registrierung wird kein vollständiges Massenspektrum aufgenommen, sondern nur über einem Teilspektrum im Bereich der intensivsten Ionen in repetierendem Scan integriert. Dadurch wird eine erhebliche Empfindlichkeitssteigerung erreicht, so daß die Nachweisgrenze derzeit bei 10 bis 50 ng Halogenkohlenwasserstoff pro 1 ml Blut liegt, einer Menge, die nach bisherigen Erfahrungen toxikologisch nicht mehr relevant ist. Die Spezifität der Analyse bleibt erhalten, da aus den Intensitätsverhältnissen der Ionen die Zahl der Chloratome abgelesen werden kann. Zusätzlich kann die Retentionszeit als Identifizierungshilfe herangezogen werden. Die Abbildung 4 soll dies verdeutlichen, es ist das Gaschromatogramm einer Mischung von Dichloräthan (1), Tetrachlormethan (2), Trichloräthylen (3) und Tetrachloräthylen (4), gemessen bei Raumtemperatur an einer 18 m Kapillarsäule mit OV 101-Belegung. Die Abbildungen 5–8 zeigen die Massenspektren dieser Halogenkohlenwasserstoffe. Im Spektrum des Dichloräthans (Abb. 5) sind die intensivsten Ionen durch Abspaltung von Chlorwasserstoff aus dem Molekül entstanden. Das Spektrum des Tetrachlormethans (Abb. 6) zeichnet sich durch das Fehlen eines Molekülions aus, die Ionen höchster Intensität finden sich bei einer Masse, die dem Verlust eines Chloratoms entspricht. Im Spektrum des Trichloräthylens (Abb. 7) haben die Molekülionen die

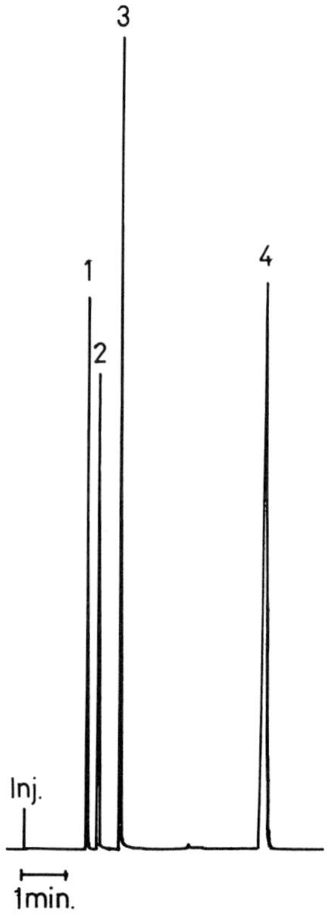

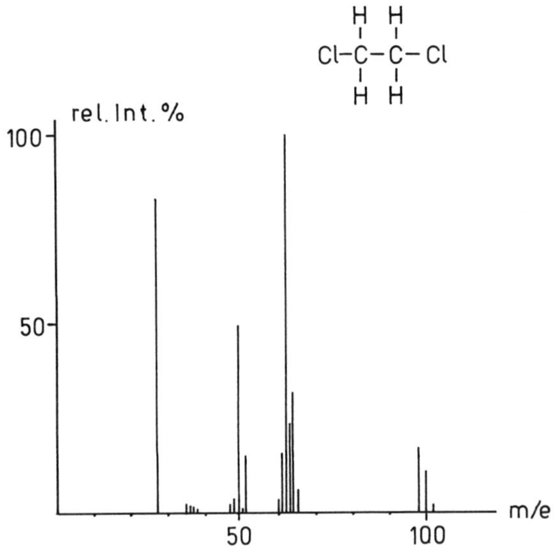

Abb. 5 Massenspektrum des Dichloräthans, GC-Kopplung, 70 eV

Abb. 4 Gaschromatogramm einer Mischung von Dichloräthan (1), Tetrachlormethan (2), Trichloräthylen (3) und Tetrachloräthylen (4), 18 m Glaskapillare, Raumtemperatur, 1 bar Helium

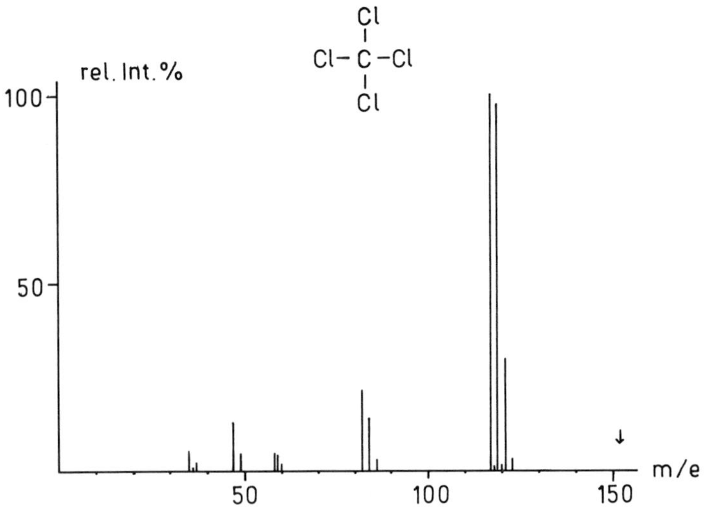

Abb. 6 Massenspektrum des Tetrachlormethans, GC-Kopplung, 70 eV

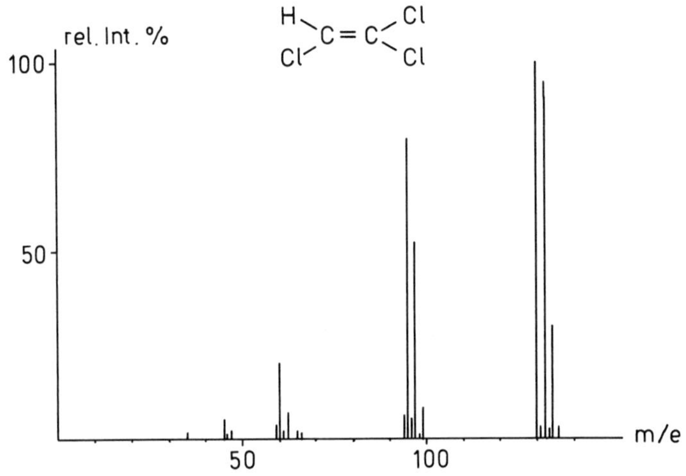

Abb. 7 Massenspektrum des Trichloräthylens, GC-Kopplung, 70 eV

höchste Intensität, es folgen Ionen, die durch Abspaltung von einem und zwei Chloratomen entstanden sind. Ein ähnliches Spektrum zeigt das Tetrachloräthylen (Abb. 8).

Ergebnisse

Eine der am häufigsten auftretenden Vergiftungsarten, ein Trichloräthylenfall wird in Abb. 9 wiedergegeben. Die eingenommene Menge ist nur ungenau mit „ein Schluck" angegeben worden. Man erkennt deutlich das Absinken des Blutgehalts bereits nach eintägiger Therapie. Am fünften Tag ließ sich Trichloräthylen nicht mehr zweifelsfrei nachweisen. Der Massenbereich, über den repetierend gescant wurde, betrug 126 bis 140 amu. Die Mengenangaben wurden mit einer Eichkurve erhalten und stellen nur

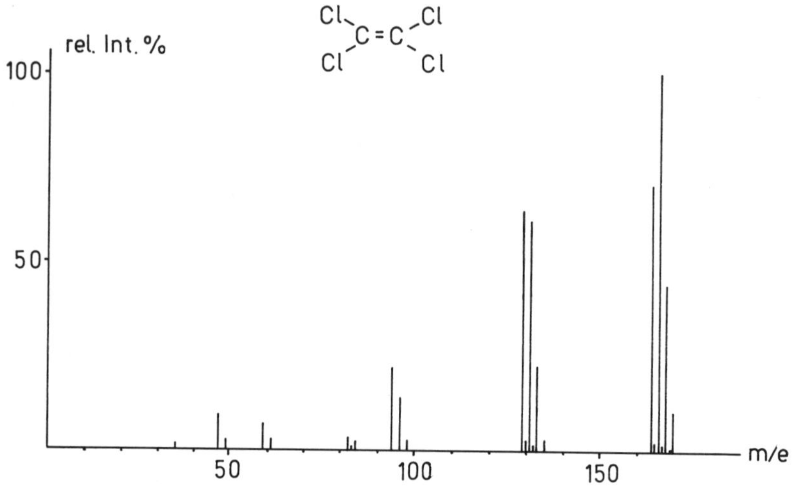

Abb. 8 Massenspektrum des Tetrachloräthylens, GC-Kopplung, 70 eV

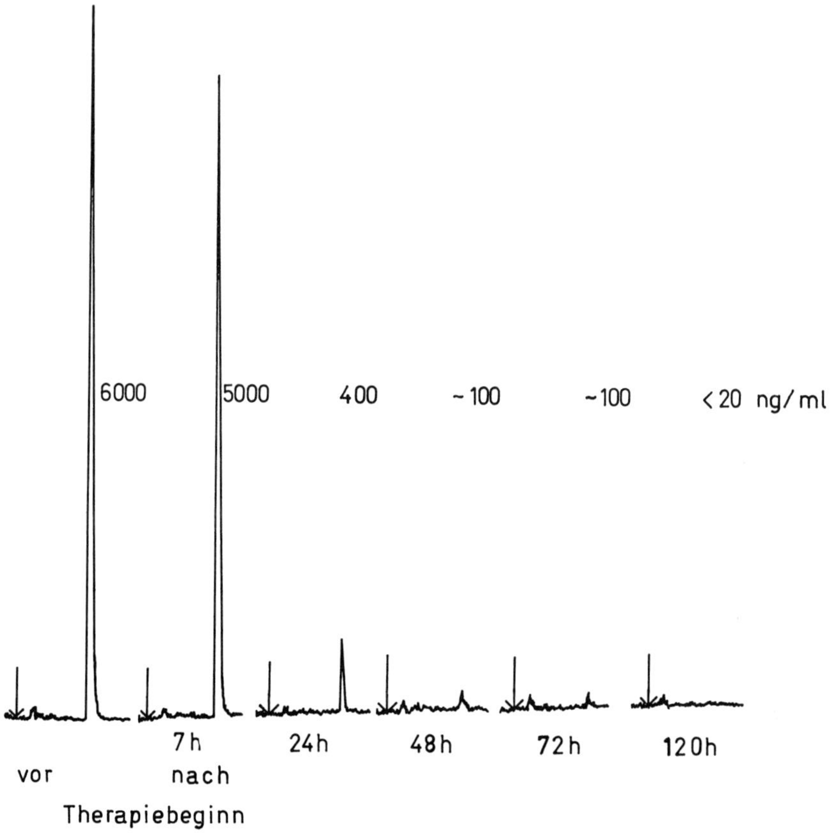

Abb. 9 Trichloräthylengehalt im Blut eines elfjährigen Jungen

Näherungswerte dar, für eine genaue Quantifizierung muß ein größerer Aufwand getrieben werden:

a) Es muß für jede Probenserie eine Eichkurve durch eine Verdünnungsreihe mit Blut erstellt werden.

b) Die Blutmenge muß in allen Proben genau gleich groß sein, was offenbar nicht durchführbar ist.

c) Die Gefäße müssen absolut gasdicht verschlossen sein, was nicht immer gelingt.

d) Einspritzfehler und apparative Einflüsse müssen sicher ausgeschlossen sein.

Nach den bisherigen Erfahrungen (ca. 40 Fälle) ist es nicht erforderlich, exakte quantitative Analysen durchzuführen. Für den Arzt ist es wichtig, die Vergiftungsursache eindeutig identifiziert zu haben und größenordnungsmäßig den Blutgehalt sowie dessen Absinken während der Therapie zu erfahren. Wir hoffen durch Einsatz eines Datensystems auf diesem Gebiet noch effektivere Analysen durchführen zu können.

Leberenzymveränderungen bei Vergiftungen durch halogenierte Kohlenwasserstoffe unter Hyperventilationstherapie

R. Teschke, J. Jehle und G. Altrogge

Intoxikationen durch halogenierte Kohlenwasserstoffe auf akzidenteller Basis sowie in suizidaler Absicht sind unvermeidbar, da diese Substanzen als Lösungsmittel, Insektizide, Narkotika oder Rheumaeinreibemittel breiteste Anwendung finden. Im Vergleich zu anderen Vergiftungen treten Ingestionen halogenierter Kohlenwasserstoffe relativ selten auf, sie bereiten jedoch bei der Behandlung meist besondere Probleme. So verursachen sie schwere Funktionsstörungen an zahlreichen Organen einschließlich des Zentralnervensystems, der Lungen, Nieren sowie der Leber (6, 7).

Nach der Resorption über den Darm erreichen die halogenierten Kohlenwasserstoffe auf dem Blutwege praktisch sämtliche Organe und werden von diesen aufgenommen, da die Kohlenwasserstoffe ausgesprochen lipophil sind. Die Aufnahme in das Fettgewebe ist besonders ausgeprägt, von hier werden sie über einen längeren Zeitraum wieder in die Blutbahn abgegeben. Der enzymatische Abbau der meisten halogenierten aliphatischen Kohlenwasserstoffe findet in der Leber statt. So werden insbesondere die Chlor- und Brom-Verbindungen dehalogeniert. Das Ausmaß dieses Stoffwechselschrittes, der stets zu reaktiven Metaboliten führt, entscheidet über die eigentliche Giftigkeit der Verbindung. Aus dem an sich harmlosen Tetrachlorkohlenstoff entstehen so neben CO_2 äußerst reaktionsfähige CCl_3-Radikale, die infolge ihrer starken Affinität zu Proteinen und Lipiden der Membranstrukturen eine Leberzellschädigung hervorrufen (3, 4). Die Chlor- und Brom-Verbindungen werden nur zu einem gewissen Teil dehalogeniert, während der nicht-metabolisierte Anteil über die Lungen abgeatmet wird. Mit Hilfe einer CO_2-induzierten Hyperventilation kann daher die Elimination dieser Substanzen aus dem Organismus beschleunigt werden, was zu einer drastischen Senkung der Letalität geführt hat (8, 9).

Ziel der vorliegenden Studie war es, Aktivitätsveränderungen von Leberenzymen im Serum nach Halogenkohlenwasserstoff-Intoxikationen unter einer CO_2-induzierten Hyperventilation zu untersuchen. Weiterhin sollten nach erfolgter Therapie die Aktivitäten verschiedener Enzyme direkt in der Leber bestimmt werden. Schließlich erfolgte die histologische Untersuchung der Leber mit der Fragestellung, ob sich lichtmikroskopisch eine Leberzellschädigung nach erfolgter Therapie nachweisen läßt.

Methodik

Die Untersuchung erfolgte an 11 Patienten im Alter von 14—44 Jahren, die nach oraler Aufnahme verschiedener halogenierter Kohlenwasserstoffe (Chloroform, Tetrachlorkohlenstoff, 1,2-Dichloräthan, Trichloräthylen, Perchloräthylen, Methylchlorid) zu uns von den erstbehandelten Kliniken in Zusammenarbeit mit verschiedenen Vergiftungsberatungsstellen und der Intensivstation (Priv.-Doz. Dr. LEMBURG) der Universitätskinderklinik Düsseldorf verlegt wurden. Nach Sicherung der Diagnose (Eigen- und Fremdanamnese, Nachweis halogenierter Kohlenwasserstoffe in der Ausatemluft mittels Gasspürröhrchen Typ Draeger) wurde sofort mit der Hyperventilationstherapie begonnen (Tab. 1). Diese bestand bei bewußtseinsklaren und somnolenten Patienten bei unauffälligen Blutgaswerten in einer Inhalation von reinem CO_2 über eine zirkulär abgedichtete Nasensonde. Um ein Atemminutenvolumen von ca. 25—30 l zu erreichen, waren im allgemeinen 2—3 l CO_2/min erforderlich. Komatöse und ateminsuffiziente Patienten wurden maschinell beatmet, wobei ein Atemminutenvolumen von 25—30 l eingestellt wurde. Zur Vermeidung einer respiratorischen Alkalose wurde CO_2 zugemischt (6). Als flankierende Maßnahmen zur Giftelimination sind die Magenspülung sowie die Gabe von Paraffinöl und Na_2SO_4 zu nennen. Diese Maßnahmen erfolgten bei den von uns beobachteten Patienten meist bereits in den erstaufnehmenden Kliniken. Während des stationären Aufenthaltes erhielten die Patienten 7500 E Heparin intravenös pro 24 Stunden mittels eines Perfusors.

Nach Abschluß der Hyperventilationsbehandlung erfolgte zur weiteren Diagnostik eine Leberblindpunktion oder eine Laparaskopie. Das dabei gewonnene Lebergewebe wurde lichtmikroskopisch nach Fixierung in Formalin und Färbung nach HE untersucht. Zusätzlich wurden biochemische Untersuchungen im Leberhomogenat durchgeführt, falls nicht das gesamte Biopsiematerial für die histologische Untersuchung benötigt wurde.

Im Serum und Leberhomogenat wurden folgende Enzymaktivitäten bestimmt (1, 11): Glutamat-Oxalacetat-Transaminase (GOT), Glutamat-Pyruvat-Transaminase (GPT), Glutamat-Dehydrogenase (GlDH), Gamma-Glutamyltransferase (GGT), Leucin-Aminopeptidase (LAP), Cholin-Esterase (CHE) und alkalische Phosphatase (AP).

Tabelle 1 Hyperventilationsbehandlung

1. *Bei ausreichender Spontanatmung:*
   Insufflation von reinem CO_2 (2—3 l/min) über abgedichtete Nasensonde. Ziel: AMV 25—30 l/min

2. *Bei insuffizienter Atmung:*
   Intubation und maschinelle Beatmung mit AMV-Einstellung von 25—30 l/min.
   Verhinderung einer respiratorischen Alkalose durch Beimischung von CO_2

Ergebnisse

Nach Ingestion von halogenierten Kohlenwasserstoffen kommt es zu einem typischen Anstieg verschiedener Leberenzyme im Serum, wobei insbesondere die Glutamat-Dehydrogenase (GlDH) sowie die Transaminasen betroffen sind. So zeigt sich beispielsweise bei einem 15jährigen Patienten beginnend am 3. Tag nach oraler Aufnahme von 30 ml Tetrachlorkohlenstoff ein Aktivitätsanstieg der GlDH, der Glutamat-Oxalacetat-Transaminase (GOT) und der Glutamat-Pyruvat-Transaminase (GPT) im Serum (Abb. 1). Der Aktivitätsgipfel dieser Enzyme war am 4. Tag erreicht. Ähnliche Verlaufskurven konnten bei zwei weiteren Patienten beobachtet werden, die 20 bzw. 100 ml Tetrachlorkohlenstoff oral aufgenommen hatten. Bei sämtlichen von uns beobachteten Patienten mit Intoxikationen durch Tetrachlorkohlenstoff lag der Aktivitätsgipfel für die GOT höher als für die GPT. Im weiteren Verlauf kam es zu einer raschen Normalisierung der GOT sowie der GlDH, während sich Normalwerte für die GPT erst später einstellten (Abb. 1). Eine wesentliche Aktivitätsänderung anderer Serumenzyme wie der alkalischen Phosphatase, der Leucin-Aminopeptidase, der Gamma-Glutamyltransferase oder der Cholin-Esterase konnte im Verlauf nicht nachgewiesen werden. Bei sämtlichen Patienten mit einer CCl_4-Intoxikation wurde innerhalb von 7–9 Stunden

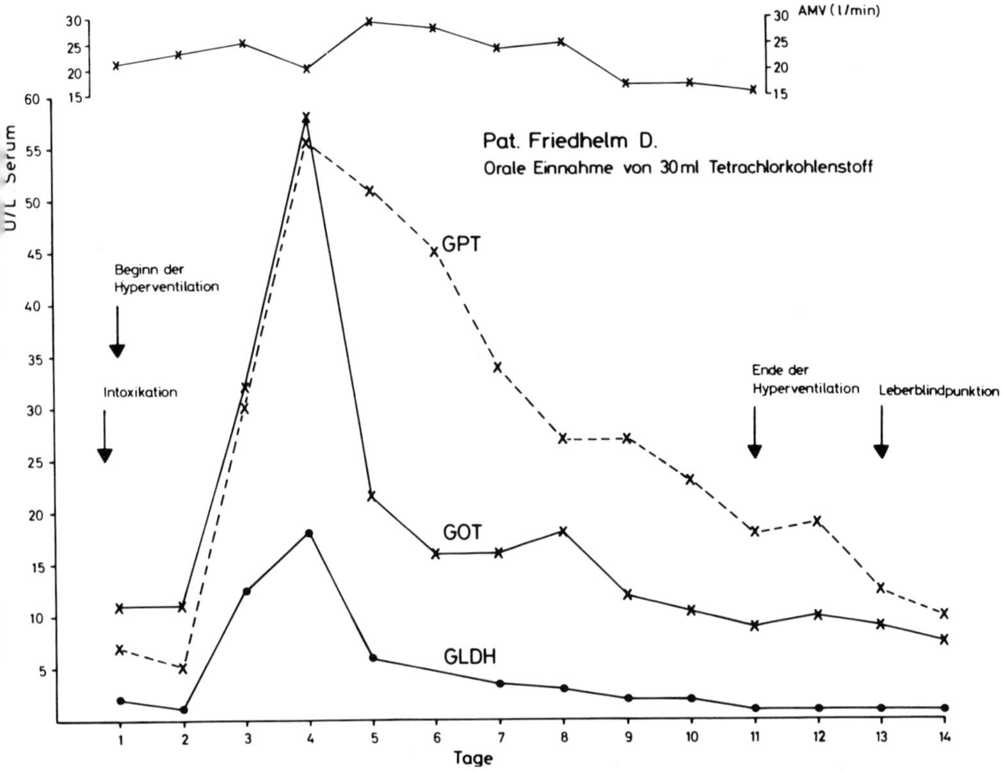

Abb. 1 Serumenzymveränderungen nach Tetrachlorkohlenstoff-Intoxikation. Nach oraler Aufnahme von 30 ml CCl_4 kam es bei dem 15jährigen Patienten zu einem typischen Anstieg der Leberenzyme im Serum. Die Hyperventilationstherapie wurde 11 Tage lang durchgeführt. Am 13. Tag erfolgte eine Leberblindpunktion, die keinen Hinweis auf eine Leberzellschädigung ergab

nach der Intoxikation mit der Hyperventilationstherapie begonnen, sie wurde dann bis zu einer Dauer von 11 Tagen durchgeführt. Der relativ späte Therapiebeginn erklärt sich daraus, daß die Patienten CCl_4 in suizidaler Absicht eingenommen hatten und erst wesentlich später aufgefunden wurden.

Im Gegensatz zu CCl_4-Intoxikationen fanden sich nach Ingestion von 1,2-Dichloräthan erst nach 5–9 Tagen und in einem Einzelfall sogar erst am 12. Tag Aktivitätsgipfel für die Transaminasen und die GlDH. Abgesehen von einer Ausnahme war die GPT in allen vier übrigen von uns beobachteten Fällen mit 1,2-Dichloräthan-Intoxikationen wesentlich höher als die GOT (Abb. 2), während es nach einer CCl_4-Intoxikation zu einer höheren Aktivität der GOT als der GPT im Serum kommt (Abb. 1).

Nach oraler Aufnahme von 50 ml Chloroform konnten wir bei einem 21jährigen Patienten einen Kurvenverlauf der Leberenzyme im Serum nachweisen, der sich durch eine Zweigipfeligkeit auszeichnet (Abb. 3) und sich daher von den Intoxikationen durch Tetrachlorkohlenstoff (Abb. 1) und 1,2-Dichloräthan (Abb. 2) unterscheidet. Der erste Aktivitätsgipfel stellte sich für die GOT am 2. Tag und für die GPT am 3. Tag nach der Chloroform-Intoxikation ein (Abb. 3). Im weiteren Verlauf kam es dann zunächst zu einem Abfall der Transaminasen, bis am 11. Tag nach der Intoxikation beginnend ein weiterer Aktivitätsgipfel am 15. Tag nachzuweisen war (Abb. 3). Eine Erklärung für diesen biphasischen Verlauf der Transaminasen steht noch aus, zumal die während des

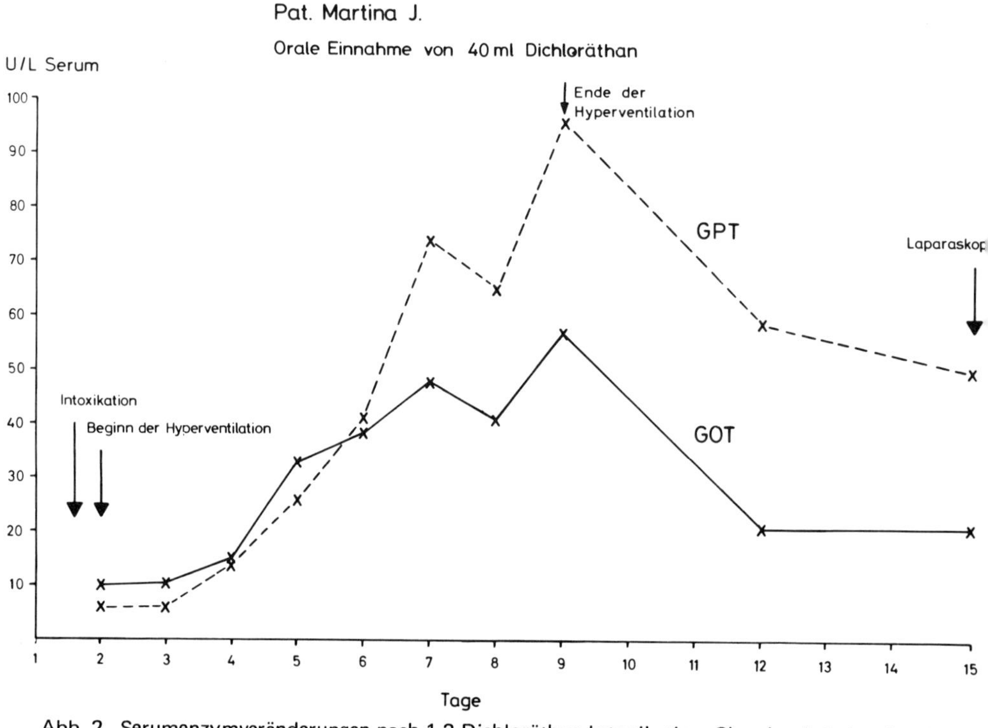

Abb. 2 Serumenzymveränderungen nach 1,2-Dichloräthan-Intoxikation. Charakteristischer Anstieg der Leberenzymaktivitäten im Serum bei einer 17jährigen Patientin nach oraler Aufnahme von 40 ml 1,2-Dichloräthan. Die Hyperventilation wurde bis zum 9. Tag durchgeführt. Bei der am 15. Tag erfolgten Laparaskopie fand sich histologisch kein Anhalt für eine Leberzellschädigung

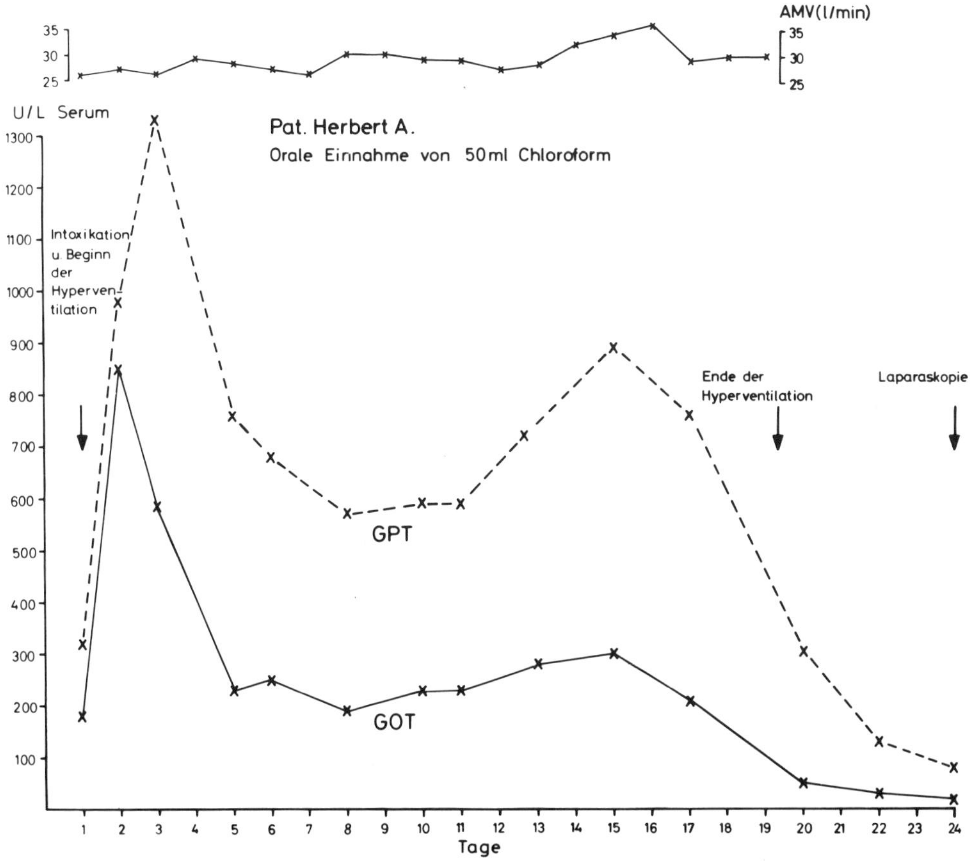

Abb. 3 Serumenzymveränderungen nach Chloroform-Intoxikation. Leberenzymveränderungen im Serum bei einem 21jährigen Patienten nach oraler Aufnahme von 50 ml Chloroform. Die Hyperventilationstherapie wurde 19 Tage lang durchgeführt, am 24. Tage erfolgte eine Laparaskopie. Histologisch zeigte sich dabei eine ausgeprägte Sternzellproliferation mit Pigmentspeicherung ohne Zeichen einer Verfettung

gesamten Verlaufs gemessenen Atemminutenvolumina eine unzureichende Hyperventilation ausschlossen (Abb. 3).

Bei insgesamt 5 Patienten mit Intoxikationen durch halogenierte Kohlenwasserstoffe (1,2-Dichloräthan, Chloroform, Trichloräthylen) konnte die Leber nach erfolgter Hyperventilationstherapie biochemisch untersucht werden. Im Vergleich zu Patienten mit normaler Leberhistologie fand sich nach Intoxikationen mit halogenierten Kohlenwasserstoffen ein signifikanter Abfall der GPT-Aktivität in der Leber (Abb. 4). Gleichzeitig ließ sich eine Erhöhung der GPT-Aktivität im Serum nachweisen (Abb. 4), wobei statistisch eine Signifikanz wegen der noch geringen Fallzahl bisher nicht erreicht werden konnte. In ähnlicher Weise zeigte sich ein signifikanter Abfall der GOT-Aktivität in der Leber, ohne daß zu diesem Zeitpunkt ein statistisch signifikanter Unterschied der GOT-Aktivität im Serum nachweisbar war (Abb. 5). Die GlDH zeigt nach erfolgter Hyperventilationstherapie bei Halogenkohlenwasserstoff-Intoxikationen eine geringfügige Aktivitätserniedrigung in der Leber und einen entsprechenden Anstieg im Serum (Abb. 6).

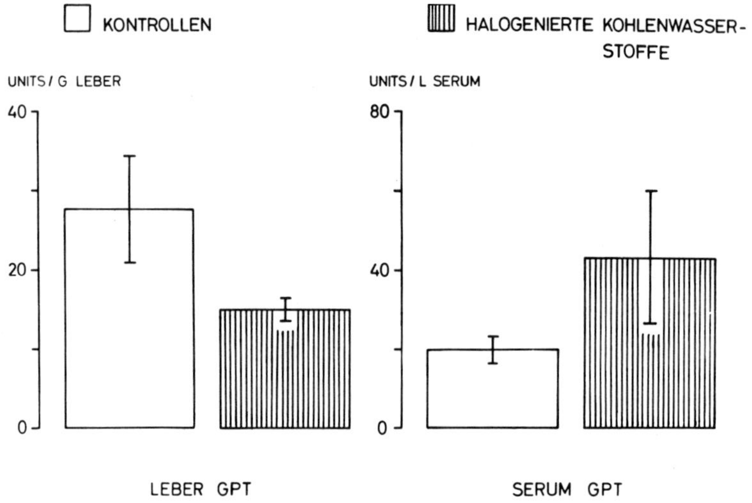

Abb. 4 Aktivitätsveränderungen der GPT in der Leber nach Intoxikationen durch halogenierte Kohlenwasserstoffe. Die GPT-Aktivität wurde in der Leber von 5 Patienten mit Vergiftungen durch halogenierte Kohlenwasserstoffe (1,2-Dichloräthan, Chloroform, Trichloräthylen) nach Abschluß der Hyperventilationstherapie bestimmt und mit 5 Patienten verglichen, die histologisch keinen pathologischen Leberbefund zeigten. Zum gleichen Zeitpunkt erfolgte die Enzymbestimmung im Serum. Der Abfall der GPT-Aktivität der Leber ist mit $p < 0,05$ signifikant. Daten von *Teschke* u. Mitarb. (13)

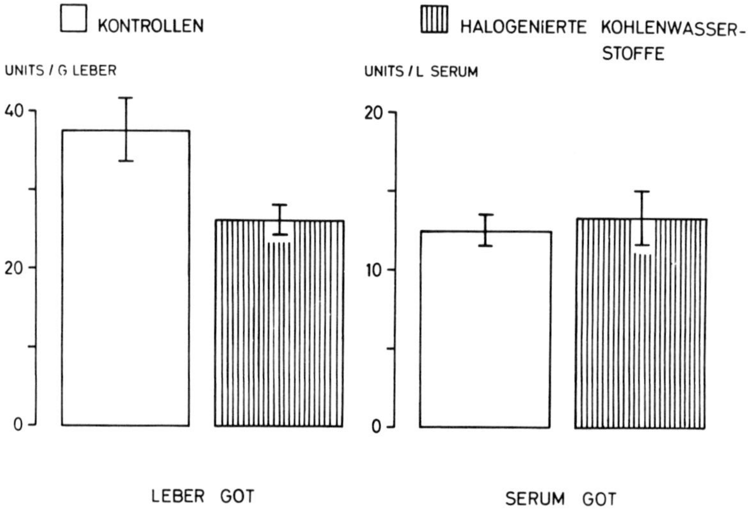

Abb. 5 Aktivitätsveränderungen der GOT in der Leber nach Intoxikationen durch halogenierte Kohlenwasserstoffe. Die experimentellen Daten entsprechen denjenigen der Abb. 4. Der Abfall der GOT-Aktivität der Leber ist mit $p < 0,05$ signifikant

Im Vergleich zum Normalkollektiv fand sich kein Unterschied der Gamma-GT-Aktivität in der Leber, wohl aber ein Aktivitätsanstieg im Serum (Abb. 7).

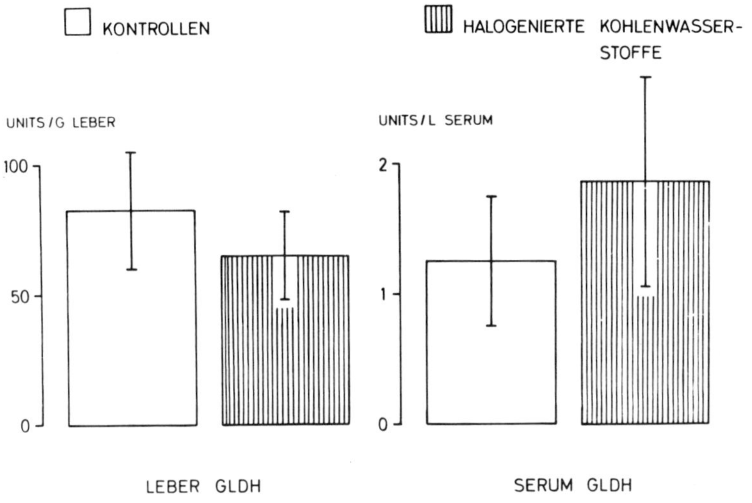

Abb. 6 Aktivitätsveränderungen der GIDH in der Leber nach Intoxikationen durch halogenierte Kohlenwasserstoffe. Die experimentellen Daten sind mit denjenigen der in Abb. 4 beschriebenen identisch

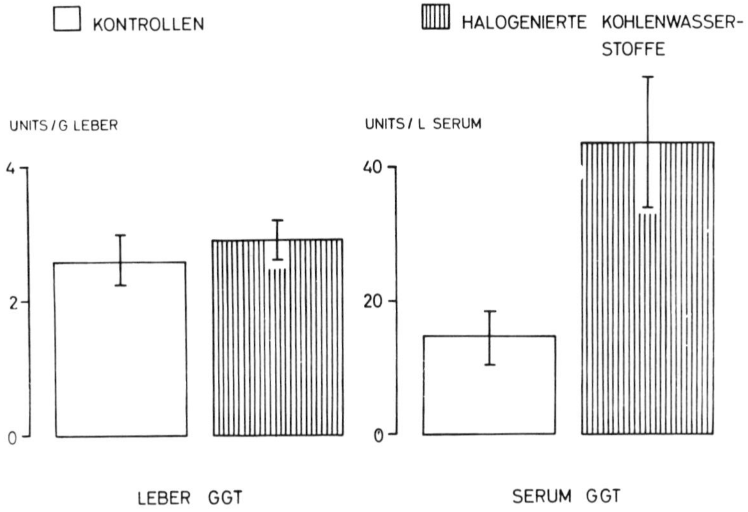

Abb. 7 Aktivitätsveränderungen der Gamma-GT in der Leber nach Intoxikationen durch halogenierte Kohlenwasserstoffe. Die experimentellen Daten sind in der Legende zur Abb. 4 beschrieben. Der Anstieg der Gamma-GT-Aktivität ist mit $p < 0{,}025$ signifikant

Bei insgesamt 11 Patienten konnte die Leber nach Beendigung der Hyperventilationstherapie histologisch untersucht werden (Tab. 2). Dabei ergeben sich in 4 von 11 Fällen keinerlei Hinweise auf eine Leberschädigung. In anderen Fällen fand sich eine minimale bis mäßiggradige Leberzellverfettung. Eine schwere feintropfige Leberzellverfettung zeigte sich bei einer Patientin (Fall 8), bei der die Hyperventilation auf Wunsch der

Tabelle 2

Nr.	Patient	Kohlenwasserstoffart	Menge (ml)	Zeit bis Hyperventilationsbeginn (h)	Hyperventilationsdauer (Tage)	Leberhistologie
1	M.J.	1,2-Dichloräthan	40	6	8	Kein Hinweis auf Leberzellschädigung
2	S.T.	1,2-Dichloräthan	8	3	8	Kein Hinweis auf Leberzellschädigung
3	M.Y.	1,2-Dichloräthan	5	9	3	Minimale Verfettung
4	R.Ka.	1,2-Dichloräthan	10	5	11	Mittelgradige Verfettung der Leberzellen mit Abräumreaktionen im Bereich vereinzelter Leberzellnekrosen
5	R.Ke.	1,2-Dichloräthan	8	144	6	Mäßige toxische Leberzellverfettung
6	H.A.	Chloroform	50	6	19	Ausgeprägte Sternzellproliferation mit Pigmentspeicherung. Keine Verfettung
7	F.D.	Tetrachlorkohlenstoff	30	9	11	Kein Hinweis auf Leberzellschädigung
8	A.E.	Tetrachlorkohlenstoff	20	7	4	Schwere feintropfige Leberzellverfettung. Keine nennenswerten Leberzellnekrosen
9	M.H.	Tetrachlorkohlenstoff	100	8	9	Mäßiggradige zentrolobuläre feintropfige Verfettung neben älteren zentrolobulären Zellnekrosen
10	H.L.	Trichloräthylen	50	12	8	Schwere vorwiegend großtropfige Leberzellverfettung i.S. einer alkoholischen Fettleber
11	T.Z.	Perchloräthylen Trichloräthylen Methylchlorid Benzen	40 20 20 20	10	9	Kein Hinweis auf Leberzellschädigung

Patientin bereits nach 4 Tagen abgebrochen werden mußte. Schwere Leberveränderungen fanden sich bei zwei weiteren Patienten (Fall 9 und 10), bei denen ein seit Jahren bestehender chronischer Alkoholkonsum bekannt war.

Zusätzlich zu den beschriebenen 11 Patienten (Tab. 2), bei denen aus diagnostischen Gründen eine Leberblindpunktion oder eine Laparaskopie durchgeführt wurde, konnten wir neun weitere Patienten mit Intoxikationen durch halogenierte Kohlenwasserstoffe beobachten. Zwei dieser insgesamt 20 Intoxikationen verliefen letal. Von diesen wurde 1 Patient eine Woche nach der Intoxikation in präfinalem Zustand von uns verlegt, wobei die Diagnose einer Trichloräthylen-Intoxikation erst in unserer Klinik auf Grund der von uns durchgeführten Atemgasanalyse gestellt wurde. Der zweite tödliche Verlauf war durch Einnahme einer exzessiven Menge von 1,2-Dichloräthan (mindestens 100 ml) bedingt.

Diskussion

Unsere Studie zeigt, daß sich schwere Leberzellschäden nach oraler Aufnahme halogenierter Kohlenwasserstoffe unter einer CO_2-induzierten Hyperventilationstherapie bei frühzeitigem Behandlungsbeginn vermeiden lassen (Tab. 2). Ausgeprägte Leberschäden können jedoch auftreten, wenn die Hyperventilationstherapie nur kurzfristig durchgeführt werden konnte oder bei Vorschädigung der Leber beispielsweise durch chronischen Alkoholkonsum. Die gesteigerte Leberschädigung nach chronischem Alkoholkonsum durch halogenierte Kohlenwasserstoffe konnte am Beispiel des Tetrachlorkohlenstoffs auch tierexperimentell nachgewiesen werden (3). Sie wird auf eine gesteigerte Bildung von Radikalen aus dem an sich harmlosen Tetrachlorkohlenstoff mittels der in den Lebermikrosomen lokalisierten mischfunktionellen Oxydase zurückgeführt (3), welche nach chronischem Alkoholkonsum induziert ist (5, 10–12).

Nach oraler Aufnahme von halogenierten Kohlenwasserstoffen findet im weiteren Verlauf ein Enzymaustritt aus der Leber in das Blut statt (Abb. 1–3). So ist der Aktivitätsanstieg der GPT im Serum (Abb. 1–3) als Ausdruck einer Plasmamembranschädigung zu deuten, da die GPT ausschließlich im Zytoplasma lokalisiert ist. Als Folge des gesteigerten Enzymaustritts aus der Leber läßt sich die in der Leber nachgewiesene Erniedrigung der GPT-Aktivität (Abb. 4) erklären. Ebenso kann eine Mitochondrienschädigung der Leberzelle vermutet werden, da die Aktivität der in den Lebermitochondrien lokalisierten GlDH im Serum erhöht gefunden wurde (Abb. 1). Da die GOT sowohl als mitochondriales als auch zytoplasmatisches Enzym anzusehen ist, kann der Aktivitätsanstieg der GOT im Serum (Abb. 1–3) in ähnlicher Weise interpretiert werden, zumal auch dieses Enzym im Vergleich zu einem Normalkollektiv eine signifikante Aktivitätserniedrigung in der Leber nach Halogenkohlenwasserstoff-Intoxikationen aufwies (Abb. 5). Die Aktivitätsveränderungen verschiedener Enzyme im Serum (Abb. 1–3) und in der Leber (Abb. 4–6) stehen in engem Zusammenhang mit dem Metabolismus der halogenierten Kohlenwasserstoffe in der Leber. Beim enzymatischen Abbau der Halogenkohlenwasserstoffe überwiegt die Bildung von äußerst reaktiven Radikalen, welche zur Bildung von Lipidperoxyden aus ungesättigten Fettsäuren von Membranlipiden führt und auf diesem Wege die Leberzellschädigung einleiten (3, 4). Ziel einer effektiven Therapie muß es daher sein, halogenierte Kohlenwasserstoffe nach Möglichkeit bereits vor ihrem enzymatischen Abbau aus dem Organismus zu eliminieren. Da nach Intoxikationen mit halogenierten Kohlenwasserstoffen relativ lange Abbauprodukte im Blut nachgewiesen werden können (2, 8), ist eine längerfristige Hyperventilationstherapie unumgänglich. So lag die Dauer der Hyperventilation bei unseren Patienten im Mittel bei nahezu 9 Tagen (Tab. 2).

Die von uns beobachtete Letalitätsrate von 10% in unserem Patientengut stimmt gut mit derjenigen von 6–10% anderer Autoren überein (8, 9), während die Letalität ohne Hyperventilationstherapie bei 30–50% liegt (8). Unsere Befunde bestätigen die positive Einschätzung anderer Arbeitsgruppen (8, 9) bezüglich der Effektivität der CO_2-induzierten Hyperventilationstherapie bei Intoxikationen durch halogenierte Kohlenwasserstoffe.

Wir danken Herrn Priv.-Doz. Dr. F. BORCHARD und Herrn Priv.-Doz. Dr. H. FRENZEL für die freundliche Überlassung der histologischen Befunde sowie Frl. U. HENNIGS, Frau H. LANDMANN, Frau M. NEUEFEIND, Frau A. WILLIGENS und Herrn J. GELLERT für ihre ausgezeichnete Mitarbeit im gesamten Verlauf dieser Studie. Dem Ministerium für Wissenschaft und Forschung des Landes Nordrhein-Westfalen sei für die finanzielle Unterstützung dieser Studie besonders gedankt.

Literatur

1 Bergmeyer, H.U.: Methoden der enzymatischen Analyse, Bd. I. Verlag Chemie, Weinheim 1970
2 Forth, W., D. Henschler, W. Rummel: Allgemeine und spezielle Pharmakologie. B.I. Wissenschaftsverlag, Zürich 1975 (S. 580)
3 Hasumura, Y., R. Teschke, C.S. Lieber: Increased carbon tetrachloride hepatotoxicity, and its mechanism. after chronic alcohol consumption. Gastroenterology 66 (1974) 415
4 Henschler, D.: Mechanismen der Aktivierung chlorierter aliphatischer Verbindungen – experimentelle Zugänge und klinische Bedeutung. Arzneimittel-Forsch. 27 (1977) 1827
5 Joly, J.G., H. Ishii, R. Teschke, Y. Hasumura, C.S. Lieber: Effect of chronic ethanol feeding on the activities and submicrosomal distribution of reduced nicotinamide adenine dinucleotide phosphate-cytochrome P-450 reductase and the demethylases for aminopyrine and ethalmorphine. Biochem. Pharmacol. 22 (1973) 1532
6 Kindler, U., G. Goeckenjan, F. Barthels, B. Grabensee: Hyperventilationstherapie bei Patienten mit Vergiftungen durch Halogenkohlenwasserstoffe. Intensivmed. 14 (1977) 362
7 Klare, B., G. Stein, W. Gerhardt: Vergiftungen mit Halogenkohlenwasserstoffen bei Kindern unter besonderer Berücksichtigung der Behandlung mittels Austauschtransfusion oder Hämodialyse. Dtsch. Gesundh.-Wes. 27 (1972) 690
8 Lemburg, P., I, Sprock: Vergiftungen mit halogenierten Kohlenwasserstoffen: Pharmakokinetik, Klinik und Therapie. Verhandlungsbericht der Tagung für Pädiatrische Forschung in Göttingen, 28.4.1977
9 Petricn, C., U. Göbel, P. Lemburg, I Sprock: Hyperventilations- und Antikoagulationstherapie bei akuten Intoxikationen mit halogenierten Kohlenwasserstoffen. In U. Göbel: Erworbene Gerinnungsstörungen im Kindesalter. Enke, Stuttgart 1978 (S. 172)
10 Rubin, E., F. Hutterer, C.S. Lieber: Ethanol increases hepatic smooth endoplasmic reticulum and drug metabolizing enzyme. Science 159 (1968) 1469
11 Teschke, R., A. Brand, G. Strohmeyer: Induction of hepatic microsomal gammaglutamyltransferase activity following chronic alcohol consumption. Biochem. Biophys. Res. Commun. 75 (1977) 718
12 Teschke, R., Y. Hasumura, J.G. Joly, H. Ishii, C.S. Lieber: Microsomal ethanoloxidizing system (MEOS): Purification and properties of a rat liver system free of catalase and alcohol dehydrogenase. Biochem. Biophys. Res. Commun. 49 (1972) 1187
13 Teschke, R., M. Neuefeind, G. Altrogge, F. Borchard, H. Frenzel, W.-P. Fritsch, B. Miller, M. Wienbeck, B. Grabensee, G. Strohmeyer: Leberenzymveränderungen nach Intoxikationen mit halogenierten Kohlenwasserstoffen. Verh. dtsch. Ges. inn. Med. 84 (1978)

„Intensivbehandlung" bei Schlafmittelintoxikationen

D. Berdel und Sabina Kowalewski

In den letzten 3 Jahren wurden in unserer Klinik 37 Kinder mit Hypnotikavergiftung aufgenommen, davon 22 Mädchen und 15 Knaben. Die Alters- und Geschlechtsverteilung sowie die ursächlichen Noxen zeigt Abbildung 1.

Entsprechend den Angaben in der Literatur findet sich ein Gipfel im Kleinkindesalter und nach dem 10. Lebensjahr. Hier spielt die Vergiftungssituation eine Rolle. Die akzidentellen Vergiftungen liegen ja bekanntlich mehr im Kleinkindesalter, die Suizide häufig erst nach der Grundschulzeit (s. Tab. 1).

Damit ist auch schon etwas über einen auslösenden Faktor gesagt. Schulprobleme wurden bei 4 von 10 Kindern als Grund für den Suizidversuch angegeben. Bemerkenswert ist bei den sogenannten akzidentellen Vergiftungen der hohe Anteil an Über-

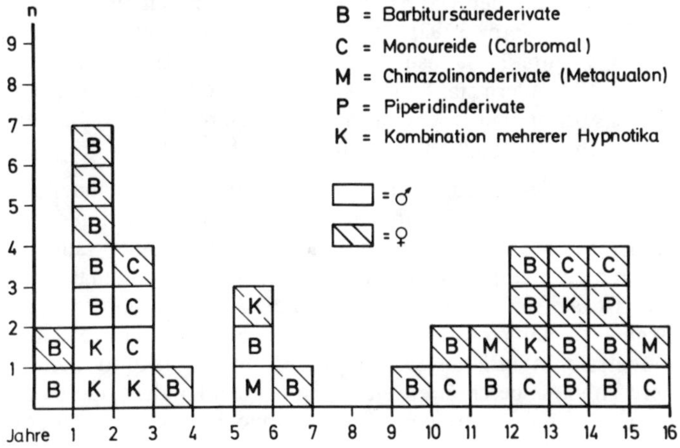

Abb. 1 Altersverteilung und ursächliche Noxen

Tabelle 1 Vergiftungssituation und durchschnittliches Alter in Jahren

		N
Akzidentell:	unbeaufsichtigt	8
(4,1 J.)	unbeabsichtigte Überdosierung	10
Suizidal:	ohne exogene Ursache	2
(13,0 J.)	Schulprobleme	4
	Eltern-Kind-Verhältnis	8
Beabsichtigte Vergiftung (5,5 J.)		5

Tabelle 2 Ursächliche Noxen und klinisches Stadium

Noxe	N	Klinisches Stadium nach *Matthew* u. *Lawson* I	II	III	IV
Monoureide	8	3	1	3	1
Barbitursäurederivate	19	14	2	2	1
Chinazolinonderivate	3	3			
Piperidinderivate	1	1			
Kombination mehrerer Hypnotika	6	4	1	1	
Summe	37	25	4	6	2

dosierung durch Unachtsamkeit der Angehörigen und in einem Fall auch des behandelnden Arztes. Auffallend ist weiter die prozentual ins Gewicht fallende Gruppe der beabsichtigten Vergiftungen. Immerhin 14% der durch Hypnotika vergifteten Kinder wurden von einer Suizid begehenden Mutter mitvergiftet. Dabei handelte es sich um eine Carbromal-, zwei Barbiturat- und zwei Carbromal-Metaqualon-Intoxikationen.

Tabelle 2 zeigt die Vergiftungsfälle aufgeschlüsselt nach Noxe und Schweregrad bei Aufnahme. Die Stadiumeinteilung erfolgte dabei nach MATTHEW und LAWSON (1).

Der Anteil der schwereren Intoxikationen war bei den carbromalhaltigen Medikamenten – bei unserer kleinen Fallzahl – prozentual am größten, was zum Teil darauf zurückzuführen ist, daß diese Medikamente im Beobachtungszeitraum rezeptfrei im Handel erhältlich waren. Bei 15 von 37 Kindern stand die Ingestionsmenge fest, davon hatten 12 Patienten eine letale Dosis bekommen oder eingenommen. Immerhin 6 von diesen 12 Intoxikationen waren durch carbromalhaltige Medikamente bedingt.

In der Tabelle 3 versuchen wir einige Aussagen über unsere Therapie zu machen. Zunächst führten wir eine möglichst vollständige und ausgiebige Dekontamination durch Magenspülung und/oder iatrogenes Erbrechen durch. Eine rechtzeitige Dekontamination gelang allerdings in 8 Fällen nicht mehr, da zum einen der Zeitpunkt der Einnahme des Medikaments zu lange zurück lag, zum anderen in 3 Fällen die Applikation rektal erfolgte und auch hier das Medikament bereits resorbiert war. Außerdem gaben wir wie üblich Medizinalkohle und Glaubersalz. Intensivobservation und EEG-Verlaufskontrollen waren obligat. Die weitere Therapie beschränkte sich auch bei den Kindern, die im Stadium IV aufgenommen wurden, auf eine forcierte Diurese. Eine Alkalisierung (2) erfolgte auch bei Langzeitbarbituraten nicht. Im Stadium I wurde bei 10 von 25 Kindern eine forcierte Diurese eingeleitet, im Stadium II geschah dies bei allen 4 Patienten, im Stadium III unterblieb diese Maßnahme bei 2 Patienten und im Stadium IV wurde bei beiden Patienten eine forcierte Diurese über längere Zeit durchgeführt.

Tabelle 3

Klinisches Stadium (nach *Matthew* u. *Lawson*)	N	Std. zwischen Ingestion und Dekontamination				Keine Dekontamination	Forcierte Diurese (f.D.)	Durchschnittliche Dauer u. Schwankungsbereich der f.D. in Std.	Vermehrte Diurese (v.D.) und/oder Intensivobservation	Mittlere Dauer und Schwankungsbereich bis zur klinischen Normalisierung in Std.	
		<2	2–4	4–6	>6					unter f.D.	ohne f.D.
I	25	9	6	2	4	4	10	12 (6–20)	15	11 (3–24)	8 (4–24)
II	4	1				3	4	13 (6–24)		12 (4–30)	
III	6	1	1	3		1	4	12 (10–16)	2	11 (8–18)	5 u. 48
IV	2			1	1		2	60 u. 24		72 u. 24	
Summe	37	11	7	6	5	8	20		17		

Da von den 25 Vergiftungsfällen im Stadium I 10 Kinder einer forcierten Diurese unterzogen wurden, erschien es uns interessant zu untersuchen, ob die forcierte Diurese in diesem Stadium einen Einfluß auf Dauer und Schwere des Verlaufs hatte. Ein signifikanter Unterschied konnte nicht festgestellt werden. Dies gilt sowohl für den Verlauf des klinischen Bildes als auch für die EEG-Merkmale in beiden Gruppen. Es bestand kein Unterschied bezüglich der Normalisierung des Grundrhythmus und des Rückgangs der Betawellenüberlagerung. Auch unter Berücksichtigung der Ingestionsmenge, des Zeitpunkts der Dekontamination und der Dauer der forcierten Diurese ergaben sich keine wesentlichen Unterschiede.

Bei diesem Vergleich ist allerdings zu bedenken, daß die Zeitspanne, während der eine forcierte Diurese durchgeführt wurde, d. h. in der das Harnzeitvolumen auf das 10fache erhöht wurde (3), oft sehr kurz war. Häufig betrug sie nur 6, im Durchschnitt 13, selten 20 Stunden. Auch in anderen Stadien, ausgenommen Stadium IV, war die Zeit, in der die forcierte Diurese durchgeführt wurde, nicht sehr lang. Aber gerade diese kurze Behandlungsdauer unterstützt unsere Ansicht, daß die Indikation zur Einleitung einer forcierten Diurese zu weit gestellt wurde.

Im Stadium II haben wir alle Patienten, wenn auch nur kurz, einer forcierten Diurese unterzogen, so daß ein Vergleich nicht möglich ist, was bei dieser Fallzahl ja ohnehin fragwürdig ist.

Im Stadium III wurden 2 von 6 Patienten *nicht* mit einer forcierten Diurese behandelt. Der eine – ein 11 Tage alter Säugling mit einem Zustand nach hypokalzämischen Neugeborenenkrämpfen – hatte eine letale Dosis Luminal bekommen, wovon wir aber erst nach 24 Stunden Mitteilung erhielten. Er erholte sich nach 48 Stunden gut unter einer vermehrten Diurese. Der andere Patient wurde so rasch dekontaminiert, daß er unter einer vermehrten Diurese schon nach 5 Stunden klinisch unauffällig war. Aber erst zu diesem Zeitpunkt konnte von den Eltern die Vergiftungssituation geklärt werden. Es handelte sich um eine „Therapie" unter Brüdern.

Die Unzulänglichkeit unserer Verlaufsbeobachtungen bei so unterschiedlichen Voraussetzungen, wie: geringe Fallzahl, verschiedene Noxen und Ingestionsmengen sowie die zeitlich unterschiedliche Dekontamination, ist uns bewußt. Trotzdem haben wir für unsere Klinik nach Durchsicht dieser Kasuistiken die Indikation für eine forcierte Diurese strenger gestellt. Wir leiten bei Patienten, die sich erst oder wieder im Stadium I befinden, keine forcierte Diurese mehr ein. Und im Stadium II nur unter ungünstigen Verhältnissen, d. h. wenn aufgrund der Vergiftungssituation mit einer Zunahme der klinischen Symptome zu rechnen ist.

Unterstützt wurden unsere Überlegungen noch durch Untersuchungen des Gesamtkaliums mit der Kalium-40-Methode im Ganzkörperzähler, die zeigen, daß trotz ausreichender Substitution unter forcierter Diurese eine zelluläre Kaliumverarmung auftreten kann, die durch die Serumkaliumbestimmung nicht erfaßt wird (4).

Weiterhin berichtete SUMMA kürzlich über einen signifikanten Abfall der Immunglobuline unter forcierter Diurese, wobei er einen Dilutionseffekt ausschloß (5).

Nicht eingegangen werden soll hier auf die z. T. lebensgefährlichen Komplikationen (z. B. Hirnödem), die während einer forcierten Diurese auftreten können, da unsere Patienten die forcierte Diurese gut vertragen haben.

Die Kollegen, die in unserer Informationszentrale gegen Vergiftungen tätig sind, werden mit der Empfehlung zur forcierten Diurese in Zukunft zurückhaltender sein. Leider wird aber in auswärtigen Kliniken, bevor die Informationszentrale gegen Vergiftungen angerufen wird, häufig schon „sicherheitshalber" eine forcierte Diurese eingeleitet, so daß unser Rat, die Therapie auf ausreichende Dekontamination, Intensivobservation, reichliche Flüssigkeitszufuhr und EEG-Verlaufskontrollen zu beschränken, zu spät kommt. Auch andernorts wird also bei Schlafmittelvergiftungen im Kindesalter häufig noch zu intensiv vorgegangen.

Literatur

1 Matthew, H.: Acute Barbiturate Poisonning. Excerpta Medica, Amsterdam 1971 (S. 120)

2 Arena, J.M.: Poisonning-Toxicology-Symptoms-Treatments. Thomas, Springfield 1970

3 Truckenbrodt, H.: Die Infusionsbehandlung bei akuten exogenen Vergiftungen im Kindesalter. Notfallmedizin 3, 10 (1977) 522–526

4 Romahn, A.: nicht veröffentlicht

5 Summa, J.D.: Besondere Probleme im Rahmen der forcierten Diurese. Internationales Symposion über Erkennung und Behandlung von Vergiftungen, 3.–4.3.78, Mainz

Erfahrungen mit der Benziningestion im Kindesalter

R. Bunjes, K.E. v. Mühlendahl und E.G. Krienke

Epidemiologie und Angaben zur Toxizität der Produkte

1977 wurde die Berliner Beratungsstelle für Vergiftungserscheinungen über 1000mal wegen Ingestionsunfällen mit Erdöldestillaten konsultiert. Dementsprechend kann man von jährlich über 5000 derartigen Fällen in der Bundesrepublik ausgehen.

Aus der Vielzahl der petrochemischen Produkte sind nur wenige in Haushalten anzutreffen. Diese sind für die weit überwiegende Zahl der Anfragen verantwortlich. Die ungefähre Zusammensetzung dieser Substanzen geht aus Tabelle 1 hervor:

Tabelle 1 Schematische Darstellung der Bestandteile einiger Erdölprodukte

	aliph. KW	arom. KW	Ester Acetate	Öle
Terpentin-Ersatz	+++			
Benzin	+++	+		
Nitroverdünner	++ *	++	+	
Lackverdünner	+ *	+++	+	
Möbelpflegemittel	++			+

* Methanol kann enthalten sein

Die Ester, Äthyl- und Butylacetat, sind in der Regel nur in geringer Menge enthalten.

Da Verdünner vereinzelt Methanol enthalten, sollte die Zusammensetzung bei jedem Ingestionsfall eruiert werden.

Die in den Möbelpflegemitteln enthaltenen Öle sind resorptiv praktisch nicht toxisch.

Die resorptive Toxizität der Hauptbestandteile liegt mindestens um ein Hundertfaches unter der Aspirationstoxizität. Intratracheal können schon wenige Milliliter für Erwachsene tödlich sein, während bedrohliche Symptome auch nach Ingestion von 100 ml und mehr selten sind. Dementsprechend bestimmen bei den schweren Vergiftungen fast immer die pulmonalen Symptome die Prognose.

Tabelle 2 Zusammenhang zwischen Siedepunkt und Toxizität für einige Erdölprodukte

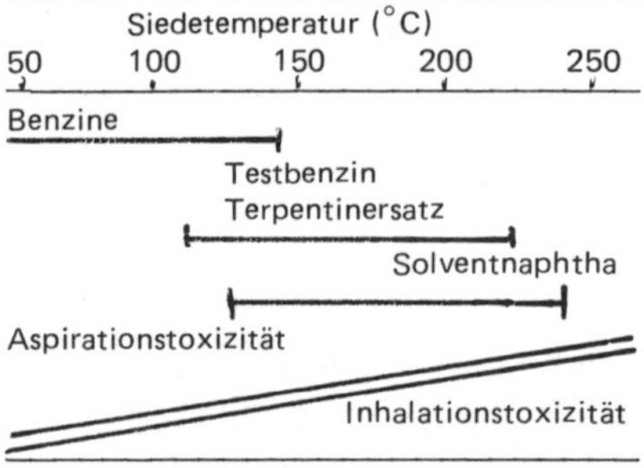

Exakter Parameter für die Aspirationsgefährdung ist die kinematische Viskosität der Lösemittel (4, 11). Im hier besprochenen Bereich von Substanzen mit niedriger Viskosität ist für klinische Belange der Siedepunkt als Parameter ausreichend.

Tabelle 2 zeigt, grob schematisiert, den Zusammenhang zwischen Siedepunkt und toxischer Wirkung.

Aus der hier angesprochenen Stoffgruppe mit niedriger Viskosität verursachen die Fraktionen mit nied rem Siedepunkt überwiegend Lungenschäden, währe von den höhersiedenden und aromatischen Fraktion eher resorptive Symptome, insbesondere von seiten ZNS, zu erwarten sind.

Klinik der akzidentellen Benziningestion

Die klinischen Veröffentlichungen sind wegen ihrer widersprüchlichen Ergebnisse nicht zur Entwicklung einer standardisierten Therapieempfehlung heranzuziehen (3, 5, 8, 9, 10). Mit aus diesem Grunde hängen die ergriffenen therapeutischen Maßnahmen heute oft mehr von der nächstliegenden Klinik bzw. von der befragten Giftinformationszentrale als von Art und Menge des aufgenommenen Erdöldestillates ab.

Wir haben deshalb ca. 1500 Anfragen zu häufig eingenommenen Produkten ausgewertet und versucht, ein Therapieschema für die akzidentelle Benziningestion zu erarbeiten. Da auch viele Laien bei uns anfragen, kann man davon ausgehen, daß unser Material weit weniger selektiert ist als retrospektive Auswertungen stationär behandelter Patienten. Einschränkend muß festgestellt werden, daß unsere Unterlagen oft nicht vollständig sind. Epikritische Verlaufsbeobachtungen lagen nur in 30% der Fälle vor.

In Tabelle 3 sind die in diese Auswertung einbezogenen Produkte ausgeführt.

Tabelle 3 Ausgewertete Anfragen (1963–1978)

Ingestion von	(n)
Terpentinersatz	575
Benzin (Reinigungs-, Wasch-, Feuerzeug-, Motorenbenzin usw.)	269
Nitroverdünner	284
Lackverdünner	195
Möbelpflegemittel	234
	1557

In Tabelle 4 sind die uns genannten klinischen Angaben denen aus der Literatur gegenübergestellt. Der große Schwankungsbereich ist durch die Unterschiede hinsichtlich der ausgewerteten Kollektive erklärt. Mit den unseren weitgehend übereinstimmende Zahlen ergab eine Auswertung der akzidentellen Benziningestionsfälle durch das Schweizerische Toxikologische Informationszentrum (11).

Tabelle 4 Symptome und Verlauf bei Lösemittelingestionen – Häufigkeitsangaben in % –

	eigene Fälle	Literatur
Initiale Symptome	ca. 35	30–50
Erbrechen	20	15–35–50
Husten	10	4–100
ZNS-Symptome	5	10–28–40
Dyspnoe, Zyanose	2	
Verlauf		
bedrohlich	< 0,5	
Pneumonitis	ca. 5	25–45–78
Fieber	ca. 3	18–30–75
ZNS-Symptome	< 1	< 1
Todesfälle	< 0,1	0–7

Die initialen Symptome treten in der Regel sehr rasch nach der Ingestion auf, allerdings erbrechen ca. 20% der betroffenen Patienten erst nach 1–4 Stunden, sehr selten noch später.

Die ZNS-Symptome gehen nur ausnahmsweise über eine wenige Minuten andauernde Somnolenz und Gangunsicherheit, vereinzelt auch Erregung, hinaus.

Übelkeit und Bauchschmerzen sind sehr häufig, außerdem treten oft Haut- und Schleimhautschäden bis zum Bild der Verbrennung 2. Grades auf. Dementsprechend kam es bei 6 Patienten zur Ausbildung eines Stridors.

Als bedrohlich haben wir willkürlich alle Verläufe eingestuft, bei denen sich die Klinikaufnahme wegen schwerer Symptome oder wegen längeren Bestehens auch banaler, für Eltern jedoch beunruhigender Zeichen retrospektiv als notwendig erwies.

Die niedrige Pneumoniefrequenz in unserem Material erklärt sich dadurch, daß die Mehrzahl der pulmonalen Veränderungen ohne bzw. mit nur minimalen klinischen Zeichen abklingt, so daß nur selten Röntgenaufnahmen angefertigt werden mußten. Nur 4 Verläufe waren so schwer, daß Digitalisierung und Sauerstoffgabe sowie in einem Fall Intubation notwendig wurde. 3 sterile Pleuraergüsse klangen komplikationslos ab.

Über schwere ZNS-Symptome, d. h. Bewußtlosigkeit oder Krampfanfälle, wurde 8mal berichtet. Diese Symptomatik trat vereinzelt erst mehrere Stunden nach Abklingen der initialen Symptome auf. In 2 Fällen wurden leichte, rasch abklingende Blutungen aus dem Magen, in einem Fall zusätzlich Hämaturie beobachtet.

Die Letalität von weniger als 0,1% in unserem Kollektiv entspricht den Angaben aus den USA (National Clearinghouse for Poison Control Centers).

Der einzige Todesfall in unserem Material zeigte einen untypischen Verlauf. Dennoch kann der Zusammenhang mit der Benziningestion nicht ausgeschlossen werden:

Ein 3jähriger Knabe trank, unbeobachtet, eine unbekannte Menge eines Lackverdünners. Kurz darauf trat heftiges Erbrechen auf. Im Krankenhaus wurde eine Magenspülung durchgeführt, danach Einleitung einer Infusionstherapie mit 2500 ml Flüssigkeit in 24 Stunden. 18 Std. nach der Ingestion traten mehrfach generalisierte tonisch-klonische Krampfanfälle auf, dabei aspirierte der Knabe Mageninhalt, es kam zum Atemstillstand. Trotz sofortiger Reanimation erholte sich der Patient nicht mehr, er verstarb nach 6tägiger Beatmung. Bei der Sektion fand sich neben einer einseitigen Pneumonie eine ausgedehnte Nekrose des Gehirns.

Eine deutlich geringere Pneumonitisfrequenz war nach Ingestion von Möbelpflegemitteln zu verzeichnen. Dies erklärt sich durch die Mischung mit hochviskösen Ölen. Auch im Tierversuch war mit derartigen Mischungen kaum eine Aspiration zu erzielen (4). In unserem Material findet sich kein Fall mit Symptomen einer Leber- oder Myokard-Schädigung.

Von wesentlicher Bedeutung ist, daß die komplizierten Verläufe in fast jedem Fall sehr rasch, d. h. binnen weniger Minuten nach Ingestion, ausgeprägte Symptome, meist von seiten des Zentralnervensystems oder der Atemwege, gezeigt haben. Allerdings erlaubt die Schwere der Initialsymptomatik keine sichere Aussage über den Verlauf.

Maßnahmen bei der Benzin-Ingestion

Die uns zur Verfügung stehenden Daten legen, in Zusammenhang mit tierexperimentellen Untersuchungen, folgendes Vorgehen bei der akzidentellen Lösemittelingestion im Kleinkindesalter nahe:

Tabelle 5 Therapie der Lösemittelingestion beim Kleinkind

Menge	< 1 ml/kg	1–3 ml/kg		> 3 ml/kg	
Symptome					
keine Symptome	ϕ	ϕ		M	S
Erbrechen	ϕ	(M)	(S)	M	S
Husten	(S)	(M)	(S)	M	S
Dyspnoe Zyanose	S	(M)	S	M	S
ZNS	S	(M)	S	M	S

M = Magenentleerung S = stationäre Behandlung
( ) = entsprechendes Vorgehen ist zu erwägen

Bei Ingestion kleiner Mengen, d. h. von weniger als 1 ml/kg Körpergewicht, sollte auf die primäre Giftentfernung verzichtet werden. Mehr als 1 Schluck – etwa 0,3 ml/kg – wird, außer von debilen Kindern, wegen der starken Schleimhautreizung von einem Kleinkind nur ausnahmsweise aufgenommen. Auch bei der Ingestion von 1–3 ml/kg kann man zumeist auf die primäre Giftentfernung verzichten, allenfalls bei Ingestion aromatischer Kohlenwasserstoffe oder bei hohem Esteranteil ist sie in Erwägung zu ziehen.

Bei großen Mengen, in unserem Schema ab 3 ml/kg, sollte man eine primäre Giftentfernung in jedem Falle anstreben. Da sowohl Magenspülung als auch induziertes Erbrechen eine Erhöhung der Komplikationsrate zur Folge haben, empfehlen wir, den Mageninhalt über eine Ernährungssonde abzuziehen. Sollte im Einzelfall die Notwendigkeit bestehen, ist das medikamentös induzierte Erbrechen der Magenspülung vorzuziehen.

Paraffin scheint nur wirksam zu sein, wenn es sehr rasch nach dem Benzin gegeben wird, als Richtwert gilt, daß das Intervall nicht über 15 Minuten liegen soll. Da zudem seine Wirksamkeit nur bei resorptiv kaum toxischen Erdölderivaten gesichert ist, kann man praktisch darauf verzichten (1, 3, 6, 7).

Ob Kohle oder Laxantien sinnvoll sind, ist bisher nicht ausreichend belegt, obige Einschränkungen dürften z. T. auch hier gelten.

Zu stationärer Überwachung würden wir in jedem Fall raten, wenn deutliche pulmonale oder ZNS-Symptome auftreten, ebenfalls bei Ingestion großer Mengen.

Nach unseren Erfahrungen ist auch nach Durchführung einer Magenspülung mit einer erhöhten Komplikationsrate zu rechnen, deshalb sollte in diesem Fall eine stationäre Überwachung ebenfalls erfolgen.

Bei Ingestion von 1–3 ml/kg wie bei leichten Symptomen von seiten der Atemwege (wie rasch abklingender Husten) oder des Intestinaltraktes (wie Übelkeit, einmaliges Erbrechen), sollte man die Klinikaufnahme davon abhängig machen, wie zuverlässig die Anamnese erhoben werden kann (passagere ZNS-Symptome ausgeschlossen ?), und ob eine gute häusliche Beobachtung gesichert ist. Ebenfalls sollte man berücksichtigen, ob es sich um Möbelpflegemittel handelt, die wesentlich seltener deutliche Symptome verursachen.

Es muß betont werden, daß die weit überwiegende Zahl der betroffenen Kleinkinder der Gruppe ohne Symptome nach Ingestion geringer Mengen angehört, bei der sich jegliche Maßnahme erübrigt.

Abschließend zwei Anmerkungen zur Prophylaxe und Therapie der Pneumonitis.

Wir verwenden für die pulmonalen Veränderungen den Begriff Pneumonitis, um diese Reaktion der Lunge auf eine chemische Noxe deutlich von einer bakteriellen Infektion zu trennen.

Tierexperimentelle Untersuchungen (2) sowie eine kontrollierte Doppelblindstudie bei Kindern (8) sprechen eindeutig gegen einen positiven Einfluß der Kortikosteroide auf die pulmonalen Veränderungen. Sie sollten deshalb nicht mehr angewendet werden.

Auch von Antibiotika ist bei einer nicht sekundär infizierten Pneumonitis kein Effekt zu erwarten (2, 3).

Literatur

1 Bothe, J., W. Braun, A. Dönhardt: Untersuchungen zur Antidotwirkung von Paraffinöl bei Vergiftungen mit Kohlenwasserstoffen an der Maus. Arch. Toxicol. 30 (1973) 243
2 Brown, J., B. Burke, A.S. Dajani: Experimental kerosene pneumonia: Evaluation of some therapeutic regimes. J. Pediatr. 84 (1974) 396
3 Eade, N.R., L.M. Taussig, M.I. Marks: Hydrocarbon Pneumonitis. Pediatrics 54 (1974) 351
4 Gerarde, H.W., N.J. Linden: Toxicological Studies on Hydrocarbons. Arch. Environ. Health. 6 (1963) 35
5 Green, V.A.: Treatment of Petroleum Distillate Ingestion. National Clearinghouse for Poison Control Centers, Bulletin, May-June 1976, 1
6 Krienke, E.G., D. Wolff, E. Dallmeier: Antidote effect of liquid Paraffin in oral solvent intoxication. Arch. Toxicol. 33 (1975) 259
7 Mann, M.D., D.J. Pirie, J. Wolfsdorf: Kerosene absorption in primates. J. Pediatr. 91 (1977) 495
8 Marks, M.I., L. Chicoine, G. Legere, E. Hillmann: Adrenocorticosteroid treatment of hydrocarbon pneumonia in children – a cooperative study. J. Pediatr. 81 (1972) 366
9 Ng, R.C., H. Darwish, D.A. Stewart: Emergency treatment of petroleum distillate and turpentine ingestion. Canad. med. Ass. J. 111 (1974) 537
10 Rumack, B.H.: Hydrocarbon Ingestions: An Opinion. National Clearinghouse for Poison Control Centers, Bulletin, May-June 1976, 2
11 Velvaert, J., J.-P. Lorent, I. Kalapos: Intoxications par adsorption orale de dérivé du pétrole. J. Europ. Toxicol. 6 (1973) 290

Schädigung durch indizierte und durch überflüssige Behandlungsmaßnahmen bei Vergiftungen

K.E. v. Mühlendahl, E.G. Krienke und R. Bunjes

Problemstellung

Nutzen und Risiko einer Therapie werden mitunter nur unzureichend gegeneinander abgewogen, wenn bei akuten medizinischen Notfällen wenig Zeit für differenzierte Überlegungen oder gar für das Einholen von Informationen bleibt. Wenngleich gelegentlich auch schwere Vergiftungen zu solchen Notfallsituationen führen, trifft das für die allermeisten Intoxikationen jedoch keineswegs zu. Dennoch wird nach unserer Erfahrung bei Vergiftungen häufig eine undifferenzierte und polypragmatische Therapie betrieben, die auf einer Überschätzung der tatsächlich bestehenden Gefährdung und der Dringlichkeit der therapeutischen Maßnahmen beruhen dürfte.

Es ist deshalb wichtig zu wissen, daß akzidentelle Intoxikationen bei Kindern in aller Regel gutartig verlaufen; letale Ausgänge sind sehr selten. Man rechnet mit jährlich 60 000 Vergiftungsunfällen bei Kindern in Westdeutschland und Westberlin (5) und mit 50 bis 60 vergiftungsbedingten Todesfällen, also mit einem Todesfall auf 1000 Vergiftungen (6). (Anders sind die Statistiken und selbstverständlich die daraus resultierenden Überlegungen auf den Erwachsenen-Reanimationszentren.)

Gar nicht so selten wird eine intensive Behandlung für den Patienten gefährlicher als die Wirkung des eingenommenen Schadstoffes. Diese Arbeit soll darauf hinweisen, daß das primum nil nocere als Maxime ärztlichen Handelns auch für die Therapie bei Intoxikationen berücksichtigt werden muß. Dafür ist neben der exakten Kenntnis der toxikologischen Eigenschaften und des pharmakokinetischen Verhaltens der Noxe auch erforderlich, daß die verwendeten Behandlungsmethoden sicher beherrscht werden und die Nebenwirkungen der eingesetzten Pharmaka bekannt sind.

In einem ersten Teil wird eingegangen auf Schädigungsmöglichkeiten durch spezifische Antidote, bei denen auf Grund der bekannten pharmakologischen Eigenschaften dieser Medikamente das Risiko einkalkulierbar ist. Der zweite Abschnitt befaßt sich mit den Gefahren einer falschen Handhabung üblicher, häufig bei Vergiftungen gebrauchter Maßnahmen. Grundsätzlich gilt für die in beiden Abschnitten aufgezeigten Gefahren, daß sie häufig vermeidbar sind, wenn die Indikation für die einzelnen therapeutischen Schritte sorgfältig abgewogen werden.

Schädigungsmöglichkeiten durch spezifische Antidote

Bei den meisten Vergiftungen ist eine Behandlung mit spezifischen Antidoten nicht möglich, und man muß sich auf die Giftelimination und die symptomatische Therapie beschränken. Bei einigen Substanzen jedoch kann die Gabe von pharmakologischen Antagonisten oder von spezifisch bindenden oder löslichkeitsvermittelnden Pharmaka für den Therapieerfolg entscheidend sein. In diesen Fällen muß an Hand der anamnestischen Angaben zur Dosis, auf Grund der Schwere der klinischen Symptomatik und manchmal mit Hilfe von Konzentrationsbestimmungen im Blut oder im Urin überlegt werden, ob der Einsatz von Antidoten sinnvoll ist oder besser unterbleiben sollte.

Eine Frage, die in diese Überlegung mit eingehen muß, ist die nach der Toxizität oder den Nebenwirkungen dieser Medikamente selbst. Wir haben die gebräuchlichen Antidote (dazu auch einige Mittel, die bei der primären Giftentfernung verwendet werden) unter diesem Gesichtspunkt zu Gruppen zusammengestellt.

Tabelle 1 Antidote, die (a) untoxisch oder (b) in den empfohlenen Dosen unbedenklich sind

Mittel	Verwendung bei Vergiftungen mit
a)	
n-Acetyl-Cystein	Paracetamol
Aktivkohle	(Adsorbens)
Bentonit	(Adsorbens, für Paraquat)
Dimethylpolysiloxan	(Entschäumer)
Eisen (II)-Hexacyano-(III)-ferrat	Thallium
l-Methionin	Paracetamol
Natriumsulfat	(Laxans)
Paraffinum subliquidum	(Adsorbens, Laxans)
b)	
Atropin	Cholinergika
Biperiden	Phenothiazine
Cystein, Cystin	Paracetamol
Folsäure	Methanol
Ipecac	(Emetikum)
Naloxon	Opiate
Natriumthiosulfat	Blausäure
Neostigmin, Pyridostigmin	Anticholinergika
Phytomenadion (oral, intramuskulär)	Antikoagulantien
Pyridoxin	Isoniazid

Tabelle 2 Antidote, die bei richtiger Indikationsstellung ohne wesentliche Bedenken gegeben werden können

Mittel (in Klammern: Vergiftungen, bei denen das Mittel eingesetzt wird)	Nebenwirkungen bei richtiger Dosierung
Aethylalkohol (Methanol)	Alkoholintoxikation; in der Regel macht die Alkoholisierung (angestrebt werden 1 ‰) keine Schwierigkeiten; sie sollte auch bei Verdacht auf eine Methanolintoxikation, bis zum eindeutigen Ausschluß, eingesetzt werden
Calciumdinatrium-EDTA (Schwermetalle)	Erbrechen, Durchfall, Muskelkrämpfe, Dermatitis, Albuminurie, Oligurie; manchmal 4–8 Stunden nach Anwendung Durst, Abgeschlagenheit, Kopfschmerzen, Blutdruckabfall. Die intravenöse Injektion kann schmerzhaft sein und zu Thrombophlebitiden führen (4, 9)
Desferoxamin (Eisen)	Blutdruckabfall, Hautausschläge; nach hohen oralen Dosen: Magen-Darm-Beschwerden; intramuskuläre Injektion sehr schmerzhaft (4, 9); kontraindiziert bei Nierenversagen
Dimethylaminophenol = DMAP (Blausäure)	Methämoglobinbildung (bei Cyanidintoxikation erwünscht), keine wesentliche Wirkung auf den Kreislauf (3)
Dimercaprol = BAL (Schwermetalle)	Bei mehr als der Hälfte der Patienten deutliche, aber immer reversible Nebenwirkungen von 1–2 Stunden Dauer: Übelkeit, Erbrechen, Kopfschmerzen, Brennen in der Mundhöhle, Tränen- und Speichelfluß, Schwitzen, Tachykardie, Blutdruckanstieg (bis 50 mmHg), Muskelkrämpfe, Parästhesien, Engegefühl über der Brust, Angst, Unruhe; bei Kindern in 30% Fieber. Kontraindiziert bei Leber- und Nierenfunktionsstörungen und Hypertonie (4, 9)
Obidoxim, Pralidoxim (Organophosphate)	bei gesunden Versuchspersonen (nicht beschrieben bei der Behandlung von Vergiftungen mit Alkylphosphaten) Übelkeit, Tachykardie, Blutdruckanstieg, Schwindel, Kopfschmerzen, Muskelschwäche, Sehstörungen (4, 9, 11)
d-Penicillamin (Schwermetalle)	Übelkeit, Erbrechen, Kopfschmerzen, Hautausschläge, Juckreiz, Fieber, Muskel- und Gelenkschmerzen, Tinnitus, Geschmacksstörungen, Thrombopenie, Agranulozytose, aplastische Anämie, Nephrose (9). Kontraindiziert bei Penicillinallergie und Nierenschäden (9). Da bei der rheumatoiden Arthritis d-Penicillamin in gleicher Dosis wie bei Vergiftungen als Langzeitmedikation verabreicht und zumeist auch vertragen wird, erscheint uns die Gabe bei Intoxikationen ziemlich unbedenklich.
Phytomenadion i.v. (Antikoagulantien)	bei zu schneller Gabe Gesichtsröte, Schwitzen, Bronchospasmus, Tachykardie, Kreislaufkollaps (9); nicht zu befürchten bei oraler oder intramuskulärer Gabe
Physostigmin (Anticholinergika)	Hypersalivation, Schwitzen, Defäkation, Miktion, Überleitungsstörungen, Bradykardie (I.v.-Gabe deshalb unter EKG-Kontrolle, die allerdings nicht erforderlich ist, wenn eine anticholinerg, z. B. durch Atropin hervorgerufene Tachykardie besteht)
Toluidinblau (Methämoglobinämie)	Übelkeit, Dysurie, Tenesmen, Herzrhythmusstörungen (9)

Diejenigen Mittel, die entweder atoxisch oder in den empfohlenen Dosen (7, 8) unschädlich sind, sind in der Tabelle 1 aufgeführt. Sie können deshalb ohne Bedenken angewendet werden, falls die Indikation zu ihrer Anwendung besteht (manifeste, therapiebedürftige Intoxikation oder begründeter Verdacht auf schwerwiegendere Vergiftung).

In der Tabelle 2 finden sich Pharmaka, bei denen auch bei richtiger Dosierung mit Nebenwirkungen gerechnet werden muß. Bei klarer Indikation gibt es jedoch keine schwerwiegenden Argumente gegen ihre Verwendung; bleibende Schäden werden durch sie in aller Regel nicht verursacht. Bei den Chelatbildern (Kalziumdinatrium-EDTA, Dimercaprol, d-Penicillamin) ist zu berücksichtigen, daß sie durch die Verbindung mit den Schwermetallen weniger toxisch werden (11); hier ist also ganz besonders augenfällig eine unnötige Behandlung bedenklich. Außerdem muß die ausreichende renale Ausscheidung der Chelate gewährleistet sein, da sonst die Umverteilung toxischer Metalle in empfindlichere Organe (z. B. von Blei-EDTA in das Zentralnervensystem) zu befürchten ist (11).

In der Tabelle 3 sind Antidote aufgeführt, die durch weniger toxische Mittel ersetzbar sind. Ihre Verabreichung wird häufiger trotzdem erforderlich, wenn Notfall-Apotheken unzureichend ausgestattet sind. Die Anwendung von Apomorphin (zusammen mit einem sympathikomimetischen Kreislaufmittel) kann in seltenen Fällen auch einmal bei Kindern erwogen werden, wenn eine sehr schnelle Entfernung von bedrohlichen Mengen einer Noxe so dringend ist, daß man die Wartezeit bis zum Einsetzen der Wirkung von Ipecac (im Durchschnitt 20 Minuten) oder bis zum Beginn der Magenspülung nicht in Kauf nehmen kann.

Tabelle 3 Antidote, deren Verwendung nicht empfohlen werden kann, da sie durch weniger toxische Mittel ersetzbar sind

Mittel	Nebenwirkungen	ersetzbar durch
Apomorphin	anhaltendes Erbrechen (durch Levallorphan behebbar), Kreislauf- und Atemdepression, Koma. Von der Verabreichung an Kinder und bei Intoxikationen mit Mitteln, die die Atmung oder die Aktivität des Zentralnervensystems unterdrücken können, wird im allgemeinen abgeraten (9). Nach der Applikation von Apomorphin und Levallorphan kommt es zu einem Schlaf von durchschnittlich 40 Minuten Dauer (1), der die Beurteilung des Krankheitsverlaufes erschwert.	Ipecac Magenspülung
Levallorphan, Nalorphin	Übelkeit, Schwindel, Reizbarkeit, Miosis, Blässe, Bradykardie, Blutdruckabfall, Atemdepression (9)	Naloxon
Natriumnitrit, Amylnitrit	starker Blutdruckabfall bereits bei Dosen, die eine für die Behandlung der Blausäurevergiftung noch ungenügende Methämoglobinbildung bewirken	Dimethylaminophenol

Die Wahrscheinlichkeit, daß Schäden durch die erwähnten Antidote verursacht werden, ist wohl vor allem deshalb nicht so groß, weil viele von ihnen nicht ohne weiteres erhältlich sind, und weil den meisten Ärzten Indikation, Dosierung und Applikationsart nicht vertraut sind, weswegen sie sich vor deren Anwendung sachkundig machen müssen. Uns ist in unserer Tätigkeit in der Beratungsstelle nur ein Fall bekannt geworden, bei dem möglicherweise ein Todesfall durch ein spezifisches Antidot verursacht worden ist: Ein Kleinkind hatte nach einer akzidentellen Ingestion von Codein einen Atemstillstand, wurde intubiert und beamtet und erhielt während etwa 12 Stunden 13 mg Levallorphan, eine erhebliche Überdosis, die für die anhaltende Atemdepression und den späteren Exitus gut verantwortlich gewesen sein könnte.

Schädigungsmöglichkeiten durch unspezifische Entgiftungsmaßnahmen

Kasuistiken

Im Gegensatz zu der überlegteren Handhabung der spezifischen Antidote scheinen Maßnahmen wie Magenspülung, Gabe von Kohle, Glaubersalz, Steroiden, Antibiotika und Durchführung einer forcierten Diurese oft viel unbedachter eingesetzt zu werden. Wie bedenklich solche einfach erscheinenden therapeutischen Maßnahmen sein können, wird zunächst an Hand von 6 Kasuistiken dargestellt.

a) Einem 5jährigen Kind wurde 8 Stunden nach einer fraglichen Tollkirschen-Ingestion trotz Fehlens von Atropin-Symptomen der Magen gespült. 4 Stunden später erhielt es ohne Notwendigkeit Bemegrid (Eukraton). Das Kind krampfte gleich darauf; nach der deshalb notwendigen Gabe von Antikonvulsiva war es tief komatös.

Kommentar: Hier führte die unnötige Gabe eines für die Behandlung von Hypnotika-Intoxikationen als obsolet betrachteten, für die Therapie von Atropin-Vergiftungen sicher nicht indizierten Mittels zu einer lebensgefährlichen Beeinträchtigung des Patienten.

b) Ein 3jähriges Kind hatte etwa 100 Tabletten Lymphozil gegessen. Wir zitieren jetzt aus dem Arztbrief: „Es wurde sofort eine ausgiebige Magenspülung gemacht. Außerdem legten wir eine Dauertropfinfusion mit IK 5, Tutofusin, Solu-Decortin, Cebion, Kombetin, Novadral, hochprozentigem Traubenzucker und Binotal an“. 2 Stunden später war das Kind tief im Koma.

Kommentar: Bei Lymphozil handelt es sich um ein Homöopathikum, von dem 100 Tabletten keine Vergiftung verursachen können. Hier hat wohl die unreflektierte Polypragmasie dem Kind geschadet. Eine Überwässerung ist denkbar, was jedoch aus dem Arztbericht nicht belegbar ist.

c) Ein etwa 3jähriger Knabe hatte etwas von einem Spülmittel getrunken. Kochsalzlösung, von der Mutter in reichlicher Menge als Emetikum eingeflößt, führte zu einmaligem Erbrechen und dann, innerhalb von 45 Minuten, zu Koma und Krämpfen. Das Kind konnte dank einer prompten Peritonealdialyse gerettet werden.

Kommentar: Das Detergentien und Wasser enthaltende Spülmittel hätte zu keiner resorptiven Vergiftung geführt. Bei der Ingestion von waschaktiven Substanzen ist die Entleerung des Magens wegen der Gefahr der Schaumaspiration kontraindiziert. Die einzige notwendige Maßnahme ist die Verabreichung von Dimethylpolysiloxan. Kochsalz kann bei Kleinkindern nicht als Emtikum empfohlen werden wegen der Gefahr der resorptiven Vergiftung, die zu befürchten ist, wenn das Erbrechen ausbleibt oder unvollständig ist (10).

d) Ein 3jähriger Junge erhielt wegen einer Alkoholintoxikation, die gar nicht besonders schwer war, eine hochprozentige Glukoseinfusion. Dabei wurde versehentlich zu viel, nämlich 200 g Glukose innerhalb von 3 1/2 Stunden, zugeführt. Der Blutzuckerspiegel stieg auf 1470 mg/100 ml. Das Kind verstarb infolge der durch die Hyperosmolalität induzierten Hirnschädigung.

Kommentar: Die parenterale Gabe von hochprozentiger Glukoselösung wird in letzter Zeit gelegentlich bei Alkoholintoxikationen mit Erfolg verwendet. In diesem Fall, bei erhaltenem Bewußtsein, war diese Maßnahme jedoch keineswegs indiziert. Der Todesfall zeigt, daß auch bei scheinbar unbedenklichen Maßnahmen Risiken, zu denen auch Dosierungsfehler gehören, mit einkalkuliert werden müssen.

e) Daten zum Ablauf dieser Vergiftung sind in Abbildung 1 wiedergegeben.

Kommentar: Die eingenommene Menge (250 mg Methaqualon und 25 mg Promazin) kann zu keiner wesentlichen Vergiftung führen. Die forcierte Diurese war nicht indiziert. Sie führte zum Hirnödem, an dessen Folgen der Junge verstarb. Zu Hause, oder bei abwartender Beobachtung im Krankenhaus, hätte das Kind überlebt.

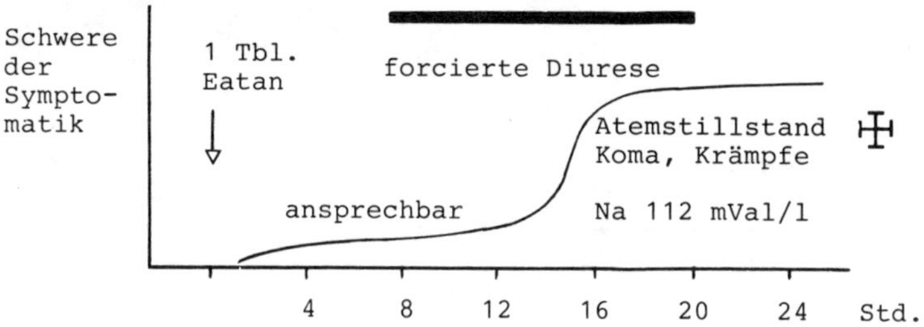

Abb. 1 Schädigung durch Übertherapie bei einer Eatan-Vergiftung bei einem 5 9/12jährigen Jungen

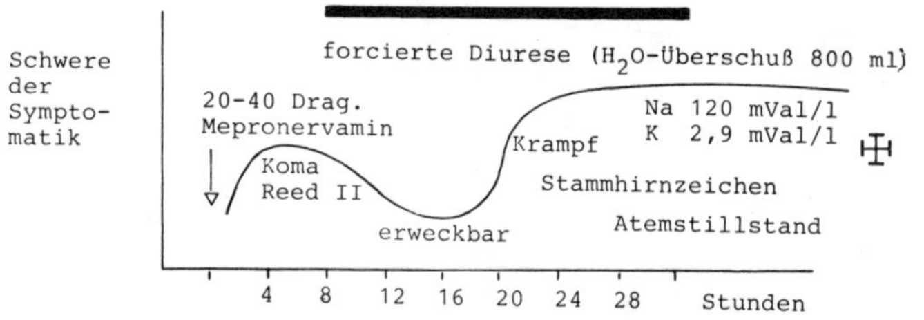

Abb. 2 Schädigung durch eine zu lange durchgeführte forcierte Diurese bei einer Mepronervamin-Vergiftung bei einem 4 3/12jährigen Jungen

f) Angaben zu diesem Fall sind in Abbildung 2 aufgezeigt.

Kommentar: Bei diesem 4jährigen Jungen mußte auf Grund der Anamnese (Ingestion von 3–6 g Meprobamat und 0,4–0,8 g Phenobarbital) eine lebensbedrohliche Vergiftung angenommen werden. Die forcierte Diurese wurde zu Recht begonnen, die Infusionsmenge hätte aber spätestens beim Aufwachen des Kindes reduziert werden müssen. Auch in diesem Fall führte die forcierte Diurese zum Hirnödem mit letalem Ausgang.

Ähnliche Fälle unüberlegter Übertherapie sind unserer Erfahrung nach keine Seltenheit. Insbesondere die unkontrollierte Durchführung der forcierten Diurese, ohne exakte Bilanzierung von Wasser und Elektrolyten in kurzen Abständen, hat immer wieder zu Überwässerung, Koma, Krämpfen und zu mehreren Todesfällen geführt.

Typische Abläufe bei Vergiftungen

Solche Übertherapie sollte zumeist vermeidbar sein. Hilfreich ist dafür die Erkenntnis, daß Intoxikationen bei Kindern nur ganz selten letal ausgehen. Daneben sollte den behandelnden Ärzten bekannt sein, daß bei fast allen Vergiftungen stereotyp ähnliche Abläufe wiederkehren, die schematisch in Abbildung 3 dargestellt sind.

Die Verläufe mit langer, manchmal mehrtägiger Latenzzeit und dann protrahiertem, einphasischem Ablauf der Symptomatik sind recht selten.

In der Regel setzen die Symptome nach kürzeren Latenzzeiten ein – bei fast allen Medikamenten handelt es sich um Minuten, höchstens um ein bis zwei Stunden – und verlaufen dann wiederum fast immer einphasisch; gewisse Schwankungen können allerdings durch Nachresorption und Umverteilung hervorgerufen werden und sind besonders ausgeprägt bei Bromcarbamid-Vergiftungen.

Zweiphasische Verläufe dagegen sind ausgesprochen selten. (Sie kommen nach Ingestionen von halogenierten Kohlewasserstoffen vor, die ein kurzes, initiales Narkose-

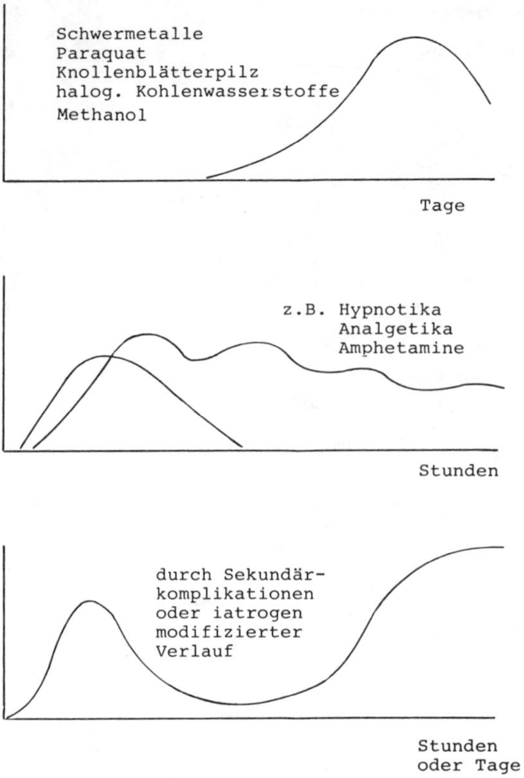

Abb. 3 Typischer zeitlicher Ablauf bei einigen Arten von Vergiftungen. Auf der Ordinate ist die Schwere der Vergiftung angegeben

stadium und dann erst nach 12- bis 24stündiger Latenz weitere Symptome hervorrufen können.) *Deshalb muß bei erneuter Verschlechterung eines Patienten auch immer an die Möglichkeit von Sekundärkomplikationen, die natürlich auch iatrogener Natur sein können, gedacht werden.*

Insgesamt sollte die Kenntnis dieser typischen Verlaufsformen, wenn dazu Daten zur Toxikologie und Pharmakokinetik der jeweiligen Noxe vorliegen, fast immer die Beurteilung ermöglichen, ob eine erhebliche Gefährdung vorliegt und eingreifende Therapiemaßnahmen erfordert, oder ob eine abwartende Beobachtung ausreichend ist. Patienten, die z. B. 4 Stunden nach Einnahme eines Medikamentes nicht komatös sind, oder die 24 Stunden nach Ingestion im Koma im Stadium I bis II nach Reed sind (Muskeldehnungs-, Schmerz-, Pupillen- und Kornealreflexe erhalten, Atmung, Kreislauf und Temperaturregulation intakt), sind fast nie vital gefährdet und müssen bis zum Abklingen der Symptomatik lediglich gut überwacht werden.

Kritik der einzelnen therapeutischen Maßnahmen

Das klassische Repertoire der Vergiftungsbehandlung muß abschließend unter dem Aspekt der möglichen Überbehandlung neu beurteilt werden.

Magenspülung und pharmakologisch induziertes Erbrechen werden viel zu häufig angewendet und belasten unnötig viele Kinder und das Pflegepersonal. (Typische Beispiele: angeblich blausäurehaltige Beeren, Homöopathika, Fluortabletten, cumarinhaltige

Rattengifte.) In vielen Fällen ist die Magenentleerung durch eine gute Information über die Giftigkeit der eingenommenen Substanz ersetzbar.

Kochsalz ist wegen seiner Gefährlichkeit ein für die Magenentleerung bei Kindern obsoletes Mittel.

Kohle ist ein wichtiges Therapeutikum. Sie sollte aber nicht vor der Magenentleerung oder zur Magenspülung angewendet werden, da sonst, bei Aspiration, mit Fremdkörper-Pneumonien gerechnet werden muß.

Paraffin mag zwar bei einigen Intoxikationen sinnvoll sein, wird aber insgesamt zu häufig gegeben. Wenn es Kindern unter Zwang eingeflößt wird, besteht die Gefahr der Aspiration und der nachfolgenden Ölpneumonie.

Forcierte Diurese ist nur in ganz wenigen Fällen wirklich indiziert. Ihre Durchführung erfordert exakte, kurzfristige Bilanzierung von Wasser und Elektrolyten. Die forcierte Diurese ist in der Hand von vielen Ärzten eine höchst gefährliche therapeutische Maßnahme und sollte nur noch unter sehr strenger Indikationsstellung erwogen werden.
In vielen Fällen kann anstelle der maximalen forcierten Diurese eine Steigerung der Flüssigkeitszufuhr auf das Zwei- und Dreifache des Erhaltungsbedarfes, die gut toleriert wird und deshalb unbedenklicher ist, als Kompromiß angewendet und für ausreichend erachtet werden.

Literatur

1 Berry, F.A., M.A. Lamdin: Apomorphine and levallorphane in acute poisonings. Amer. J. Dis. Child. 105 (1963) 160
2 Bunjes, R., K.E. v. Mühlendahl, E.G. Krienke: Biperiden (Akineton): Nebenwirkungen durch unnötige Überdosierung. Päd. Prax. 20 (1978) 291
3 Daunderer, M., H. Theml, N. Weger: Behandlung der Blausäurevergiftung mit 4-Dimethylaminophenol. (4-DMAP). Med. Klin. 69 (1974) 1626
4 Goodman, L.S., A. Gilman: The pharmacological basis of therapeutics. 5. Aufl. Macmillan Publishing Co., New York 1975
5 Krienke, E.G.: Informationszentren für Vergiftungsfälle heute und morgen. Med. Trib. 11 (1972)
6 Krienke, E.G.: Akzidentelle Vergiftungen durch Chemieprodukte im Haushalt. Zbl. Bakt. Hyg. I, Abt. Orig. B 158 (1973) 379
7 Krienke, E.G.: Pharmakologisch-antagonistische Therapie bei Vergiftungen und spezifische Antidote. Tägl. Prax. 18 (1977) 257
8 Krienke, E.G., D. Sander, K.E. v. Mühlendahl: Spezifische Antidote – was ist für den Notfall bereitzuhalten? Dtsch. Apoth. Ztg. 117 (1977) 1703
9 Martindale: The Extra Pharmacopeia. 27. Aufl. The Pharmaceutical Press, London 1977
10 v. Mühlendahl, K.E., T. Lennert, E.G. Krienke: Intoxikation nach Gabe von Kochsalz als Emetikum. Dtsch. med. Wschr. 101 (1976) 335
11 Wirth, W.: Schädigungsmöglichkeiten durch Antidote. Arch. Toxikol. 24 (1968) 71

II. Respirator-Technologie, Respirator-Therapie beim Kinde und Behandlungsergebnisse

Neuere Entwicklungen in der Respiratortechnologie für Neugeborene

H. Frankenberger, E. Schwanbom und D. Warnow

Die primäre Aufgabe eines Respiratorsystems ist nach den Definitionen von STEINBEREITHNER (1) und NUNN (2) die Normalisierung des Gasaustausches eines Patienten durch die Ventilation der Lungen mit einem adäquaten Gasvolumen von geeigneter Zusammensetzung, Feuchte und Temperatur.

Der Aufbau eines Respiratorsystems in herkömmlicher Form gliedert sich in: Mischer, Respirator, Geräteüberwachung und Anfeuchter.

Aus der Sicht des Krankenhauspersonals kann der zeitliche Ablauf einer Respiratorbehandlung wie folgt aufgeteilt werden:
- Überprüfung der Gas- und Energieversorgung (Logistik)
- Kontrolle der Betriebsbereitschaft des Respiratorsystems
- Anschluß des Patienten an das Respiratorsystem
- Durchführung der Respiratortherapie
- nach Abschluß der Respiratorbehandlung: Aufbereitung des Gerätesystems.

Der hier dargestellte Systemaufbau und die Systemaufgaben sind in Abb. 1, 2 dargestellt. Wenn diese beiden Darstellungen gegenübergestellt werden, erhält man eine Matrix, die zur Beschreibung der unterschiedlichen Beziehungen zwischen Aufbau und Aufgaben eines Respiratorsystems herangezogen werden können (s. Abb. 3).

In diesem Schema sind die Felder, die eine starke Wechselwirkung zwischen Systemteil und Aufgabenteil beinhalten, mit schwarzen Punkten gekennzeichnet, die unkritischen Felder ohne Wechselwirkung mit einem Strich.

An einem Beispiel soll das Schema veranschaulicht werden: In den letzten Jahren sind verschiedene Transportsysteme für Früh- und Neugeborene entwickelt worden. Diese

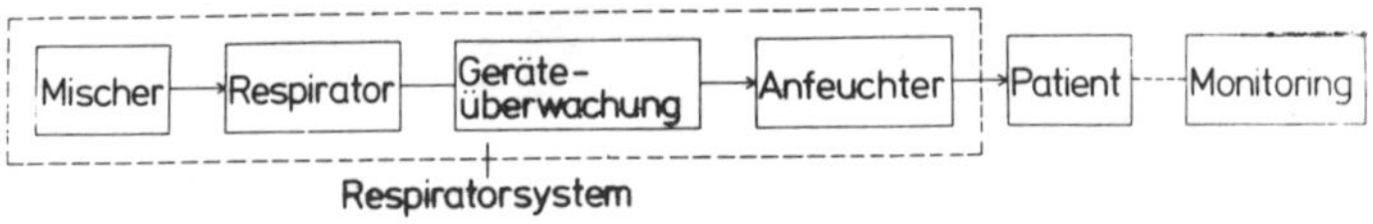

Abb. 1 Systemaufbau

LOGISTIK -Fragen klären	KONTROLLE der Betriebsbereitschaft	RESPIRATOR THERAPIE	AUFBEREITUNG
O_2 -Versorgung	Dichtigkeit	Adaptation	Reinigung
AIR -Versorgung	Funktion	Durchführung	Sterilisation
H_2O -Versorgung	Betriebsart	Entwöhnung	Desinfektion
El.-Versorgung			Vorkontrolle

Abb. 2 Systemaufgabe

Logistik	Kontrolle	Adaptation	Durchführung	Entwöhnung	Aufbereitung	
●	○	○	○	○	○	Mischer
●	○	○	○	○	●	Respirator
○	●	○	○	○	○	Geräteüberwachung
●	○	○	○	○	●	Anfeuchter
–	–	●	●	●	–	Patient
○	○	○	○	○	○	Monitoring

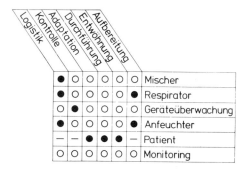

Abb. 3 Systemwertung

Systeme sind oft mit der Möglichkeit zur maschinellen automatischen Beatmung ausgerüstet. Das Ziel einer Geräteentwicklung für diesen Zweck ist, die kritischen Felder durch geeignete Konstruktionen und Problemlösungen möglichst in unkritische umzuwandeln.

Für ein Transportbeatmungsgerät hat das folgende Konsequenzen:

Hinsichtlich der Aufgaben braucht man wegen der kurzen Dauer des Beatmungsvorganges spezielle Geräteeigenschaften für die Entwöhnungsphase – z. B. IMV – kaum zu prioritieren. Hinsichtlich der Logistik bedeutet die Verwendung von Geräten mit geringem Bedarf an unterschiedlichen Energiequellen und Betriebsstoffen eine wesentliche Vereinfachung. Klare Vorteile bieten hierbei rein pneumatisch betriebene Geräte, allerdings nur dann konsequent und sinnvoll ausnutzbar, wenn auf die Anfeuchtung verzichtet werden kann.

Etwas kritischer zu bewerten ist der Mischer. Moderne Mischerkonzepte fordern vom Antrieb her sowohl Drucksauerstoff wie Druckluft. Nur einfache Injektormischer mit den bekannten Nachteilen der Ungenauigkeit können mit Drucksauerstoff allein betrieben werden – im übrigen auch nicht ohne den wichtigen Vorteil, wesentlich sparsamer mit dem Antriebsgas umzugehen als die Druckgasmischer.

Bei der klinischen Langzeitbeatmung sind Beatmungsformen für die Entwöhnungsphase in den Vordergrund des Interesses getreten.

Die von KIRBY u. Mitarb. 1971 (3) zum ersten Mal veröffentlichte IMV-Methode findet bereits heute Niederschlag in einer Reihe von neuen Geräteentwicklungen (4). Besonders in Kombination mit CPAP findet diese Beatmungsform breiten klinischen Einsatz (5).

In Abb. 4 ist das Muster einer Druckkurve für IMV dargelegt. Formal ist die IMV-Beatmung eine Mischung aus Spontanatmung und kontrollierter IPPV-Beatmung.

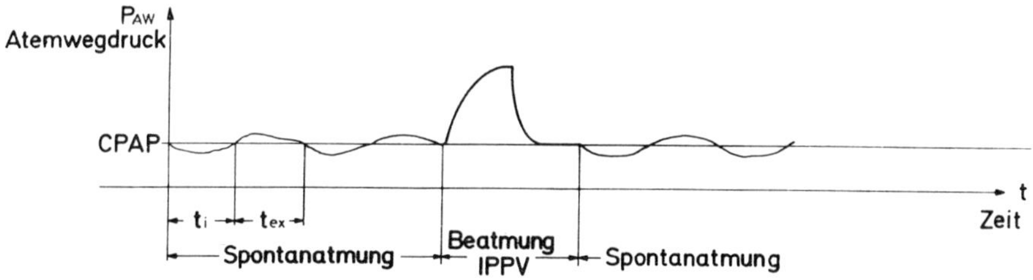

Abb. 4 Muster einer Druckkurve für IMV

wann bzw. wie häufig:	Festlegung der Zeitfolge durch: IMV Frequenz f_{IMV} oder verlängerte Ausatemzeit t_{ex}
wie:	Festlegung geeigneter Parameterkombinationen von: t_I t_{IP} V_I V_T oder P_{INSP}

Abb. 5 IMV-Kriterien

Für die Durchführung der IMV-Beatmungsform sind u. a. folgende Fragestellungen von Bedeutung (s. Abb. 5):

1. Wann wird der IMV-Beatmungshub zeitlich festgelegt und
2. wie wird der inhaltliche und zeitliche Umfang des Beatmungshubes eingestellt?

Die zeitliche Festlegung eines IMV-Atemhubes erfolgt entweder:
- durch Einstellung der Frequenz für die Beatmungshube oder
- durch Einstellung der Zeitdauer für Spontanatmung zwischen zwei Beatmungshuben (äquivalent mit verlängerter Exspirationszeit).

Normale IMV-Frequenzen sind hierbei 1–20/min bei Inspirationszeiten von 0,3 bis 1,5 s.

Der Beatmungshub bei der IMV-Therapie erfolgt analog der IPPV-Theapie rein zeitgesteuert, d. h. kontrolliert und daher unabhängig von der jeweiligen Spontanatmungsphase.

Zur Beatmung von Erwachsenen bieten mehrere Gerätesysteme die Möglichkeit, den maschinellen IMV-Hub synchron mit der Spontanatmung abzuliefern. Dies läßt sich – abhängig von der Gerätekonstruktion – auf unterschiedliche Art und Weise realisieren.

Beispielsweise wird die Synchronisierung erreicht durch das Einstellen einer Wartezeit – auch stand-by-Zeit genannt – von einigen Sekunden Dauer direkt vor oder nach dem Ablauf des Spontanatmungsintervalles. Wenn in dieser Wartezeit durch einen Einatemversuch ein Triggerimpuls erzeugt wird, wird der IMV-Hub ausgelöst.

Nach GRENVIK (6) sind hierfür folgende Bezeichnungen eingeführt worden:

IAV (*I*ntermittent *A*ssist *V*entilation):
Das Zeitintervall für Spontanatmung wird durch Einstellung einer IVM-Frequenz definiert.
Nach Ablauf des Spontanatmungsintervalles erfolgt – durch den Trigger ausgelöst – der mit dem zugehörigen Spontanatmungshub synchronisierte IMV-Hub.

IDV (*I*ntermittent *D*emand *V*entilation):
Das Zeitintervall für die Spontanatmung wird durch Zählen der Spontanatmungshube definiert. Nach vorwählbarer Hubanzahl erfolgt – durch den Trigger ausgelöst – der mit dem zugehörigen Spontanatmungshub synchronisierte IMV-Hub.

SIMV (*S*ynchronized *I*ntermittent *M*andatory *V*entilation):
Die Überlagerung von IAV mit IMV ergibt wie IAV eine Synchronisierung mit der Spontanatmung, aber garantiert im Gegensatz zu IAV und IDV auch bei Ausfall der Spontanatmung eine Mindestventilation.

Der IMV-Atemhub unterliegt den gleichen Gesetzen wie bei einer kontrollierten Beatmung. Es müssen bei Zeitsteuerung die Parameter Inspirationszeit, Inspirationsflow und – wenn vorhanden – eine Volumenlimitierung V_T bzw. Inspirationszeit, Inspirationsplateau und Hubvolumen eingestellt werden.

Bei volumengesteuerten Geräten müssen primär das Hubvolumen und der Inspirationsflow eingestellt werden und – wenn vorhanden – die Plateaudauer. Bei druckgesteuerten Geräten vereinfacht sich die Einstellung.
Nur der Inspirationsflow und der Inspirationsdruck (der die Tiefe des Atemhubes definiert) brauchen eingestellt zu werden.

Ein Vergleich einiger neuerer Geräteentwicklungen verdeutlicht den Stellenwert der IMV-Beatmungsmethode. Fast alle Geräte liefern IMV zusammen mit CPAP, jedoch nur die wesentlich aufwendigeren und damit teureren Universalgeräte (schwerpunktmäßig für die Erwachsenenbeatmung ausgelegt) liefern auch SIMV (s. Abb. 6).

	Einstellung der IMV-Frequenz		Einstellparameter für IMV-Hub						Art der		auf dem
Neonaten-Ventilatoren	f	tex	ti	$\dot{V}$i	tip	Vol	Pi	Trigger	Steuerung	% O_2	Markt seit
Bourns BP 200	x		x	x			Limit	-	Zeit	% O_2 - Mix	1976
Cavitron PV 10		x	x	x			Limit	-	Zeit	Messröhre	1977
Dräger Babylog 1		x	x	x			Limit	-	Zeit	% O_2 - Mix *	1978
Heyer Baby-Sekundant	/	/	/	/	/	/	/	ja	Zeit-Druck	*	1976
IMV Assistor 744	x		x	x			Stg	ja	Druck	Injektor	1977
Loosco Infant-V.	x		x	x			Limit	ja	Zeit	Messröhre*	1976
Universal-Ventilatoren											
Bourns Bear 1	x			x	x	x	(Stg)	ja	Vol.	% O_2 - Mix	1977
Dräger UV 1	x		x	x		V_T	(Stg)	ja	Zeit	% O_2 - Mix	1978
Servo-V. 900 B	x		f + %T	x		AMV	(Stg)	ja	Zeit	% O_2 - Mix*	1976

* - Zubehör

Abb. 6 Gerätevergleich hinsichtlich IMV-Möglichkeiten

Kennzeichnend für die spezifischen Neonaten-Beatmungsgeräte ist

a) die Möglichkeit, I:E – Verhältnisse größer als 1:1 einzustellen (z. B. 2:1)

b) die Möglichkeit einer inspiratorischen Druckbegrenzung,

c) die Möglichkeit zur IMV-Beatmung in Kombination mit CPAP bei IMV-Frequenzen bis zu 1/min.

Diese Entwicklung ist teilweise auf Bestrebungen zurückzuführen, Beatmungsmethoden zu finden, die die Komplikationsrate bei der Beatmung des hyalinen Membransyndroms verringern könnten (7, 8).

Die dabei zur Geltung kommende Anwendung von primär längeren Inspirationszeiten in Kombination mit einem leichten PEEP erlaubt eine gleichzeitige Herabsenkung des Inspirationsflows und des maximalen Beatmungsdruckes. Dadurch werden die Risiken für Barotrauma infolge zu hoher Beatmungsdrücke und Trachealläsionen durch das Arbeiten des Trachealtubus infolge der Druckreaktionskräfte verringert.

Besonders einfache Konstruktionen für das IMV-Verfahren lassen sich mit Geräten nach dem sogenannten „kontinuierlichen Flowverfahren" realisieren, wie in Abbildung 7 dargestellt.

In diesen Geräten wird der Inspirationsflow, der kontinuierlich während der Inspiration und Exspiration fließt, so hoch eingestellt, daß er auch gleichzeitig als CPAP-Flow dient. Die Steuerung der Beatmungsphasen geschieht allein durch das Öffnen und Schließen des Exspirationsventils. Der Nachteil dieses durch seine Einfachheit an und

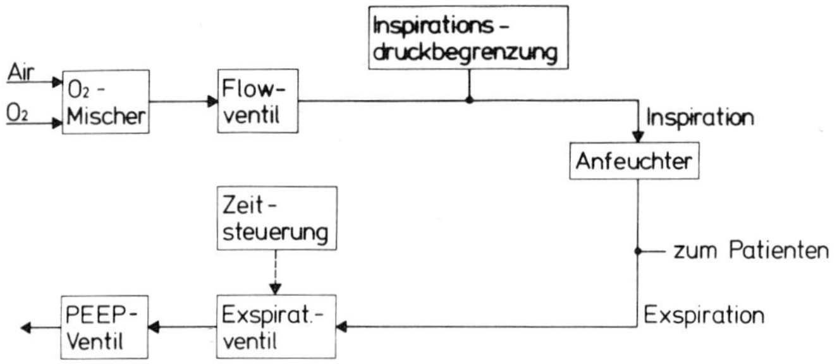

Abb. 7 Prinzipielles Funktionsschema eines Respirators nach dem Continous-Flow-Verfahren

für sich eleganten Konstruktionsprinzips ist, daß es nur mit unverhältnismäßig hohem Aufwand möglich ist, das Exspirationsminutenvolumen zu ermitteln und eine sichere Triggerfunktion zu realisieren.

Anschließend kann festgestellt werden, daß die Verwendung moderner systemanalytischer Methoden eine Vielzahl zweckoptimierter Ventilatoren für die Beatmung von Frühgeborenen und Neonaten mit ihrer speziellen Problematik hervorgebracht hat. Der Entwicklungstrend geht heute dahin, diese Gerätesysteme so weit wie möglich zu vereinfachen, um preiswürdige Systemlösungen mit einer Reihe moderner und wirkungsvoller Beatmungsmethoden anbieten zu können.

Literatur

1 Kucher, R., K. Steinbereithner: Intensivstation, -pflege, -therapie. Thieme, Stuttgart 1972 (S. 245)
2 Nunn, J.F.: Applied Respiratory Physiology. Butterworths, London 1972
3 Kirby, R., E. Robinson, J. Schulz, R. Delemos: Anaesth. Analg. 50 (1971) 533
4 Lemburg, P.: Habilitationsschrift, Universität Düsseldorf (1977)
5 Lipowsky, G.: Mschr. Kinderheilkunde, 123 (1975)1
6 Grenvik, A.: Optimal Ventilation Patterns Terminology. The Secrety of Critical Care Medicine, Pittsburgh 1976
7 Reynolds, E.O.R.: Brit. med. Bull 31 (1975) 18
8 Kleinberg, F.: Chest 70 (1976) 643

Einsatz des Mikroprozessors in der Beatmungsmedizin

W. Heinrichs, K. Heller und U. Völkel

Mikroprozessoren sind elektronische Baugruppen, die grundsätzlich mit großen elektronischen Rechenmaschinen vergleichbar sind. Sie sind allerdings weniger für die Durchführung von Rechenoperationen entwickelt (obwohl sie das auch können), sondern vorwiegend zum Regeln und Steuern komplexer Vorgänge. Bei der Entwicklung von Geräten wird nun anstelle einer speziellen Schaltung ein Programm für die entsprechende Aufgabe erstellt. Das Programm steht im allgemeinen in sog. Festwertspeichern (PROM). Für den Betrieb der zentralen Recheneinheit (CPU) sind außerdem zur Speicherung von Zwischenergebnissen flüchtige elektronische Speicher (RAM) erforderlich. Den Kontakt zu den anderen Baugruppen des Gerätes stellen schließlich sog. Ein-, Ausgabebausteine her. Die heutige Technik erlaubt es, einen kompletten Mikrorechner auf einer Platine von 100 x 160 mm^2 aufzubauen.

Da der Mikroprozessor bei minimalem Platz- und Bauteilbedarf ausgesprochen vielfältige Aufgaben erfüllen kann, versuchten wir, ihn auf seine Anwendbarkeit im Bereich der Medizin zu prüfen. Als Mustergerät diente für dieses Vorhaben der bei uns entwickelte Respirator A_4.

Dieser Ventilator gehört zur Gruppe der flowkonstanten, zeitgesteuerten Geräte und erlaubt somit eine volumenkonstante Beatmung. Praktisch alle gebräuchlichen Beatmungsformen lassen sich mit beliebigen endexspiratorischen Drucken durchführen.

Da das Gerät bereits in der Vergangenheit vorgestellt wurde, sei sein mechanischer Aufbau nur ganz kurz dargestellt. Die beiden Gase Luft und O_2 durchsetzen einen impulsgesteuerten Magnetventilmischer. Anschließend strömen sie durch ein Flowmeter mit Nadelventil, das zur Einstellung und Kontrolle des Inspirationsflows dient. Während der Einatmung fließen die Gase durch das geöffnete Einatemventil über den Befeuchter zum Patienten. Am Ende der Einatmung schließt das Einatemventil und ein sog. Überschußventil leitet den von dem Flowmeter kommenden Frischgasstrom ins Freie. In der nun folgenden endinspiratorischen Pause ist das Ausatemventil noch geschlossen. Die Beatmungsgase sollen sich während dieser Zeit möglichst gleichmäßig in der Patientenlunge verteilen. Anschließend öffnet das Ausatemventil und leitet so die Exspiration ein. Hinter diesem Ventil liegt noch eine Strömungsmeßeinheit als Bestandteil der Triggereinrichtung und der Ausatemvolumenmessung. Am Gasauslaß der Maschine können PEEP-Ventile beliebiger Bauart angeschlossen werden.

Der elektronische Aufbau

Der elektronische Aufbau enthält den Mikroprozessor, der über Daten-, Adreß- und Steuerleitungen mit dem Programmspeicher und dem flüchtigen Speicher sowie den Ein-, Ausgabebausteinen zusammengeschaltet ist. Die Ein-, Ausgabeeinheiten sind wiederum mit den Einstellreglern, der digitalen Anzeigeeinheit für Frequenz und Atemzeitverhältnis und den Leistungsverstärkern für die entsprechenden Ventile verbunden. Außerdem finden wir hier den Eingang für das Triggersignal. Unabhängig vom Prozessor arbeitet die Ausatemvolumenmeß- und Warneinheit. Sie würde auch bei Ausfall des Computers ihre Aufgabe (Alarmabgabe) erfüllen.

Aufgaben des Prozessors

Der Prozessor hat folgende Aufgaben zu erfüllen:

1. Abfragen der an den Digitaleinstellreglern eingestellten Werte. Das sind:
a) Dauer des Atemzyklus
b) Dauer der Inspirationszeit
c) Dauer der endinspiratorischen Pause
d) die O_2-Konzentration
e) die Betriebsart (kontrolliert, assistiert, Seufzeratmung, IDV, IMV, Spontanatmung).

2. Erzeugung der Steuerspannungen für den Luft- (bei Narkose Lachgas-)Sauerstoffmischer sowie das Ein- und Ausatem- und das Überschußventil.

3. Nach Beginn der Ausatmung laufendes Abfragen der Triggereinrichtung, ob ein spontaner Atemzug des Patienten erfolgt.
4. Errechnen der Beatmungsfrequenz (auch bei assistierter Beatmung) und des Atemzeitverhältnisses.
5. Steuerung der Anzeigeeinheit für Beatmungsfrequenz und Atemzeitverhältnis.
6. Prüfen auf offensichtliche Fehlbedienung.

Der Programmablauf

Der Programmablauf sei am Beispiel der normalen kontrollierten bzw. assistierten Beatmung erläutert. Der Beatmungszyklus beginnt mit der Einatmung, das Einatemventil wird also geöffnet, während Überschuß und Ausatemventil geschlossen sind. Während der ersten 15 msec dieser Atemphase werden außerdem die Werte der vorhergenannten Einstellregler abgefragt und die Frequenz sowie das Atemzeitverhältnis des vorangegangenen Atemzyklus berechnet. Ist die Einatmung und die endinspiratorische Pause abgelaufen, so muß außerdem bis zum Beginn des neuen Atemzyklus ständig die Triggereinrichtung abgefragt werden. Wird ein spontaner Atemzug des Kindes registriert, springt der Rechner sofort zum Programmbeginn, startet also einen neuen Atemzyklus. Bleibt das Signal des Triggers aus, startet ein neuer Zyklus erst, wenn die vorgewählte Ausatemzeit abgelaufen ist. Außer der Steuerung der Atemventile muß der Rechner laufend Signale zum Betrieb des O_2-Mischers und der digitalen Anzeigeeinheit erzeugen. Die scheinbar gleichzeitige Ausführung mehrerer Funktionen wird durch das Ineinanderschachteln verschiedener Programmschleifen und den sinnvollen Gebrauch von flüchtigen elektronischen Speichern erreicht. Der Rechner führt dabei die verschiedenen Aufgaben in rascher Folge hintereinander aus.

Auf die Sonderprogramme wie Seufzer, IVD, IMV und CPAP soll hier nicht näher eingegangen werden. Grundsätzlich werden dabei in Abhängigkeit von der Einstellung der entsprechenden Regler spezielle Unterprogramme aufgerufen, die die gewünschte Änderung der Beatmungsform bewirken.

Klinische Erfahrungen

Da sich die Mechanik des Gerätes von dem früher beschriebenen Muster nicht unterscheidet und die Funktionen des Mikroprozessors der Elektronik des Vorgängers angepaßt sind, gilt hinsichtlich der klinischen Erfahrungen das gleiche, was bereits früher gesagt wurde. Insgesamt liegt mit den verschiedenen Mustern der Entwicklungsreihe A_4 eine klinische Erfahrung von nahezu 10 000 Std. vor. Das Konstruktionsprinzip hat sich dabei lungenphysiologisch als vorteilhaft und die Handhabung der Geräte als problemlos erwiesen.

Diskussion

Obwohl das vorgestellte Gerät Serienreife hat, stellt es für den Einsatz des Prozessors in der Beatmungstechnik nur einen Anfang dar. Die Möglichkeiten, die der Computer bietet, sind hier nur zu einem kleinen Teil genutzt. Vorteilhaft bei einer solchen Konstruktion ist, daß die Arbeitsweise des Gerätes durch Auswechseln der Programmspeicher problemlos variiert werden kann. So ließen sich z. B. in Zukunft neue (z. Z. noch unbekannte Beatmungsformen) realisieren. Denkbar ist auch eine Beatmung, die durch Werte beeinflußt wird, die automatisch am Patienten erfaßt werden und in geeigneter Form dem Mikroprozessor zugeleitet werden.

Den großen Vorteilen des Mikrorechners (Vielseitigkeit, Kleinheit, Zuverlässigkeit und Preiswürdigkeit) steht der Nachteil gegenüber, daß ein Anwenderprogramm erstellt werden muß. Außer einem sog. Entwicklungssystem benötigt man hierzu ausreichende Kenntnisse der nicht ganz einfachen Programmsprache des verwendeten Rechnertyps. Industriell entwickelte Programme sind wegen der enormen Lohnkosten teuer und würden auf Grund der kleinen Serien bei medizinisch-technischen Geräten nicht zu einer Preisreduktion führen. Abhilfe ließe sich schaffen, wenn vor allen Dingen die biotechnischen Abteilungen der Hochschulen sich intensiv der neuen Technologie zuwenden und entsprechende Programme entwickeln würden.

Literatur

1 Downs, J.B., E.F. Klein, D. Desautels u. Mitarb.: Intermittent mandatory ventilation: A new approach to weaning patients from mechanical ventilators. Chest 64 (1973) 331

2 Downs, J.B., A.J. Block, K.B. Vennum: Intermittent mandatory ventilation in the treatment of patients with chronic obstructive pulmonary disease. Anesth. Analg. 53 (1974) 437

3 Dangel, P., R. Nüssli: Beatmung und Spontanatmung mit positivem endexspiratorischem Druck in der pädiatrischen Intensivbehandlung. In I. Butenandt, K. Mantel, J.G. Schöber: Pädiatrische Intensivpflege. Symposion 1972 München. Enke, Stuttgart 1973 (S. 82)

4 Epstein, R.A.: The sensitivities and response times of ventilatory assistors. Anesthesiology 34 (1971) 321

5 Heller, K.: Die Probleme der assistierten Beatmung bei Früh- und Neugeborenen. In P. Emmrich: Pädiatrische Intensivmedizin. Symposion Mainz 1975. Thieme, Stuttgart 1977 (S. 30)

6 Heller, K., U. Völkel: Vom Labormuster zum serienreifen Respirator. In J.W. Dudenhausen, E. Saling: Perinatale Medizin Band 7. 8. Deutscher Kongreß für perinatale Medizin. Thieme, Stuttgart 1978

7 Lemburg, P.: Zur Technik der künstlichen Beatmung beim Neugeborenen und Säugling. Med. Technik 92 (1972) 267

8 Siemens, A.G.: Assembler Programmiersprache System SAB 8080. Hrsg.: Siemens A.G. Bereich Bauelemente, München

9 Siemens, A.G.: Mikroprozessor Bausteine. Datenbuch 1976/77. Hrsg.: Siemens A.G. Bereich Bauelemente, München

IMV-Beatmung mit herkömmlichen Kleinrespiratoren

V. v. Loewenich

Die von KIRBY 1972 angegebene IMV-Beatmung („intermittent mandatory ventilation", besser: intermittierende mechanische Ventilation) stellt eine Kombination aus intermittierender Positivdruck-Beatmung (IPPV) und Spontanatmung mit oder ohne kontinuierlich positiven Atemwegsdruck (CPAP) dar. Nach diesem Prinzip arbeiten folgende handelsübliche Säuglingsrespiratoren: Baby-Bird, Bourns BP 200, Cavitron und Draeger Baby-Log I. IPPV wird bei diesen Geräten zeitgesteuert-drucklimitiert appliziert. Um vorhandene druckgesteuerte Bird-Mark 7 oder 8 – Respiratoren nicht ausmustern zu müssen, wurde unter Verwendung vorhandener Bauteile folgender Aufbau entwickelt (Abb. 1):

Atemgas fließt aus einer Mischapparatur über ein Flowmeter oder ein Nadelventil zum geheizten Vernebler, von dort zum Y-Stück, über das der Patient spontan ein- und ausatmen kann. Atemgas und Ausatemluft fließen weiter über das offenstehende Ausatemventil Ve und das den positiven endexspiratorischen Druck bestimmende PEEP–Ventil Pe (oder ein Wasserschloß) ins Freie. Wird durch einen pneumatischen Taktgeber T das Ventil Ve geschlossen, dann drückt der Gasstrom in die Atemwege des Patienten, d. h. letzterer wird mechanisch beatmet. Der Inspirationsdruck wird plateauförmig begrenzt durch das einstellbare Überdruckventil Pi. Parallel zu diesem ist ein fest eingestelltes Sicherheitsventil S angeordnet. Zu Beginn der Ausatemphase entweicht der das Ventil Ve schließende Steuerdruck über einen Bypass mit Stenose in den Vernebler; während der Inspiration liefert dieser Bypass einen zusätzlichen Inspirationsflow. Als pneumatischer Taktgeber bietet sich der Bird Mark 2 an (Abb. 2). Aber auch ein druckgesteuerter Bird Mark 7 oder 8 kann verwendet werden, wenn man ihn einen Druckdom D beatmen läßt (Abb.3); wir verwenden hierfür eine Wasserfalle aus dem Bird-Programm. Parallel zum „Ausatemventil" V_D des Druckdoms wird das Ausatemventil Ve des Patientenkreislaufs geschaltet (Abb. 1). V_D und Ve arbeiten nunmehr synchron im Tandembetrieb. Bei konstant gehaltenem „Beatmungsdruck" von D werden Ein- und Ausatemzeit in gewohnter Weise eingestellt mit dem Unterschied, daß Ausatemzeit des Respirators jetzt Spontanatmungszeit des Patienten ist. Diese kann zur Entwöhnung vom Gerät stetig gedehnt werden bis zum Wegfall der mechanischen Inspiration.

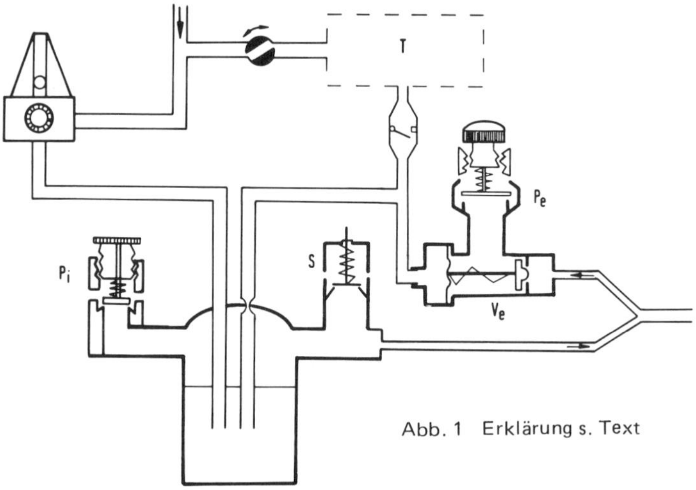

Abb. 1 Erklärung s. Text

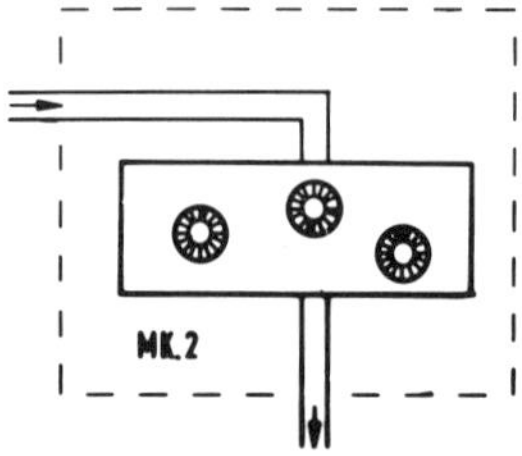

Abb. 2 Bird Mk. 2 als Taktgeber

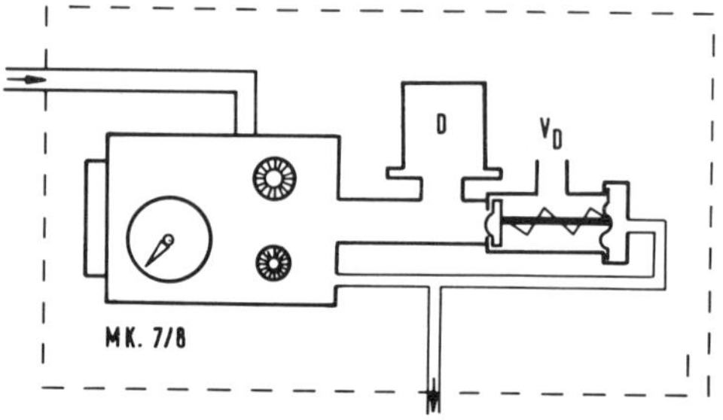

Abb. 3 Bird Mk. 7/8 als Taktgeber

Die einzigen Fremdteile sind Pi und Pe: Pi ist das Draeger Y-Stück M 8840 mit von 16 auf 20 mm Ruhelänge gedehnter Feder, Pe ist das PEEP-Ventil vom Ambu-Beutel. Respiratoren dieser Bauart sind bei uns seit Mitte 1976 in Betrieb. Die Beatmungsletalität hat sich seither signifikant senken lassen. Das hier gezeigte Umbauprinzip läßt sich auch auf andere Respiratoren übertragen (z. B. PEEP/IMV-Zusatz der Fa. Hoyer zum Bennett PR 2). Wir haben es beim Heyer Baby-Sekundant ebenfalls erfolgreich angewandt.

Literatur

Kirby, R., E. Robinson, J. Schulz, R.A. de Lemos: Continuous – flow ventilation as an alternative to assisted or controlled ventilation in infants. Anesth. Analg. 51 (1972) 871

IMV-Beatmung. Diskussionsbemerkung zum Beitrag V. v. Loewenich

V. O. Lang

Seit 1974 wenden wir IMV-Beatmung in zunehmendem Umfang an, anfänglich mit einem speziell von uns für den Bennett PR 2 entwickelten Zusatzgerät. Um die IMV-Beatmung auch mit anderen Respiratoren anwenden zu können, haben wir in der Folgezeit ein universelles IMV-Zusatzgerät entwickelt.

Abbildung 1 zeigt unser IMV 2000. Es sind nur zwei Bedienungselemente, ein Einstellknopf für die stufenlose Veränderung der Ausatemzeit und ein Kippumschalter mit Stellung IMV-CPAP, zu bedienen. Die Verbindung mit der Beatmungsmaschine wird durch einen Schlauch hergestellt, der den Ausgang des Respirators mit dem Eingang des IMV-Gerätes verbindet. Die Synchronisation mit der Beatmungsmaschine ist damit automatisch hergestellt. Vom Ausgang des IMV-Gerätes gelangt das Atemgas in das Patientenschlauchsystem.

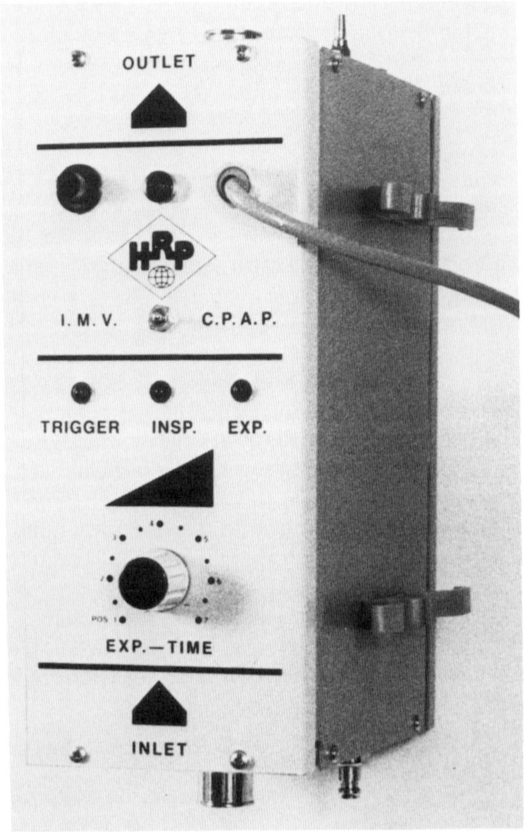

Abb. 1 IMV 2000

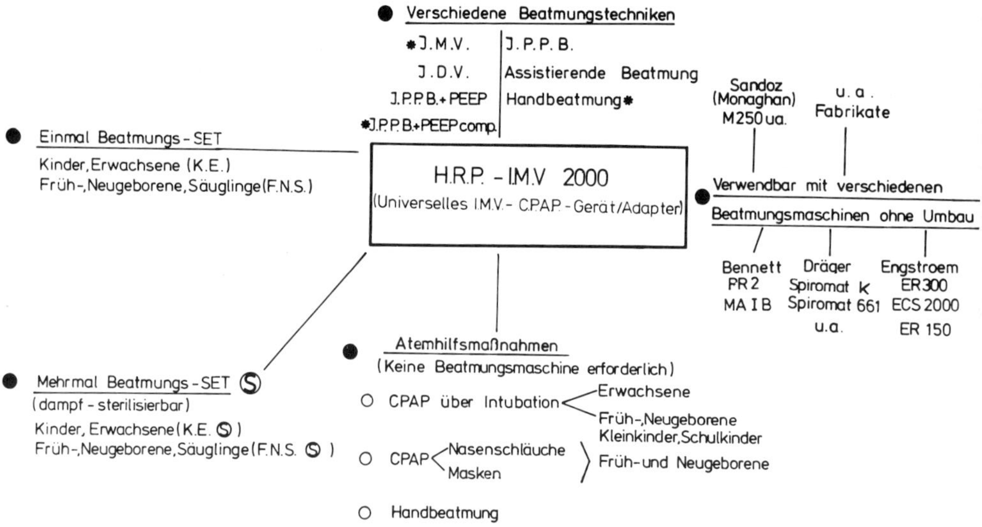

Abb. 2 IMV 2000. Anwendungsmöglichkeiten

Abbildung 2 zeigt die verschiedenen Anwendungsmöglichkeiten unseres IMV-Gerätes. Die mit einem Sternchen gekennzeichneten Beatmungsarten stellen Besonderheiten unseres Gerätes dar.

Untersuchungen zur Anwendung von positiv-endexspiratorischen Drucken mit Handbeatmungsgeräten

P. Milewski, P. Lotz und W. Dick

Reanimationsmaßnahmen werden beim Neugeborenen erforderlich, wenn es aufgrund seiner Unreife oder von Komplikationen während der Schwangerschaft oder der Geburt post partum nicht in der Lage ist, seine vitalen Funktionen zu stabilisieren. Hiervon werden in erster Linie die respiratorischen Funktionen betroffen, also die Umtellung der pulmonalen Perfusion und das Ingangkommen der Ventilation. Es ist daher nur allzu verständlich, daß pulmonale Reanimationsmaßnahmen im Vordergrund einer Neugeborenenversorgung stehen müssen. Die Komplikationen während des peripartalen Verlaufes schlagen sich in recht uniformer Weise im Erfolgsorgan „Lunge" nieder. Hiermit ist das Atemnotsyndrom in allen seinen Schweregraden, akut oder mit Latenz einsetzend, angesprochen.

Die Behandlungsmöglichkeiten und die Prognose des Atemnotsyndroms haben mit der Einführung von PEEP-Beatmung und CPAP-Atmung eine überzeugende Verbesserung erfahren. Es erschien uns daher sinnvoll, diese Ventilationsform bei nicht lebensfrischen

Neugeborenen zum frühest möglichen Zeitpunkt, also bereits im Rahmen der primären Reanimation zur Anwendung zu bringen. Nicht zuletzt die mögliche Versorgungslücke zwischen Entbindung und dem Einsetzen einer notwendigen adäquaten Intensivbehandlung verstärkt respiratorische Komplikationen oder ruft sie gar erst hervor.

Die üblichen technischen Voraussetzungen zur Erhöhung des transpulmonalen Druckes – wie Unterdruckkammer, Gregory-Box, Wasserschloß etc. – sind unter den Akutbedingungen des Kreißsaales und vor allem während eines Transportes kaum praktikabel.

In Zusammenarbeit mit der Industrie haben wir daher ein Zusatzventil entwickelt, das durch einfache Kombination mit den üblichen verwendeten Nicht-Rückatem-Ventilen und Baby-Beatmungsbeuteln in einfacher Weise eine PEEP-Beatmung und CPAP-Atmung oder genauer gesagt, eine Spontanatmung mit positiv endexspiratorischem Druck ermöglicht (Abb. 1).

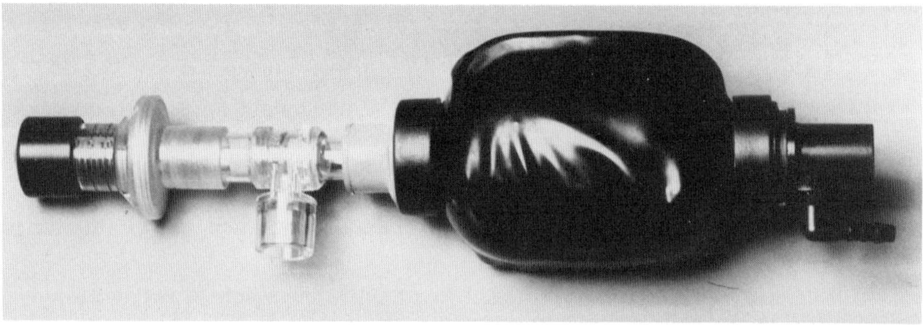

Abb. 1 Darstellung der Kombination von Baby-Ambubeutel und PEEP-Ventil

Das Zusatzventil hat ein Gewicht von 40 g, ist handlich, leicht zu reinigen und kaum störanfällig. Der gewünschte endexspiratorische Druck läßt sich stufenlos bis zu 10 cm H_2O einstellen (Abb. 2). Wir haben wesentliche Kriterien dieses Ventils überprüft.

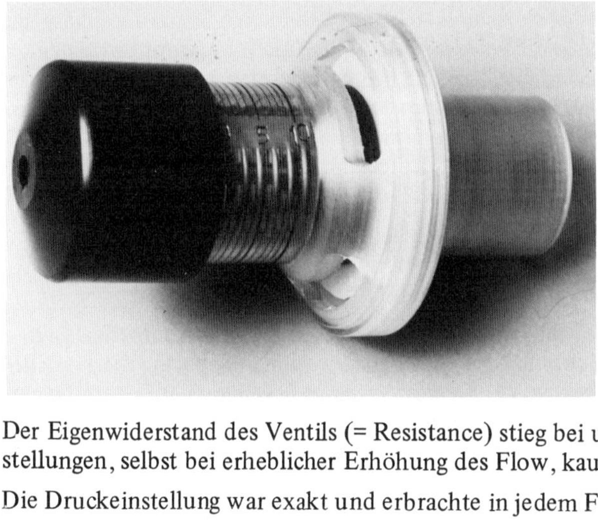

Abb. 2 PEEP-Zusatzventil

Der Eigenwiderstand des Ventils (= Resistance) stieg bei unterschiedlichen Druckeinstellungen, selbst bei erheblicher Erhöhung des Flow, kaum an (Abb. 3).

Die Druckeinstellung war exakt und erbrachte in jedem Fall die gewünschten Drucke.

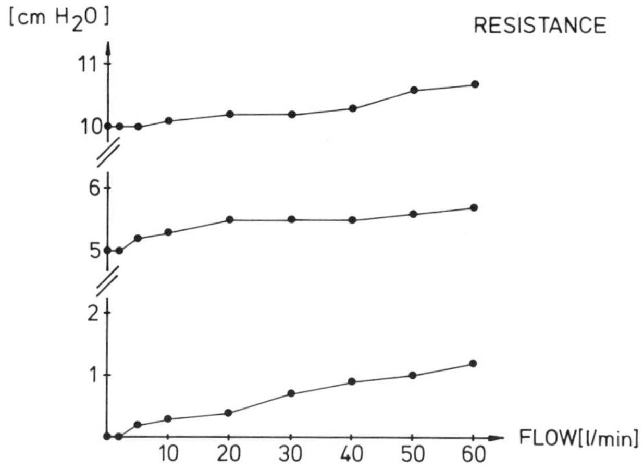

Abb. 3 Eigenwiderstand des Ventils (Resistance) bei unterschiedlichen Druckeinstellungen und Veränderungen des Flow

Tierversuche haben wir an 12 Ferkeln durchgeführt, die durch Kaiserschnitt bei verschiedenen Muttertieren entbunden worden waren. Nach einer vorher festgelegten zufälligen Verteilung wurden insgesamt 6 der Tiere über dieses Ventil mit positiv endexspiratorischen Drucken beatmet. Die Auswirkungen auf die Compliance und die Blutgase wurden mit den entsprechenden Effekten bei 6 Ferkeln verglichen, die mit intermittierend positiven Drucken beatmet wurden.

Die Muttertiere erhielten eine Narkoseeinleitung mit Nembutal und wurden dann nach Intubation mit einem Lachgas-Sauerstoff-Gemisch im Verhältnis 1 : 1 unter Pancuroniumrelaxierung kontrolliert beatmet. Die Ferkel wurden nach Erreichen eines mütterlichen „steady state“ der Kreislauf- und Blutgasparameter nacheinander aus den Uterushörnern entwickelt. Unter Wärmeschutz wurden sie tracheotomiert und Katheter wurden in die Arteria carotis eingelegt zur Bestimmung der Blutgase. Erst dann wurde die Versorgung über die Nabelschnur unterbrochen. Auf diese Weise konnten wir die Blutgase vor und nach Abnabelung registrieren. Sodann wurde initial durch stufenweise Füllung der Lungen mit Luft bei Registrierung der jeweils erzielten Drucke, die statische Compliance bestimmt. Unmittelbar daran schloß sich eine 15minütige Beatmungsphase über einen Baby-Ambubeutel mit intermittierend positiven Drucken bzw. mit positiv endexspiratorschen Drucken von 7,5 cm H_2O an. Die Blutgase wurden laufend und die Compliance nach Abschluß der Beatmungsphase gemessen. Eine Stunde danach wurden an den mittlerweile in einem Inkubator spontan atmenden Tieren nochmals die Blutgase bestimmt. Die Werte wurden korrigiert in Abhängigkeit von der jeweiligen Körpertemperatur der Tiere, die sich zwischen 33 und 36 Grad Celsius bewegte.

Soweit es sich um verbundene Stichproben handelte, also zur statistischen Absicherung des Verlaufs der jeweiligen Variablen, wurde der verbundene t-Test angewandt. Die Unterschiede zwischen den Gruppen wurden mit Hilfe des U-Tests geprüft.

Wie auf der linken Seite der Abbildung 4 angedeutet ist, lagen die mütterlichen Sauerstoffpartialdrucke unter der Beatmung relativ hoch. Die fetalen Sauerstoffpartialdrucke, die nach der Abnabelung um geringes abfielen, zeigten nach Beginn der Beatmung einen markanten Anstieg in beiden Gruppen, wobei nach 5 Minuten der pO_2 in der PEEP-Gruppe signifikant höher lag. Im weiteren Verlauf waren die Werte in beiden Gruppen vergleichbar hoch.

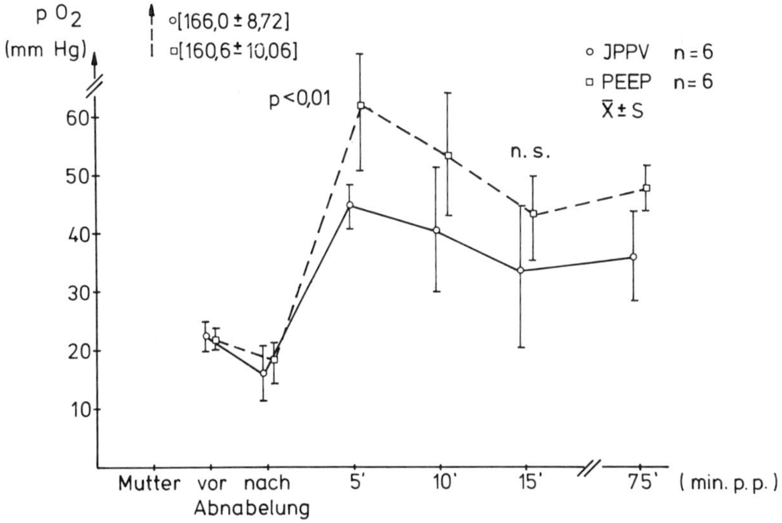

Abb. 4 Arterielle pO_2-Werte im Blut der Muttertiere und der neugeborenen Ferkel bis zu 75 min postpartal. IPPV = intermittierende Überdruckbeatmung. PEEP = positiv-endexspiratorische Druckbeatmung. – Dargestellt sind die Mittelwerte und Standardabweichung; n.s. = nicht signifikant

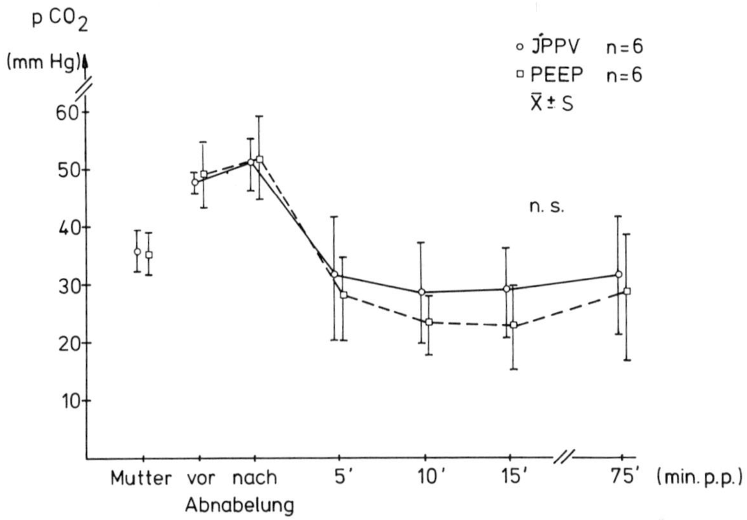

Abb. 5 Arterielle pCO_2-Werte bei Muttertieren und neugeborenen Ferkeln

Die CO_2-Partialdrucke bei den Muttertieren, vor und nach der Abnabelung und während und nach der Beatmung zeigten keine Unterschiede zwischen den Gruppen (Abb. 5).

Das gleiche fand sich beim Vergleich der pH-Werte (Abb. 6).

Das Gewicht der neugeborenen Ferkel bewegte sich zwischen 900 und 1300 g, damit variierte naturgemäß auch die Compliance in ihrer absoluten Größe. Aus diesem Grund haben wir die Veränderungen der Compliance bei jedem Tier auf den jeweiligen individuellen Ausgangswert bezogen, den wir mit 100% ansetzten (Abb. 7).

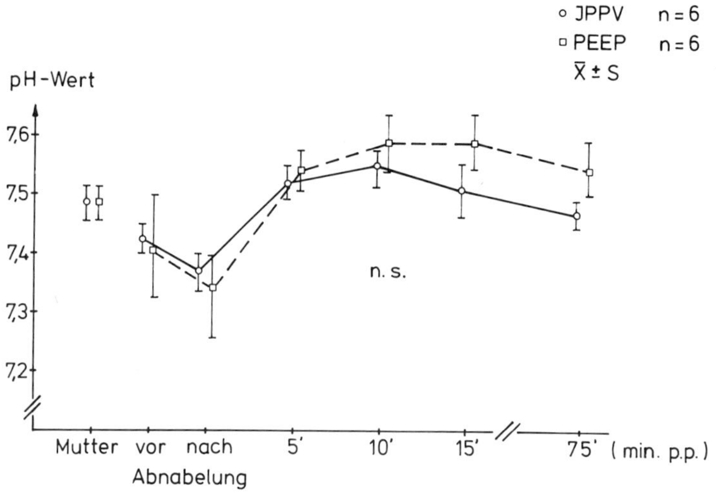

Abb. 6 pH-Werte bei Muttertieren und neugeborenen Ferkeln

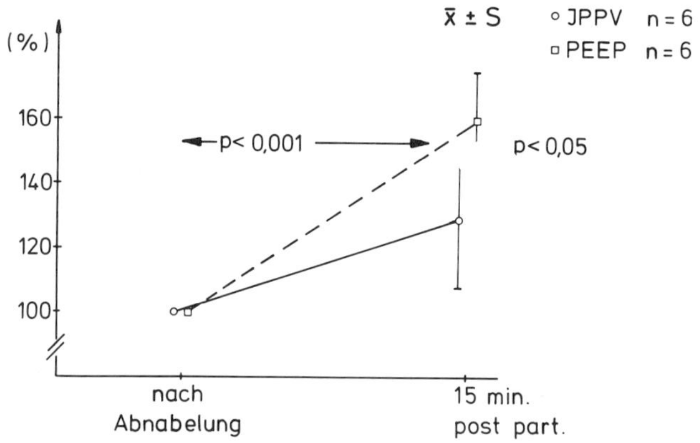

Abb. 7 Prozentuale Änderung der Compliance gegenüber den jeweiligen Ausgangswerten. IPPV = intermittierende Überdruckbeatmung. PEEP = positiv endexspiratorische Druckbeatmung. – Dargestellt sind Mittelwerte und Standardabweichung der prozentualen Complianceänderungen

Die Verbesserung der Compliance neugeborener Lungen unter Beatmung ist unverkennbar. Jedoch zeigte sich auch hier eine signifikant bessere Beeinflussung der Lungendehbarkeit unter initialer PEEP-Beatmung.

Wir sehen aufgrund unserer Untersuchungen an lungengesunden neugeborenen Ferkeln, daß durch eine primäre Beatmung mit positiv endexspiratorischen Drucken bereits innerhalb der kurzen Zeiträume, die im Rahmen der primären Neugeborenenreanimation eine Rolle spielen, eine deutliche Verbesserung der Oxygenierung und der Lungendehnbarkeit erzielt werden kann.

Die prophylaktische Anwendung bei der Beatmung nicht lebensfrischer Neugeborener und vor allem die Verwendung während eines Transportes bis zum Einsetzen einer definitiven respiratorischen Versorgung in einer pädiatrischen Intensivstation kann daher nur von Vorteil sein. Sie wird durch das vorgestellte Ventil in problemloser Weise ermöglicht.

Das PEEP-Ventil wird von der Firma AMBU hergestellt.

Niedrig-Frequenz-Beatmung (low frequency ventilation – LFV) des schwer verlaufenden idiopathischen Atemnotsyndroms

W. D. Müller und P. Schober

Die Grundform jeder Beatmungstherapie beim Neugeborenen ist die positive Druckbeatmung, welche in der detaillierten Handhabung diverser Parameter aber kein einheitliches Bild zu ergeben scheint. Es gilt als weitgehend gesichert, daß Höhe und Dauer des positiven Druckstoßes sowie dessen Häufigkeit pro Minute entscheidende Faktoren für die mechanisch bedingte Lungenschädigung sind (11). Da bei Beatmung eines Neugeborenen mit idiopathischem Atemnotsyndrom (IRDS) in fortgeschrittenem Stadium wegen verminderter Dehnbarkeit der Lunge für eine ausreichende Insufflation gewisse „Schwellendrucke" – auch weit über 25 cm H_2O – notwendig sind, bleibt als einzige Möglichkeit zur Vermeidung des mechanischen Traumas die Frequenzreduktion übrig. Neben dem Verzicht auf Drucklimitierung bei Anwendung einer Inspiration : Exspiration Ratio (I:E Ratio) von mindestens 1:2 bis 1:3, war die Verwendung einer ausschließlichen Beatmungsfrequenz unter 14 pro Minute das Hauptcharakteristikum dieser von uns als „low frequency ventilation" (LFV) benannten Methode (Tab. 1). Zur Vermeidung der CO_2-Rückatmung bei noch spontanatmenden Patienten ist die Verwendung eines flow-konstanten Respirators, wie er von KIRBY u. Mitarb. erstmals für den pädiatrischen Gebrauch konzipiert wurde, eine Grundvoraussetzung (6). KIRBY selbst bezeichnete die Beatmung mit diesem Respirator unabhängig von den verwendeten

Tabelle 1

LFV – low frequency ventilation des „schweren" IRDS	
Definition:	Beatmungsfrequenz < 14/Minute
Voraussetzung:	1. Flow-konstanter Respirator (IMV)
	2. I : E = 1 : 2 → 1 : 3
	3. Inspiratorisches Plateau 1,5 Sek.
	4. Keine Drucklimitierung

Frequenzen (diese lagen zwischen 40 und 60 pro Minute) als „continuous flow ventilation" (5). Dieses Prinzip benutzten DOWNS u. Mitarb. (2) zur Entwöhnung von Patienten nach Respiratortherapie und prägten dafür den Begriff „Intermittend mandatory ventilation" (IMV). Diese in der Folge weit verbreitete Bezeichnung schließt aber definitionsgemäß nur die Verwendung eines flow-konstanten Respirators und nicht eine bestimmte Handhabung bezüglich Frequenz und anderer Parameter ein, weshalb wir mit LFV das funktionelle Hauptcharakteristikum der von uns durchgeführten Methode hervorheben. Unter LFV konnten wir entscheidende Verbesserungen hinsichtlich mechanisch verursachter Beatmungskomplikationen (interstitielles Emphysem, Pneumomediastinum, Pneumothorax, Pneumoperikard) und damit letztlich der Mortalität, insbesonders von Fällen mit schwerverlaufenden IRDS, erzielen.

Definition für „leicht" und „schwer" verlaufendes IRDS

Leichte Verlaufsform:

Radiologisches Stadium I–II nach Giedion (3) – Hyperoxietest: $PaO_2 > 150$ mmHg

Schwere Verlaufsform:

Radiologisches Stadium III–IV („weiße Lunge") – Hyperoxietest: $PaO_2 < 150$ mmHg

Diese Einteilung in leichte oder schwere Verlaufsform sollte frühestens zwei Stunden nach der Geburt getroffen werden, wobei der radiologische Befund nur im Verein mit einer arteriellen Messung des PaO_2 nach Atmung reinen Sauerstoffs durch 15 Minuten (Hyperoxietest = HOT) Gültigkeit hat. Nur so ist es möglich, eine sehr weiche Röntgenaufnahme mit Fruchtwasserresiduen („wet lung") nicht fälschlicherweise als ein Stadium IV im Sinne einer „weißen Lunge" zu bezeichnen.

Indikation zur LFV (Abb. 1)

Unabhängig vom radiologischen Stadium ist ein PaO_2 unter 150 mmHg bei 100% FiO_2 eine CPAP-Indikation. Während bei Stadium I/II der PaO_2 in der Regel über 150 mmHg liegen wird, ist er bei Vorliegen eines Stadium III/IV fast immer unter 150 mmHg abgesunken (8). Über die Indikation zur CPAP-Therapie, gestützt auf das Ergebnis zweimaliger Hyperoxieteste, bei initial leichter Verlaufsform haben wir an anderer Stelle berichtet (9). Um weitere Manipulationen bei Verwendung externer CPAP-Systeme und

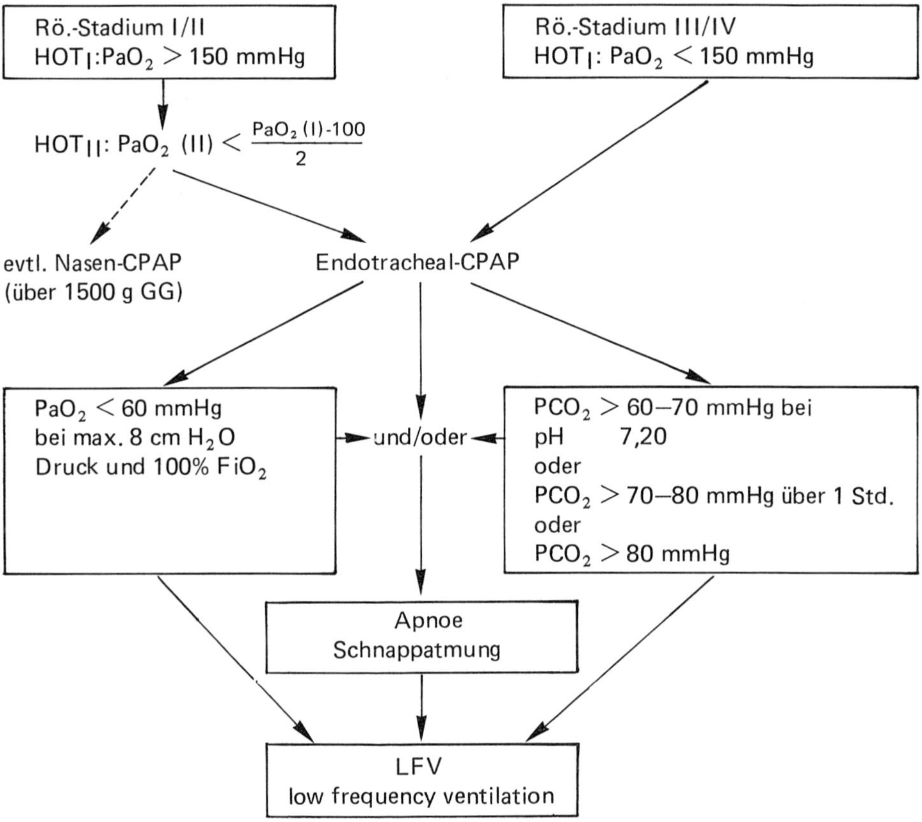

Abb. 1 Schematisch-therapeutisches Vorgehen bei IRDS

deren Umbau im Falle einer notwendigen Beatmung zu vermeiden, benützten wir die ausschließliche Applikation über einen Endotrachealtubus. Diese Erfahrung machten wir bei Verwendung des nasalen CPAP, als wir sahen, daß die spätere Beatmungsfrequenz bei 46% lag (9). Während das auf Abbildung 1 skizzierte schematische Vorgehen bei leicht verlaufenden Formen eintreten mag, ist diese Reihenfolge bei schwerverlaufenden Formen kaum gebeben: Von 58 Patienten mit schwerem IRDS war nur bei 4 ein primärer Endotracheal-CPAP möglich. Von den übrigen 54 Patienten wurden 33 wegen vorwiegend klinischer Kriterien (Zyanose mit Schnappatmung, Atemstillstand) bereits beatmet transportiert. 21 Patienten wurden bei oder kurz nach Aufnahme auf Grund angeführter blutgasanalytischer Kriterien intubiert und beatmet. Tabelle 2 gibt nähere Daten über diese 58 Patienten wieder.

Tabelle 2

Dez. 76 – Nov. 77 58 beatmete Pat. mit „schwerem IRDS"			
Definition:	Thorax Rö. Stadium III/IV (Giedion)		
	HOT : PaO_2 < 150 mmHg		
GG:	1636 ± 460 g	*GA:*	32,2 ± 3,0 Wo.
Apgar 1:	4,5 ± 3,2	*Aufnahme:*	4,2 ± 1,4 St. p.p.
PaO_2 — FiO_2 1,0		bei Aufnahme	: 76,5 ± 51,6
		<100 mmHg	: 46 Pat. (79%)
		100–150 mmHg	: 11 Pat. (19%)
		>150 mmHg	: 1 Pat.* (2%)

*Nach 2 Stunden Beatmung am Transport

Wahl der Beatmungsparameter

Inspirationszeit und I:E Ratio (Tab. 3)

Die Beatmungsfrequenz pro Minute und die Inspirationszeit in Sekunden bestimmen als Variable die I:E Ratio. Die Verlängerung der Inspirationsphase auf das Doppelte oder Drei- bis Vierfache der Exspirationsphase erbringt in synergistischer Wirkung mit

Tabelle 3 Veränderungen von I : E und Frequenz bei konstantem inspiratorischem Plateau von 1,5 Sekunden

	2	4	8	10	12	30	Frequenz/Min.
	30	15	7,5	6	5	2	I + E Sek.
I : E							
2 : 1						1,35/0,65	(*Reynolds* 1971,
3 : 1						**1,5**/0,5	*Herman* 1973)
1 : 2,3					**1,5**/3,5		
1 : 3				**1,5**/4,5			
1 : 4			**1,5**/6,0				
1 : 9		**1,5**/13,5					
1 : 19	**1,5**/28,5						

dem PEEP eine Verbesserung der Oxygenierung (12). Um diese plateauförmige inspiratorische Beatmungsdruckkurve zu erzielen, reduzierten REYNOLDS und HERMANN die durchschnittliche Beatmungsfrequenz auf 30 pro Minute und erhielten bei einer Inspirationszeit von 1,35 Sekunden Dauer eine I:E Ratio von 2:1, bei 1,5 Sekunden Dauer eine I:E Ratio von 3:1 (4, 12, 13). Diese Verbesserung der Oxygenierung läßt sich durch die plateauförmige Insufflationsdruckkurve, welche zu einer nachhaltigen Eröffnung bereits atelektatische Alveolarbezirke führt, erklären. Es erscheint aber auch naheliegend, daß in einer nur mehr durch inspiratorisches Plateau oxygenierbaren Lunge mit schweren obstruktiven und restriktiven Veränderungen durch die nunmehr verkürzte Exspirationsphase die passive Ausatmung weiter erschwert wird. Die Folge ist der als „air trapping" bezeichnete Vorgang, welcher wegen Überblähung der Lungen zur weiteren Verschlechterung des Gasaustausches mit eminenter Pneumothoraxgefahr führen kann. Dies war unserer Meinung nach die Ursache für eine über 30% betragende Pneumothoraxfrequenz bei unseren Patienten unter dieser Beatmung. Unsere Konsequenz war unter Beibehaltung des für die Oxygenierung notwendigen inspiratorischen Plateaus von 1,5 Sekunden Dauer die Exspirationsphase auf das mindestens Doppelte bis Dreifache zu verlängern. Wie aus Abbildung 2 ersichtlich, waren damit nur mehr Beatmungsfrequenzen unter 14/Min. möglich. Auch BOROS und OWEN-THOMAS hielten zur Erzielung ausreichender Ventilation eine solche I:E-Ratio (1:4 bzw. 1:4,5) für optimal. Allerdings erzielten beide Autoren dieses Verhältnis bei höheren Frequenzen und dementsprechend kurzen Inspirationszeiten (1, 10).

Frequenz

Die Verwendung niedriger Beatmungsfrequenzen ergibt sich nicht nur aus den oben dargestellten Überlegungen, sondern auch um eine für den Gasaustausch hinderliche Asynchronie zwischen Patient und Respirator zu vermeiden. Trotz respiratorischer Insuffizienz haben Frühgeborene mit IRDS fast immer Spontanatmung, welche im Falle zu starker Gegenatmung entweder durch Relaxation oder Überbeatmung unterbrochen werden muß. Bei LFV besteht durch die niedrigen Frequenzen, welche sich im Verhältnis zur Spontanatemfrequenz mindestens 1:4 verhalten sollen, die Möglichkeit eine noch vorhandene Spontanatmung auszunützen und die durch den positiven Druckstoß verursachten zirkulatorischen Nebenwirkungen mittels der dazwischenfallenden Spontanatemzüge wieder auszugleichen (7).

Beatmungsdruck

Wegen der niedrigen Beatmungsfrequenz bzw. der geringen Frequenzbreite erfolgt eine allfalls nötige Erhöhung der alveolären Ventilation fast ausschließlich durch Steigerung des Beatmungsdruckes, welcher somit keiner Limitierung unterliegt. Es bleibt außer Zweifel, daß die Höhe des Beatmungsdruckes ein Faktor der mechanischen Lungenschädigung ist. Es gilt aber auch noch zu differenzieren, ob es der Druckstoß allein ist, oder ob nicht auch eine drucklimitierte, dafür aber höher frequente Beatmung infolge eines „chronischen" „air trappings" bei kurzen Expsirationszeiten der eigentliche destruierende Faktor ist. Dies scheint uns vor allem durch die Tatsache bestätigt, daß geringere Komplikationen bei hohen Drucken und bei niedriger Frequenz als bei niedrigen Drucken und hoher Frequenz auftraten (Tab. 4). Daß es bei Beatmung schwer verlaufender Formen in erster Linie suffizienter Drucke bedarf, sahen wir in der Initialbeatmung schwer schockierter Patienten mit „weißen Lungen": Nur bei Verwendung von Drucken zwischen 40 bis 70 cm H_2O gelang es, unabhängig von der Frequenz

Tabelle 4 Vergleich von IPPV mit hohen Frequenzen und LFV

	54 Pat. Juli 75 – Juni 76		*58 Pat.* Dez. 76 – Nov. 77	
Frequenz	um 40/min u. mehr		< 14/min	
Druck	limitiert um 25 cm H_2O		nicht limitiert, 26 ± 5,0 cm H_2O	
verstorben	45	83,3%	24	41%
Pneumothorax	16	30%	4	6,8%
Pneumomediast.	2	3,7%	–	–
Pneumoperikard	1	1,8%	–	–
Lungenblutung	4	7,4%	3	5,1%
Respiratorlunge	6	11,1%	–	–
IVH	22	41%	8	13,7%
Tent. Falxriß	9	16,5%	9	15,5%
IVH + Lungenblutung	3	5,5%	2	3,4%
Pneumothorax	3	5,5%	–	–
HMS – Anektasie	3	5,5%	2	3,4%
	40, nicht obduziert 5		21, nicht obduziert 3	

bereits nach Minuten eine klinische Besserung zu erzielen. Nach dieser kurzzeitigen Hochdruckbeatmung wählten wir einen mittleren Beatmungsdruck von 30 cm H_2O, welcher durch rasch aufeinanderfolgende Blutgasanalysen nach oben oder nach unten eingesteuert wurde.

PEEP und FiO_2

Neben dem inspiratorischen Plateau stellt die Anwendung eines positiv endexspiratorischen Druckes (PEEP) die wichtigste Waffe zur Bekämpfung der Hypoxämie dar. Die hauptsächliche Wirkung ist eine Wiedereröffnung und das Offenhalten atelektatischer Alveolarbezirke bei Verhinderung des endexspiratorischen Alveolarkollapses und einer Verminderung weiteren Verbrauches von Surfactant (15). Nebenwirkungen zu hohen PEEPs sind die Verminderung des Herzminutenvolumens infolge Verringerung des venösen Rückstroms (14) und die fokale Überblähung noch offen gebliebener Alveolarbezirke mit Gefahr des Pneumothorax. Um diese mechanische Komponente möglichst niedrig zu halten, begannen wir mit einem Druck von 6 cm bei einer FiO_2 von 100% und versuchten nicht erst, durch Applikation höherer PEEP-Werte eine niedrigere FiO_2 zu erzwingen. Ein Druck von 8 cm H_2O wurde nicht überschritten. Ab diesem Zeitpunkt wurde eine weiter anhaltende Hypoxämie zuerst durch Verlängerung der Inspirationszeit über 1,7 auf 2,0 Sekunden Dauer und dann durch Erhöhung des Beatmungsdruckes zu korrigieren versucht.

Steuerung der Beatmung (Abb. 2)

Nach der auf Abbildung 2 gezeigten Grundeinstellung erfolgt die Steuerung nach Höhe des pCO_2 (Sollwert zwischen 45 und 55 mmHg) und des PaO_2 (Sollwert zwischen 60 und 80 mmHg in der Aorta). Ergänzend zur transkutanen Methode der Sauerstoffmessung verwenden wir initial bei allen Patienten die uns nach wie vor am zuverlässigsten erscheinenden Werte der direkten blutigen Messung über einen Nabelarterienkatheter, welcher sich in oberer Ideallage (Th 6/7) befinden soll. Entsprechend der linken Hälfte von Abbildung 2 erfolgt die Steuerung des PaO_2 mittels FiO_2, PEEP und I-Zeit und zuletzt durch Druck und Frequenz. Es soll stets nur ein Parameter und dieser in kleinen

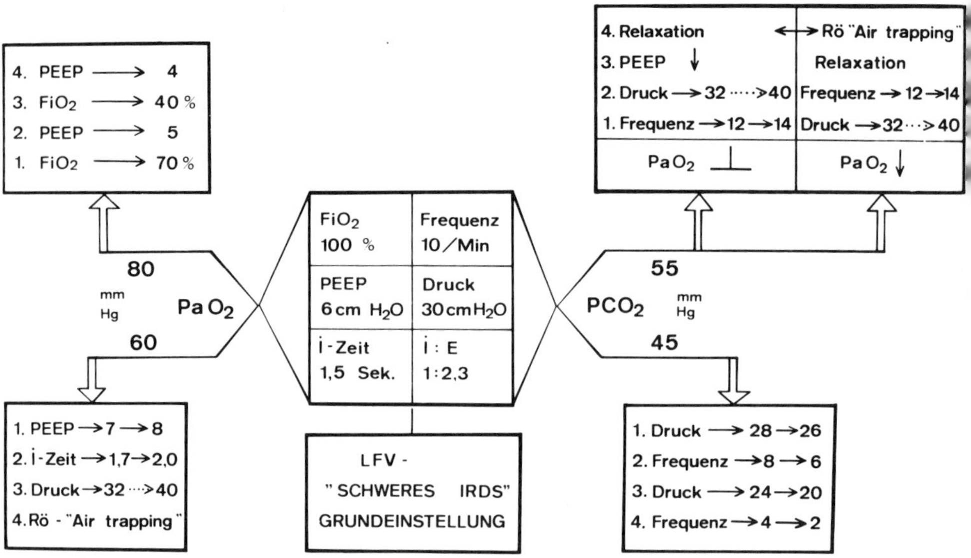

Abb. 2 Steuerung der LFV bei schwer verlaufendem IRDS

Schritten nach ständiger Blutgaskontrolle geändert werden. Eine Hyperkapnie wird in Abhängigkeit des pO_2-Trends behandelt: Bei drohender und durch vorher angegebene Maßnahmen schwer zu beeinflussender Hypoxämie wird primär die Drucksteigerung und erst sekundär die Frequenzerhöhung durchgeführt. Läßt sich jedoch der PaO_2 durch geschilderte Maßnahmen im Bereich zwischen 60 und 80 mmHg einstellen, kann anfangs eine Frequenzerhöhung auf maximal 14 pro Minute und erst später die angegebene Druckerhöhung versucht werden. Bei ausheilender Erkrankung mit Verbesserung der Lungendehnbarkeit kann sich als negative PEEP-Wirkung eine Verminderung der Ventilation und damit eine Erhöhung des pCO_2 einstellen. In diesen Fällen ist eine forcierte PEEP-Reduktion anzustreben. Ist durch alle diese Maßnahmen keine zufriedenstellende Normalisierung von pO_2 und pCO_2 zu erreichen, ist stets an die Möglichkeit eines „air trapping" zu denken und dies durch eine Röntgenaufnahme zu überprüfen. Bei Bestätigung dieses Verdachtes sind die vorliegenden aktuellen Beatmungsparameter jeweils auf die Hälfte zu reduzieren. Analog zu dieser für das schwer verlaufende IRDS skizzierten Vorgangsweise erfolgt auch die Beatmung von Neugeborenen mit primär normaler Lungenfunktion aus zentralen und anderen Ursachen. Es erfolgt eine entsprechend niedrigere Grundeinstellung verwendeter Parameter (I-Zeit um 1 Sekunde, Druck 20–25 cm).

Allgemeine Durchführung der LFV

Die Beatmung erfolgte mit einem druckbegrenzten zeitgesteuerten Respirator, welcher mit zusätzlicher Erwärmungsvorrichtung für das Atemgas versehen wurde (Babybird). Die Intubation erfolgte ausschließlich nasotracheal, die Tubuspflege wurde nach bekannten Richtlinien durchgeführt. Sämtliche Beatmungsparameter wurden stündlich protokolliert, die Blutgase nach Bedarf, mindestens aber 3–4stündlich gemessen. Die Beatmung betrachteten wir ab einer Frequenz von 2 pro Minute und 20 cm Druck bei 40% FiO_2 und 4 cm PEEP als beendet und schalteten auf CPAP um. Ab einem CPAP-Druck von 2 cm und 40% FiO_2 bei normalen Blutgaswerten wurde die Extubation durchgeführt. Bei allen Patienten war zumindest teilweise eine orale Sondenernährung mit Frauenmilch möglich.

Ergebnisse und Komplikationen der LFV

Tabelle 3 zeigt die Ergebnisse bei 58 Patienten mit LFV gegenüber 54 Patienten der vorangegangenen Periode mit höherfrequenter Beatmung bei Drucklimitierung (um 40 pro Minute, 25 cm Druck). Während der drastische Rückgang der Mortalität sicher multifaktoriell (Intensivtransporte ab Jänner 1976, Verbesserung der primären Reanimation usw.) interpretiert werden muß, ist der Rückgang der Pneumothorax-, Pneumomediastinum- und Pneumoperikardfrequenz wohl in erster Linie auf eine Änderung der Beatmung selbst zurückzuführen. Bei keinem einzigen Patienten beobachteten wir – abgesehen von passageren infiltrativen Veränderungen – bleibende Lungenveränderungen im Sinne einer bronchopulmonalen Dysplasie. Dies war um so bemerkenswerter, da wir initial zur Vermeidung mechanischer Belastung oft bis zu 48 Stunden Dauer und mehr eine FiO_2 von 100% in Kauf nahmen.

Literatur

1 Boros, S.J., S.V. Matalon, R. Ewald, A.S. Leonard, C.E. Hunt: The effect of independent variations in inspiratory-exspiratory ratio and exspiratory pressure during mechanical ventilation in hyaline membrane disease: The significance of mean airway pressure. J. Ped. 91 (1977) 794

2 Downs, J.B., E.F. Klein jr., D. Desautels, J.H. Modell, R.R. Kirby: Intermittend mendatory ventilation: A new approach to weaning patients from mechanical ventilators. Chest 64 (1973) 331

3 Giedion, A., H. Haeflinger, P. Dangel: Acute pulmonary X-ray changes in hyaline membrane disease treated with artificial ventilation and positive endexspiratory pressure (PEP). Pediat. Radiol. 1 (1973) 145

4 Herman, S., E.O.R. Reynolds: Methods for improving oxygenation in infants mechanically ventilated for severe hyaline membrane disease. Arch. Dis. Childh. 48 (1973) 612

5 Kirby, R., E. Robison, J. Schultz, R.A. de Lemos: Continuous-flow ventilation as an alternative to assisted or controlled ventilation in infants. Anesth. Analg. 51 (1972) 871

6 Kirby, R.R., E.L. Robison, J. Schulz, R. de Lemos: A new pediatric volume ventilator. Anesth. Analg. 50 (1971) 533

7 Loewenich, V.: Neugeborenen-Intensivbehandlung. In K.D. Bachmann, H. Ewerbeck, G. Joppich, E. Kleihauer, E. Rossi: Pädiatrie in Praxis und Klinik. Fischer, Stuttgart; Thieme, Stuttgart 1978

8 Müller, W.D.: Aussagekraft von Hyperoxietest, radiologischem Stadium und Silverman-Score beim idiopathischen Atemnotsyndrom. In Vorbereitung

9 Müller, W.D., H. Rosegger, M. Haidvogl: Die Indikation zum nasalen CPAP beim idiopathischem Atemnotsyndrom, gestützt auf das Ergebnis zweimaliger Hyperoxietests. Mschr. Kinderheilk. 126 (1978) 1

10 Owen-Thomas, J.B., O.A. Ulan, P.R. Swyer: The effect of varying inspiratory gas flow rate on arterial oxygenation during IPPB in the respiratory distress syndrome. Brit. J Anesth. 40 (1968) 493

11 Philip, A.G.S.: Oxygen plus pressure plus time: The etiology of Bronchopulmonary Dysplasia. Pediatrics 55 (1975) 44

12 Reynolds, E.O.R.: Effect of alterations in mechanical ventilator settings on pulmonary gas exchange in hyaline membrane disease. Arch. Dis. Child. 46 (1971) 152

13 Reynolds, E.O.R.: Pressure wave form and settings for mechanical ventilation in severe hyaline membrane disease. Int. Anesthesiol. Clin. 12 (1974) 259

14 Suter, P., H.B. Fairley, M.D. Isenberg: Optimum end-exspiratory airway pressure in patients with acute pulmonary vailure. New Engl. J Med. 292 (1975) 284

15 Wyszogrodski, I., K Kyei-Aboagye, H.W. Täusch, M.E. Avery: Surfactant inactivation by hyperventilation. Conversation by endexspiratory pressure. J. appl. Physiol. 38 (1975) 461

Die Behandlung des idiopathischen Atemnotsyndroms bei Frühgeborenen mit nasalem CPAP

L. Hanssler und J.-T. Wung

Seit der Beschreibung des CPAP-Verfahrens durch GREGORY u. Mitarb. 1971 (1) steht uns neben den herkömmlichen Beatmungsmethoden ein weiteres Instrument zur Behandlung des idiopathischen Atemnotsyndromes zur Verfügung.

CPAP bedeutet, daß in den Atemwegen des spontan atmenden Patienten ein kontinuierlich positiver Atemwegsdruck aufrechterhalten wird, vergleichbar dem positiven endexspiratorischen Druck (PEEP) bei der intermittierend positiven Druckbeatmung. Dieser positive Atemwegsdruck wird, je nach Compliance der Lunge als sogenannter kontinuierlicher Distensionsdruck (CDP) mehr oder weniger stark transthorakal wirksam.

Was wird durch CPAP *bewirkt?:*

Die Alveolen zeigen eine Tendenz, in der Exspirationsphase zu kollabieren. Dieser zentripetal wirksame Druck ist im Innern einer Kugel nach der Laplace-Gleichung abhängig vom Radius des sphärischen Körpers und von der Oberflächenspannung. Unterschreitet der Radius einen kritischen Wert, so sind die Kräfte im Innern der Alveole so groß, daß sie kollabiert. Ebendies geschieht in der pathologischen Situation des Surfactant-Mangels. Diesem Alveolarkollaps kann entgegengewirkt werden, indem ein kontinuierlicher positiver Atemwegsdruck aufgebaut wird, welcher eine Vergrößerung des Radius über den kritischen Bereich hinaus bewirkt.

Das Ziel der Behandlung besteht also darin, den Kollaps von Alveolen zu verhindern, bereits kollabierte Alveolen wieder zu entfalten. Dadurch erhöht sich die funktionelle Residualkapazität. Durch Ausschalten von Atelektasen und intrapulmonalen Shunts wird eine Normalisierung des ventilations-Perfusions-Quotienten und damit eine verbesserte Oxygenierung des Blutes erreicht.

Welche *Möglichkeiten* gibt es, einen kontinuierlichen positiven Atemwegsdruck aufzubauen?:

1. Der Patient atmet spontan. Die Atemgase werden über Endotrachealtubus, Maske oder Nasenkanülen zugeleitet. Am Exspirationsschenkel wird durch ein Ventil oder ein Wasserschloß ein kontinuierlich positiver Druck aufrechterhalten.
2. Derselbe Effekt kann erzielt werden, wenn der Kopf des Kindes in eine Kopfbox gelegt und mit Manschetten abgedichtet wird. Ein Überdruck in dieser Kammer überträgt sich auf die Atemwege.
3. Kontinuierlich negativer Druck (CNP) – etwa in der Pulmarca-Kammer – resultiert ebenfalls in einem kontinuierlich wirkenden Distensionsdruck.

Am Babies Hospital der Columbia University, New York, wird seit 5 Jahren eine Methode des nasalen CPAP mit gutem Erfolg angewandt (2) (s. a. Abb. 1):
Die Atemgase werden wie üblich gemischt und mit einem Flow von 5–7 l/min gewärmt und angefeuchtet zum Patienten geleitet. Im Exspirationsschenkel sind ein Druck- und

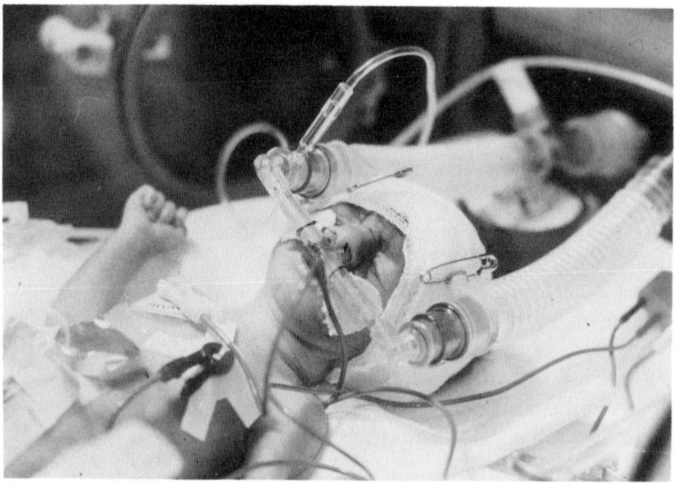

Abb. 1 Nasen-CPAP bei einem 1360 g schweren Frühgeborenen

ein Sauerstoffmeßgerät installiert. Der kontinuierlich positive Druck im System wird durch ein Ventil oder ein Wasserschloß aufrechterhalten. Das Nasenstück besteht aus einer gewöhnlichen Sauerstoffbrille, bei welcher der Abstand zwischen den Nasenkanülen durch Herausschneiden eines Segmentes verkleinert wurde. Das Fixieren des Nasenstückes erfolgt an einer elastischen Klebebinde, die in Schmetterlingsform an Oberlippe und Wange haftet. Die Gasschläuche werden mit Sicherheitsnadeln und Gummiringen an einer um den Kopf des Kindes gewickelten Bandage befestigt. Ein positiver Druck von 8 bis maximal 10 cm H_2O kann so erreicht werden, bei höherem Druck entweicht Luft durch den Mund des Kindes (3).

Wann ist die Anwendung von Nasen-CPAP *indiziert?*

Die Anwendung von CPAP erscheint bereits bei den ersten Zeichen eines beginnenden Atemnotsyndromes sinnvoll:
- Tachypnoe, Stöhnen, Einziehungen, Zyanose.
- Erhöhter Sauerstoffbedarf, d. h. eine O_2-Konzentration in dei Einatemluft von mehr als 40%, um arterielle PO_2-Werte von 50 Torr und darüber erreichen zu können.
- PCO_2-Werte unter 70 Torr: CPAP ist nur sinnvoll, solange keine extreme CO_2 Retention vorliegt.

Damit ist bereits die Frage nach dem optimalen Zeitpunkt der Anwendung von CPAP beantwortet, nämlich möglichst frühzeitig, in manchen Fällen prophylaktisch. Der frühzeitige Einsatz von CPAP und von CNP führt dazu, daß die Mortalitätsrate sinkt, die Behandlungsdauer verkürzt werden kann, daß niedrigere O_2-Konzentrationen erforderlich sind und daß Komplikationen seltener auftreten (4, 5, 6).

Die primäre Anwendung von CPAP erscheint *nicht sinnvoll*

In folgenden Situationen, in denen Intubation und Beatmung meist unumgänglich sind:
- massive Aspiration von Mekonium oder Sekreten
- schweres oder fortgeschrittenes Bild des Atemnotsyndromes, wobei PCO_2 anstei-

gende Tendenz zeigt und Werte um oder über 70 mmHg erreicht, einhergehend gewöhnlich mit einer ausgeprägten Azidose
- anhaltende Apnoezustände
- Schockzustand oder schwerwiegende Begleiterkrankungen.

Praktisches Vorgehen

Initial wird CPAP auf 5–6 cm H_2O einreguliert, bei Bedarf bis auf 8–10 cm erhöht. Der arterielle PO_2-Wert soll zwischen 50 und 70 mmHg liegen, entsprechend wird die O_2-Konzentration im zugeführten Gasgemisch eingestellt. Bei Ansteigen des PaO_2 über 70 mmHg kann die O_2-Konzentration in Schritten von 5–10% auf Werte zwischen 35% und Raumluft reduziert werden, gleichzeitig oder anschließend erniedrigen wir den CPAP in Schritten von 1 cm H_2O bis auf ein Niveau von 1–1,5 cm. Bei günstigem Verlauf kann über die Dauer von einem bis zu mehreren Tagen – in unserem Krankengut durchschnittlich in 50 Stunden – die CO_2-Retention langsam abgebaut, die Azidose beseitigt und PaO_2 normalisiert werden. Tritt unter CPAP keine deutliche Besserung ein, so muß rechtzeitig auf Intubation und Beatmung übergegangen werden.

Komplikationen und Grenzen der Methode

Lokale Irridationen an Haut und Nasenschleimhaut treten auf, Nekrosen und bleibende Deformierungen wurden nicht beobachtet.

Im Vordergrund der Risiken stehen Pneumothorax und Pneumomediastinum (7, 8), vor allem dann, wenn sich in der Erholungsphase die Compliance bessert und ein größerer Anteil des positiven Druckes transpleural übertragen wird. In unserem Krankengut trat bei 14% der Patienten mit RDS unter intermittierend positiver Druckbeatmung ein „airleak“ auf, jedoch nur bei 4% der Kinder, die mit CPAP behandelt wurden, eine Zahl, die der üblichen Spontanpneumothoraxrate gleicht.

Beeinträchtigung kardiovaskulärer Funktionen unter CPAP

Das Ziel unserer Behandlung besteht darin, die Sauerstoffversorgung des Gewebes zu verbessern. Die O_2-Konzentration im Gewebe hängt, neben dem Sauerstoffverbrauch, im wesentlichen ab von der Qualität des Gasaustausches in der Lunge und vom Herzzeitvolumen. Wird das Herzzeitvolumen reduziert, so kommen die Vorteile einer verbesserten alveolären Ventilation u. U. nicht zum Tragen.

CPAP beeinflußt den Gasaustausch positiv, indem atelektatische Lungenbezirke belüftet werden, die funktionelle Residualkapazität steigt an. Negativ kann der Gasaustausch beeinflußt werden, indem eine Kompression von Lungenkapillaren durch überblähte Alveolen zu einer Umverteilung des Blutes in atelektatische Bereiche führt.

Gleichzeitig wird die Auswurfleistung des Herzens herabgesetzt durch erniedrigten Füllungsdruck des rechten Herzens und durch einen Druckanstieg im Lungenkreislauf aufgrund direkter Kompression von Lungenkapillaren.

Diese zirkulatorischen Nebenwirkungen wurden jedoch vorwiegend bei höherem kontinuierlich positivem Atemwegsdruck von 10 cm H_2O und darüber und/oder bei Patienten mit normaler Lungencompliance beobachtet. Sie sind weniger ausgeprägt als bei einem

PEEP vergleichbarer Höhe (9). Werden CPAP-Werte von 8–10 cm nicht überschritten und liegt eine respiratorische Erkrankung mit erniedrigter Compliance vor, wobei nur 1/5 bis 1/3 des angewandten Druckes transpleural übertragen wird (10), so treten diese zirkulatorischen Nebenwirkungen gegenüber den Vorteilen eines verbesserten Gasaustausches in den Hintergrund (11). Die periphere Perfusion kann außerdem durch Flüssigkeitssubstitution und Erhöhung des intravasalen Druckes verbessert werden (12).

CPAP kann eine Verbesserung der Hämodynamik bewirken, wenn – wie bei einem erheblichen Anteil der unreifen Frühgeborenen mit RDS – ein Links-rechts-Shunt über einen offenen Ductus Botalli besteht (13). Man vermutet, daß der Shunt entweder über eine Erhöhung des Lungengefäßwiderstandes durch CPAP reduziert wird, oder, daß ein Ansteigen des PaO_2 eine Kontraktion der Ductusmuskulatur bewirkt (14).

Eine umgekehrte Situation besteht, wenn das Atemnotsyndrom durch das Syndrom der persistierenden fetalen Zirkulation (15) kompliziert wird. Hier kann CPAP zu einer weiteren Erhöhung des Lungengefäßwiderstandes und zur Aufrechterhaltung extrapulmonaler Rechts-links-Shunts über Foramen ovale und Ductus Botalli beitragen (16). Mit alpha-adrenolytischen Blockern wird in manchen Fällen eine Erniedrigung des Druckes im kleinen Kreislauf und somit eine entscheidende Besserung erzielt und die CPAP-Behandlung fortgesetzt werden können (17).

Ergebnisse

Am Babies Hospital der Columbia University New York sank nach Einführung von nasalem CPAP, einhergehend mit anderen Verbesserungen in Pflege, Überwachung und Therapie, die Mortalitätsrate von Frühgeborenen mit RDS innerhalb von 3 Jahren von mehr als 50% auf 13%, bei Ausschluß der Kinder mit einem Geburtsgewicht von 1000 g und weniger auf 7%. Dies findet seinen Ausdruck auch in einem deutlichen Anstieg der Überlebenschancen für Frühgeborene insgesamt.

Zusammenfassung: Nasaler CPAP stellt ein einfaches und effektives Verfahren bei der Behandlung des idiopathischen Atemnotsyndromes dar (19, 20). Gegenüber den herkömmlichen Beatmungsmethoden bestehen die Vorteile darin, daß

1. die Intubation vermieden werden kann,
2. die Komplikationsrate niedriger liegt,
3. die bronchopulmonale Dysplasie seltener aufzutreten scheint (20, 21),
4. die erforderlichen Geräte billig und einfach zu bedienen sind.

Bei Beachtung der Komplikationsmöglichkeiten und bei frühzeitiger Anwendung kann nasaler CPAP den Verlauf des idiopathischen Atemnotsyndromes in vielen Fällen günstig beeinflussen und so dazu beitragen, die Prognose selbst extrem unreifer Frühgeborener weiter zu verbessern.

Literatur

1 Gregory, G.A., J.A. Kittermann, R.H. Phibbs: Treatment of the idiopathic respiratory distress syndrome with continuous positive airway pressure. New Engl. J. Med. 284 (1971) 1333
2 Wung, J.T., J.M. Driscoll, R.A. Epstein, A.I. Hymann: A new device for CPAP by nasal route. Crit. Care Med. 3 (1975) 76
3 Kattwinkel, D., D. Fleming, C.C. Cha, A.A. Fanaroff, M.H. Klaus: A device for administration of continuous positive airway pressure by nasal route. Pediatrics 52 (1973) 131

4 Krouskop, R.W., E.G. Brown, A.Y. Sweet: The early use of continuous positive airway pressure in the treatment of idiopathic respiratory distress syndrome. J. Pediatr. 87 (1975) 263

5 Gerard, P., W.W. Fox, E.W. Outerbridge, et al.: Early versus late introduction of continuous negative pressure in the management of idiopathic respiratory distress syndrome. J. Pediatr. 87 (1975) 591

6 Mockrin, L.D., E.H. Bancalari: Early versus delayed initiation of continuous negative pressure in infants with hylaine membrane disease. J. Pediatr. 87 (1975) 596

7 Hall, R.T., P.G. Rhodes: Pneumothorax and pneumomediastinum in infants with idiopathic respiratory distress syndrome receiving continuous positive airway pressure. Pediatrics 55 (1975) 493

8 Ogata, E.S., G.A. Gregory, J.A. Kittermann, et al.: Pneumothorax in respiratory distress syndrome. Pediatrics 58 (1976) 177

9 Shah, D.M., J.C. Newell, R.E. Dutton, et al.: Continuous positive airway pressure versus positive end-expiratory pressure in respiratory distress syndrome. J. thorac. cardiovasc. Surg. 74 (1977) 557

10 Powers, W.F., P.R. Swyer: The peripheral hemodynamic effects of continuous positive transpulmonary pressure breathing in neonates free from cardiorespiratory disease. Pediatrics 56 (1975) 203

11 Yu, W.Y.H., P. Rolfe: Effect of continuous positive airway pressure breathing on cardiorespiratory function in infants with respiratory distress syndrome. Acta paediat. scand. 66 (1977) 59

12 Caldini, P.: Pulmonary hemodynamics and arterial oxygen saturation in pulmonary embolism. Amer. J. appl. Physiol. 20 (1965) 184

13 Cotton, R.B., M.T. Stahlman, I. Kovar, W.Z. Catterton. Medical management of small preterm infants with symptomatic patient ductus arteriosus. J. Pediatr. 92 (1978) 467

14 Björkhem, G.E., N.-R. Lundström, N.W. Swenningsen: Influence of continuous positive airways pressure treatment on ductus arteriosus shunt assessed by echocardiography. Arch. Dis. Child. 52 (1977) 659

15 Gersony, W.M., G.V. Duc, J.C. Sinclair. "PFC" syndrome (persistence of the fetal circulation). Circulation 40 (Suppl. III) (1969) 111

16 Egan, E.A., J.R. Hessler: Positive end-expirator pressure (PEEP) and right to left shuntin in immature goats. Pediat. Res. 10 (1976) 932

17 Korones, S.B., F.G. Eyal: Successful treatment of "persistent fetal circulation" with tolazoline Pediatr. Res. 9 (1975) 367

18 Wung, J.T., et al.: CDP: A major breakthrough! Pediatrics 58 (1977) 783

19 Rosegger, H., W.D. Müller: Die Behandlung des Atemnotsyndromes Neugeborener mittels kontinuierlich positiven Atemwegsdruckes über zwei kurze Nasentuben (Nasen-CPAP). Mschr. Kinderheilk. 126 (1978) 32

20 Berg, T.J., R.D. Pagtakhan, M.H. Reed, et al.: Bronchopulmonary dysplasia and lung rupture in hyaline membrane disease: Influence of continuous distending pressure. Pediatrics 55 (1975) 51

21 Oppermann, H.C., L. Wille, U. Bleyl, M. Obladen: Bronchopulmonary dysplasia in premature infants. Pediat. Radiol. 5 (1977) 137

Diskussionsbemerkung zum Beitrag von Hanssler und Wung: CPAP-Behandlung

V. O. Lang

Tabelle 1 listet 206 von uns in den Jahren 1974 bis 1977 mit Nasen-CPAP behandelten Früh- und Neugeborenen nach Gewichtsgruppen auf. Die Behandlungsdauer überschritt bei 65 Kindern 4 Tage. 2 Kinder entwickelten einen Pneumothorax, wobei wir meinen möchten, daß diese Komplikation nicht dem Nasen-CPAP, sondern einer vorausgegangenen Respirator-Behandlung anzulasten sei.

Abbildung 1 zeigt schematisch die von uns verwendete Anordnung. Links sind mit römischen Zahlen 3 alternative Gasquellen eingezeichnet. Der Gaszufluß wird auf 15 l/min eingestellt. Der von uns entwickelte Anfeuchter dient gleichzeitig als Naß-Bakterienfilter. Die Eintauchtiefe des Ausatemschlauchs im Wasserventil bestimmt den CPAP.

Tabelle 1 Nasen-CPAP (1974–1977) bei 206 Früh- und Neugeborenen

	Gesamtzahl				
Gewichtsgruppe	56	85	62	2	1
bis 1000 g	5	2	5	–	–
1001–1500 g	17	15	8	–	1 23 Tg.
1501–2000 g	13	21	16	–	–
2001–2500 g	9	17	19	2	–
über 2500 g	12	30	14	–	–
	1	2–3	4–8	9–14	über 14
	Behandlungstage				

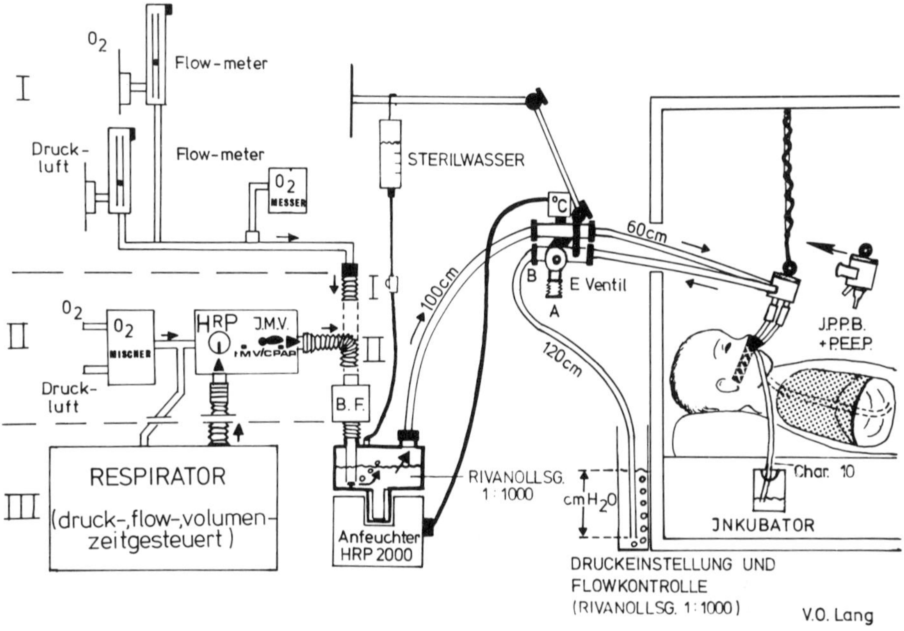

Abb. 1 Anordnung des Nasen-CPAP

Abbildung 2 zeigt die praktische Anwendung am Patienten. Das Schlauchsystem wird so aufgehängt, daß keine Zug- oder Scherkräfte auf die Nase des Patienten einwirken. Aus dem gleichen Grund werden die Nasopharyngeal-Tuben über hoch flexible, kurze Silikongummischläuche angeschlossen.

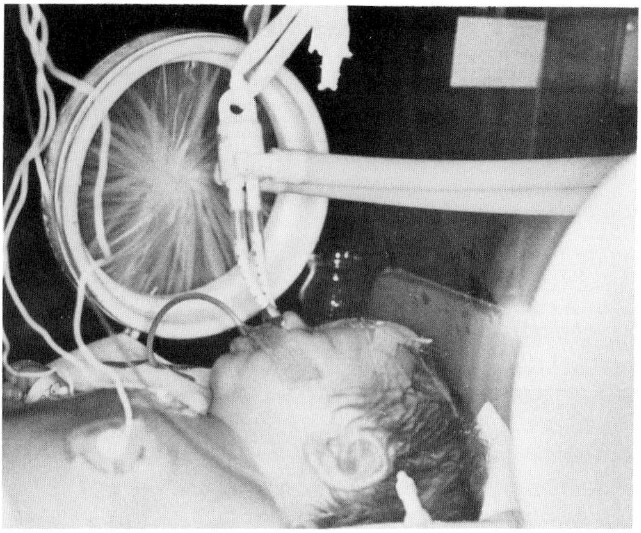

Abb. 2 Anwendung des Nasen-CPAP

Folgende Gründe veranlassen uns, beim Einsatz des Nasen-CPAP nur noch das hier geschilderte System anzuwenden: Es ist technisch einfach zu realisieren und leicht zu überwachen. Der hohe Gasdurchsatz kompensiert Lecks, das einmal eingestellte Druckplateau bleibt erhalten. Der Strömungswiderstand ist gering, die Spontanatmung wird deshalb nicht erschwert. Schäden durch die von uns verwendeten Tubi sind nicht aufgetreten.

Periphere Zirkulation beatmeter Neugeborener*

O. Linderkamp, H. T. Versmold, P. I. Mueller und K. P. Riegel

Normale Blutgase zu erreichen, ist das Ziel jeglicher Atemhilfe. Infolgedessen ist die Überwachung arterieller Gasparameter das wichtigste Hilfsmittel zur Kontrolle effizienter Beatmung. Kontinuierlicher Blähdruck verbessert bei fast jedem Neugeborenen mit Atemnotsyndrom die arterielle Oxygenation (2, 4, 6, 8, 24). Den günstigen Effekten stehen jedoch ungünstige Nebenwirkungen gegenüber. Hierzu zählen die erhöhte Neigung, einen Pneumothorax zu entwickeln (2, 4, 8) und die Kreislaufdepression (3, 5, 7, 12, 18, 20, 21, 22). Eine erhebliche Abnahme des Herzzeitvolumens kann den günstigen Oxygenationseffekt paralysieren, so daß die Sauerstoffversorgung der Gewebe trotz hohen arteriellen Sauerstoffpartialdrucks absinkt (5). Kreislaufwirkungen des kontinuierlichen Blähdrucks wurden bei menschlichen Neugeborenen durch Messung des peripheren Blutflusses untersucht (1, 19). Bis zu einem Druck von 8 cm H_2O war der Effekt

*Mit Unterstützung durch die Deutsche Forschungsgemeinschaft (SFB 147)

gering. Tierexperimentelle Untersuchungen haben aber gezeigt, daß der hämodynamische Effekt eines kontinuierlichen positiven Beatmungsdrucks entscheidend vom Blutvolumen abhängt (20, 22). Da insbesondere asphyktische und Neugeborene mit Atemnotsyndrom häufig ein niedriges Blutvolumen aufweisen (15, 16) wurde untersucht, ob das Blutvolumen die Kreislaufwirkung eines kontinuierlichen Blähdrucks beim beatmeten Frühgeborenen beeinflußt.

Patienten und Methoden

Untersucht wurden 16 Frühgeborene mit einem Gestationsalter von 28–33 Wochen, die wegen eines schweren Atemnotsyndroms mit CO_2-Retention kontrolliert beatmet wurden (Servo-Ventilator). Der positive endexspiratorische Druck (PEEP) wurde in 15-Minuten-Abständen von 0 auf 4, 8 und 12 cm H_2O gesteigert. Der transkutane pO_2 (11) wurde kontinuierlich registriert und der Sauerstoffanteil der Inspirationsluft sofort reduziert, wenn der arterielle pO_2 über 80 Torr anstieg.

Der periphere Blutfluß und systolische Blutdruck wurden vor Einstellung des PEEP und am Ende jeder Periode mit einem Venenverschlußplethysmographen (Periquant 3000, Gutmann, Eurasburg/Obb.) untersucht (9). Hierzu wird eine Staumanschette um den rechten Oberschenkel und ein Quecksilber gefüllter Schlauch („Meßfühler") um die Wade gelegt. Die Staumanschette wird aus dem Druckreservoir des Plethysmographen rasch auf einen Druck von etwa 20–30 Torr aufgeblasen. Hierdurch wird der arterielle Bluteinstrom nicht behindert, während der venöse Abstrom blockiert ist. Das einströmende Blut verbleibt also im Unterschenkel, so daß es zu einer Volumenzunahme des Unterschenkels kommt, die dem arteriellen Blutfluß entspricht. Der Quecksilberschlauch wird gedehnt. Der elektrische Widerstand steigt entsprechend, d. h. proportional zur Umfangszunahme der Wade, an. Über eine Registriereinrichtung wird die Unterschenkeldurchblutung aufgezeichnet. Abbildung 1 zeigt eine typische Kurve.

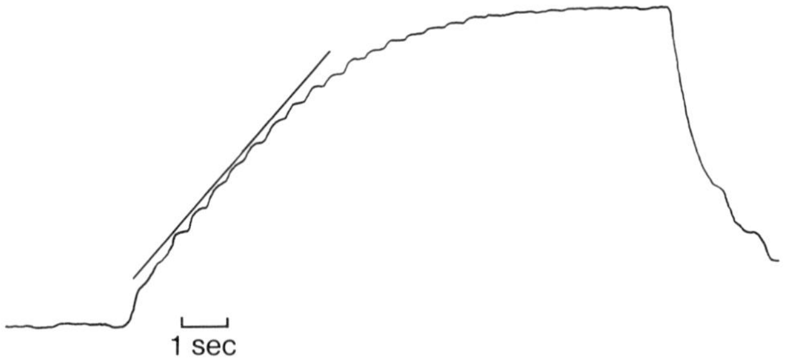

Abb. 1 Umfangsänderung des Unterschenkels durch den arteriellen Bluteinstrom bei venöser Okklusion. Der Anstieg der Tangente angelegt an den initialen steil ansteigenden Teil der Kurve ist direkt proportional der Unterschenkeldurchblutung

Zur Messung des systolischen Blutdrucks wird die Staumanschette auf einen Druck von etwa 100 Torr aufgeblasen, so daß der arterielle Einstrom sistiert. Der Druck wird langsam abgeblasen. Bei Erreichen des systolischen Drucks strömt wieder Blut in den Unterschenkel. Die resultierende Dehnung des Meßfühlers wird registriert. Der periphere Widerstand wird als Quotient aus dem systolischen Blutdruck und dem peripheren Blutfluß berechnet.

Das Plasmavolumen wurde bei jedem Kind einmal mit Evans blue bestimmt (14), das Blutvolumen aus dem Plasmavolumen, dem venösen Hämatokrit und dem Faktor von 0,91 zur Schätzung des Körperhämatokrits (13) berechnet.

Ergebnisse

Tabelle 1 zeigt den Einfluß des PEEPs auf die periphere Durchblutung. Die Daten wurden nach dem Blutvolumen der Kinder gruppiert. Hypovolämie wurde bei einem Blutvolumen von 54–70 ml/kg (I; n = 5), Normovolämie bei einem Blutvolumen von 71–85 ml/kg (II; n = 7) und Hypervolämie bei einem Blutvolumen von 86–100 ml/kg (III; n = 4) angenommen.

Tabelle 1 Der Einfluß von PEEP auf die periphere Zirkulation hypo- (I), normo- (II) und hypervolämischer (III) Frühgeborener

PEEP ($cm\ H_2O$)**		0	4	8	12
			*	*	*
Peripherer	I	4,8 ± 0,6	−8,5 ± 7,2	−31,5 ± 14,0	−54,9 ± 18,2
Blutfluß	II	6,2 ± 0,8	−3,9 ± 6,6	−11,2 ± 8,6	−21,6 ± 9,7
(ml/min 100 ml)	III	7,7 ± 0,6	−5,1 ± 3,5	− 8,8 ± 5,8	−18,7 ± 9,7
Systolischer	I	47,8 ± 4,3	−1,2 ± 1,8	− 6,8 ± 3,2	−11,8 ± 3,9
Blutdruck	II	54,1 ± 6,2	−0,9 ± 3,3	− 2,3 ± 1,3	− 4,5 ± 4,2
(mmHg)	III	56,5 ± 10,6	−1,5 ± 4,2	− 1,0 ± 3,2	− 3,6 ± 3,0
Peripherer	I	10,0 ± 1,1	+7,4 ± 7,6	+40,4 ± 26,9	+122,5 ± 84,3
Widerstand	II	9,1 ± 1,7	+3,6 ± 5,2	+10,9 ± 10,3	+23,7 ± 14,5
(mmHg/ml/min 100 ml)	III	7,4 ± 1,6	+3,5 ± 5,7	+ 8,3 ± 6,3	+19,4 ± 10,6

*Änderung in % gegenüber den Kontrollwerten (PEEP 0 cm H_2O)
**1 cm H_2O = 0,0981 kPa; 1 mmHg = 0,1333 kPa

Der Blutfluß der hypovolämischen Frühgeborenen fiel zum Teil dramatisch ab, wenn ein PEEP von 8 oder 12 cm H_2O eingestellt wurde. Bei den normo- und hypervolämischen Kindern nahm der Blutfluß geringer ab. Der Blutdruck ging in der hypovolämischen Gruppe mäßig, in den beiden anderen Gruppen nur geringfügig mit steigendem PEEP zurück. Der periphere Widerstand stieg bei den hypovolämischen Neugeborenen deutlich mit dem PEEP an, während er sich bei den anderen Kindern kaum änderte.

Korrelationsberechnungen ergaben signifikante Beziehungen des peripheren Blutflusses (in % der bei einem PEEP von 0 gemessenen Werte) zum Blutvolumen bei einem PEEP von 8 (r = 0,72) und 12 cm H_2O (r = 0,77), nicht aber bei einem PEEP von 4 cm H_2O (r = 0,11).

Diskussion

Die verminderte pulmonale Compliance beim Atemnotsyndrom wirkt als Barriere gegen die Übertragung des Blähdrucks auf den Pleuradruck (5). Verbessert sich aber die Compliance durch die Atemhilfe, so wird ein zunehmender Anteil des kontinuierlichen Atemwegdruckes auf den Pleuradruck übertragen (6). Mit dem Pleuradruck steigen der pulmonale Arteriendruck und der rechte Vorhofdruck an. Hierdurch sinkt der venöse Rückstrom zum Herzen. Das Herzzeitvolumen nimmt entsprechend ab (3, 5, 7, 12, 18, 20–22).

Während der initialen Anwendung von kontinuierlichem positivem Atemwegdruck (CPAP) werden 19% bei einem Druck von 4 und 64% bei einem Druck von 8 cm H_2O auf den Pleuraraum übertragen (6). Ein CPAP von 4 cm H_2O läßt also den Pleuradruck um etwa 1 cm H_2O, ein Druck von 8 cm H_2O den Pleuradruck um 5 cm H_2O ansteigen.

Eine wesentliche Kreislaufdepression ist somit bei einem kontinuierlichen Blähdruck von 4 cm H_2O nicht zu erwarten, wohl aber bei einem Druck von 8 cm H_2O oder höher. Die eigenen Ergebnisse bestätigen diese Annahme.

Der venöse Rückstrom zum Herzen hängt von der Differenz des mittleren systemischen Kreislaufdrucks und des rechten Vorhofdrucks ab (10). Ein vermindertes Blutvolumen geht mit einem niedrigen mittleren Kreislaufdruck einher (10). Der entsprechend verminderte Druckgradient führt zu Reduktion des venösen Rückstroms und damit des Herzzeitvolumens (23) und des peripheren Blutflusses (15). Eine weitere Abnahme des Druckgradienten durch Erhöhung des rechten Vorhofdrucks bei Anwendung eines kontinuierlichen Blähdrucks wird sich bei hypovolämischen Patienten zwangsläufig stärker auf den Kreislauf auswirken als bei normo- oder hypervolämischen. Tierexperimentell wurde ein erheblicher Einfluß des Blutvolumens auf die Kreislaufwirkung des kontinuierlichen Blähdrucks nachgewiesen (20, 22). Die eigenen Daten haben gezeigt, daß dies auch für Frühgeborene gilt.

Der systolische Blutdruck wurde nur wenig vom PEEP beeinflußt. Dies steht in Einklang mit den Befunden anderer Autoren, die Neugeborene untersuchten (6, 8, 24). Bei Erwachsenen sinkt dagegen der Blutdruck erheblich ab (3). Die Zunahme des peripheren Widerstandes mit steigendem PEEP bei den hypovolämischen Frühgeborenen demonstriert die Fähigkeit des Neugeborenen, eine Kreislaufdepression durch Vasokonstriktion zu kompensieren.

Als Schlußfolgerung ergibt sich: Ein PEEP von mehr als 4 cm H_2O solltenur eingestellt werden, wenn eine Hypovolämie unwahrscheinlich ist. Spricht der Geburtsverlauf oder z. B. ein fallender Hämatokrit bzw. niedriger Hämatokrit für ein niedriges Blutvolumen, so ist vor Einstellung eines PEEPs eine Transfusion von Plasma oder Blut angezeigt. Zu beachten ist, daß ein hohes Blutvolumen nach Wegnahme des PEEPs zu kardialer Dekompensation führen kann (20).

Literatur

1 Ackermann, B.D., M.D. Goldberg, K.S. Mrozinska: Peripheral blood flow in infants with hyaline membrane disease. Pediatr. Res. 8 (1974) 443

2 Allen, L.P., E.O.R. Reynolds, R.P.A. Rivers, P.N. LeSouef, P.D. Wimberley: Controlled trial of continuous positive airway pressure given by mask for hyaline membrane disease. Arch. Dis. Child. 52 (1977) 373

3 Angerpointner, T.A., A.E. Farnsworth, B.T. Williams: Effects of PEEP on cardiovascular dynamics after open-heart surgery: A new postoperative monotoring technique. Ann. thorac. Surg. 23 (1977) 555

4 Baum, J.D., N.R.C. Roberton: Distending pressure in infants with respiratory distress syndrome. Arch. Dis. Child. 49 (1974) 771

5 Beran, A.V., R.F. Huxtable, K.G. Proctor, D.R. Sperling: Tissue oxygen available as a criterion for the effectiveness of continuous positive pressure breathing. Pediatr. Res. 11 (1977) 779

6 Bonta, B.W., R. Uauy, J.B. Warshaw, E.K. Motoyama: Determination of optimal continuous positive airway pressure for the treatment of IRDS by measurement of esophageal pressure. J. Pediatr. 91 (1977) 449

7 Gabriele, G., C.R. Rosenfeld, D.E. Fixler, J.M. Wheeler: Continuous airway pressure breathing with the head-box in the newborn lamg: Effects on regional blood flows. Pediatrics 59 (1977) 858

8 Gregory, G.A., J.A. Kitterman, R.H. Phibbs, W.H. Tooley, W.K. Hamilton: Treatment of the idiopathic respiratory-distress syndrome with continuous positive airway pressure. New Engl. J. Med. 284 (1971) 1333

9 Gutmann, J.: Moderne Gerätetechnik für Venenverschluß-Plethysmographie. Herz/-Kreislauf 3 (1971) 365

10 Guyton, A.C.: Circulatory physiology. Cardiac output and its regulation. Saunders, Philadelphia 1963

11 Huch, R., A. Huch, M. Albani, M. Gabriel, F.J. Schulte, H. Wolf, G. Rupprath, P. Emmrich, U. Stechele, G. Duc, H. Bucher: Transcutaneous pO_2 monitoring in routine management of infants and children with cardiorespiratory problems. Pediatrics 57 (1976) 681

12 Hunt, C.E., S. Matalon, W.A. Neal, O.D. Wangensteen, A.S. Leonard: Cardiorespiratory to positive end-expiratory pressure (PEEP). Pediatr. Res. 8 (1974) 468
13 Linderkamp, O., H. Holthausen, J. Seifert, I. Butenandt, K.P. Riegel: Accuracy of blood volume estimations in critically ill children using ^{125}I-labelled albumin and ^{51}Cr-labelled red cells. Europ. J. Pediatr. 125 (1977) 143
14 Linderkamp, O., T. Mader, O. Butenandt, K.P. Riegel: Plasma volume estimation in severely ill infants and children using a simplified Evans blue method. Europ. J. Pediatr. 125 (1977) 135
15 Linderkamp, O., I. Strohhacker, H.T. Versmold, H. Klose, K.P. Riegel, K. Betke: Peripheral circulation in the newborn: Interaction of peripheral blood flow, blood pressure, blood volume, and blood viscosity. Europ. J. Pediatr. 129 (1978) 73
16 Linderkamp, O., H.T. Versmold, H. Fendel, K.P. Riegel, K. Betke: Association of neonatal respiratory distress with birth asphyxia and red cell mass deficiency in premature infants. Europ. J. Pediatr. 129 (1978) 167
17 Linderkamp, O., H.T. Versmold, K. Messow-Zahn, W. Müller-Holve, K.P. Riegel, K. Betke: The effect of intra-partum and intra-uterine asphyxia on placental transfusion in premature and full-term infants. Europ. J. Pediatr. 127 (1978) 91
18 Mockrin, L., E. Bancalari, M. Rowe: Hemodynamic effects of continuous positive and negative pressure breathing in newborn pigs. Pediatr. Res. 8 (1974) 468
19 Powers, W.F., P.R. Swyer: The peripheral homodynamic effects of continuous positive transpulmonary pressure breathing in neonates free from cardiorespiratory disease. Pediatrics 56 (1975) 203
20 Qvist, J., H. Pontoppidan, R.S. Wilson, E. Lowenstein, M.P. Laver: Hemodynamic responses to mechanical ventilation with PEEP: The effect of hypervolemia. Anesthesiology 42 (1975) 45
21 Schleman, M.M., N. Gootman, L.A. Crane: Cardiovascular responses to continuous positive pressure breathing in the piglet. Pediatr. Res. 8 (1974) 470
22 Sykes, M.K., A.P. Adams, W.E.I. Finlay, P.W. McCormick, A. Economides: The effects of variations in end-expiratory inflation pressure on cardiorespiratory function in normo-, hypo- and hypervolaemic dogs. Brit. J. Anaesth. 42 (1970) 669
23 Wallgren, G., J.S. Hanson, J. Lind. Quantitative studies of the human neonatal circulation III. Observations on the newborn infant's central circulatory responses to moderate hypovolemia. Acta paediat. scand. 56, Suppl. 179 (1967) 44
24 Yu, V.Y.H., P. Rolfe: Effect of continuous positive airway pressure breathing on cardiorespiratory function in infants with respiratory distress syndrome. Acta paediat. scand. 66 (1977) 59

Komplikationen, Krankheitsausgang und Spätergebnisse bei langzeitbeatmeten Neugeborenen

H. Stopfkuchen, H.-G. Eckert und P. Emmrich

Auf der interdisziplinären Intensivstation der Universitätskinderklinik Mainz wurden vom 1.1.1972 bis zum 31.12.1976 2051 Patienten versorgt. Davon mußten 486 Kinder über unterschiedlich lange Zeiträume maschinell beatmet werden. 201 dieser 486 beatmeten Kinder, d. h. 41,4% waren Frühgeborene und Neugeborene bis zu einem Lebensalter von 28 Tagen. 107 dieser 201 Kinder hatten ein Geburtsgewicht unter 2500 g. Diese Kinder wurden aus organisatorischen Gründen nicht auf der Frühgeborenenintensivstation betreut und stellen eine Negativauslese aus der Gruppe der unreifen oder „small for date"-Kinder dar. Im folgenden wird über die aufgetretenen Komplikationen, den Krankheitsausgang sowie über die Spätergebnisse bei diesen 201 beatmeten Früh- und Neugeborenen berichtet.

Dieses Kollektiv von beatmeten Früh- und Neugeborenen – im weiteren als Gesamtkollektiv verstanden – wies nahezu alle in der Neonatologie vorkommenden vital bedrohlichen Erkrankungen auf. Da aber nicht nur der Effekt des „Therapeutikums Respirator", sondern auch die Grundkrankheit selbst einen Einfluß auf den Verlauf und auf den Ausgang der Erkrankung erwarten läßt, wurde das Gesamtkollektiv nach der Art der respiratorischen Insuffizienz, die zur Beatmung führte, in 6 Hauptgruppen gegliedert.

Dabei bedeuten:

P-Gruppe	: rein pulmonale Beatmungsindikation
ZP-Gruppe	: zentrale Beatmungsindikation (Hypopnoe, Apnoe) bei gleichzeitig bestehender pulmonaler Erkrankung
Z-Gruppe	: rein zentrale Beatmungsindikation (Apnoe)
C-Gruppe	: kardial bedingte respiratorische Insuffizienz
SCH-Gruppe	: schockbedingte respiratorische Insuffizienz
M-Gruppe	: mechanisch bedingte respiratorische Insuffizienz.

Die Häufigkeitsverteilung der Beatmungsindikationen ergibt folgendes Bild:

67 Kinder gehören in die P-Gruppe. Dabei handelt es sich vorwiegend um Kinder mit hyalinen Membranen.
37 Kinder in die ZP-Gruppe
51 Kinder in die Z-Gruppe
21 Kinder in die C-Gruppe
17 Kinder in die SCH-Gruppe
8 Kinder in die M-Gruppe.

Komplikationen (Tabelle 1)

Die unter der Beatmung aufgetretenen Komplikationen lassen sich in bronchopulmonale Komplikationen unterteilen. Lediglich 29,6% der überlebenden und 40% der verstorbenen Kinder hatten keine bronchopulmonalen Komplikationen. Im einzelnen konnten dabei nahezu alle in der neueren Literatur beschriebenen Komplikationen beobachtet werden: Interstitielles Emphysem, Spannungsneumothorax, Pneumothorax, Pneumoperikard, Pneumomediastinum, pulmonale Hämorrhagie, Lungenödem, Bronchopneumonie, eitrige Pleuritis, sekundäre Schocklunge, Atelektase, brcnchopulmonale Dysplasien.

Die Komplikation mit der größten klinischen Relevanz war der Spannungspneumothorax, der bei 11% der Überlebenden und 21% der Verstorbenen auftrat und in 15 Fällen Haupt- oder Mittodesursache war.

Bronchopulmonale Dysplasien Stadium III–IV nach NORTHWAY konnte in 22,5% der Überlebenden bzw. 11,5% der Verstorbenen beobachtet werden.

Bei der Analyse der einzelnen Indikationsgruppen fällt auf, daß auch in der Gruppe mit zentraler Beatmungsindikation etwa 2/3 der Kinder bronchopulmonale Komplikationen aufwiesen und daß damit kein wesentlicher Unterschied gegenüber den P-Gruppen bestand.

Extrapulmonale Komplikationen, die eine klinische Relevanz hatten, oder bei denen eine Wechselwirkung zur maschinellen Beatmung denkbar wäre, waren deutlich seltener als bronchopulmonale. 62% der Überlebenden und 43,9% der Verstorbenen hatten keine extrapulmonalen Komplikationen.

Tabelle 1 Bronchopulmonale Komplikationen unter Beatmung bei 201 Früh- und Neugeborenen

		Gesamt in %	(n)	+	P (67)	Z-P (37)	Z (51)
Keine Komplikationen	ül	29,6	(21)	–	29,4	21,4	31,3
	+	40,0	(52)	–	36,4	30,4	31,4
Intersitielles Emphysem	ül	9,9	(7)	–	14,7	–	12,5
	+	4,6	(6)	–	3,0	7,1	13,0
Spannungspneumothorax	ül	11,3	(8)	–	14,7	14,3	6,3
	+	20,8	(27)	15	33,3	39,1	20,0
Pneumothorax	ül	4,2	(3)	–	(2)	(1)	–
	+	0,8	(1)	1	–	–	(1)
Pneumopericard	ül	1,4	(1)	–	–	(1)	–
	+	3,9	(5)	2	(2)	(3)	–
Pneumomediastinum	ül	2,8	(2)	–	(1)	(1)	–
	+	3,9	(5)	1	(3)	(2)	–
Pulmonale Hämorrhagie	ül	–	–	–	–	–	–
	+	3,1	(4)	1	(2)	(2)	(1)
Lungenödem	ül	1,4	(1)	–	–	(1)	–
	+	1,5	(2)	2	(1)	(1)	–
Bronchopneumonie	ül	12,7	(9)	–	9,1	14,3	12,5
	+	12,3	(16)	7	12,1	13,4	14,3
Eitrige Pleuritis	ül	–	–	–	–	–	–
	+	1,5	(2)	1	(1)	–	–
Sekundäre Schocklunge	ül	–	–	–	–	–	–
	+	8,5	(11)	9	(1)	13,0	5,7
Atelektasen	ül	39,4	(28)	–	41,1	42,9	18,8
	+	28,5	(37)	7	30,3	13,0	34,3
BPD Std. III–IV	ül	22,5	(16)	–	17,6	31,3	18,8
	+	11,5	(15)	3	9,1	8,7	22,9
BPD (nur streifige ZV)	ül	26,8	(19)	–	29,4	28,6	25,0
	+	4,6	(6)	–	3,0	4,3	11,4

Die häufigste waren Krampfanfälle. Sie traten bei 30% der überlebenden und bei 25% der verstorbenen Kinder auf und dominierten in den Z-Gruppen.

Bei 11,4% des Gesamtkollektivs trat eine Sepsis auf. Während sich größtenteils keine Übereinstimmung zwischen Sepsiserregern und die Trachea kontaminierenden Keimen fand, mußte in 17 Fällen ein zentraler Venenkatheter als Erregereintrittspforte angenommen werden.

Krankheitsausgang

In dem beobachteten Zeitraum von 1972 bis 1976 starben von den 201 beatmeten Früh- und Neugeborenen während oder nach der Respiratortherapie 130. 71 Kinder überlebten, was einer Überlebensrate von 35,3% entspricht. Die Aufschlüsselung nach Jahrgängen ergibt jedoch einen deutlichen Anstieg der Überlebensrate seit 1974 gegenüber den beiden vorausgehenden Jahren. Sie liegt im Mittel der Jahre 1974–1976 mit 43% deutlich über der Gesamtüberlebensrate von 1972–1976 und ist signifikant höher

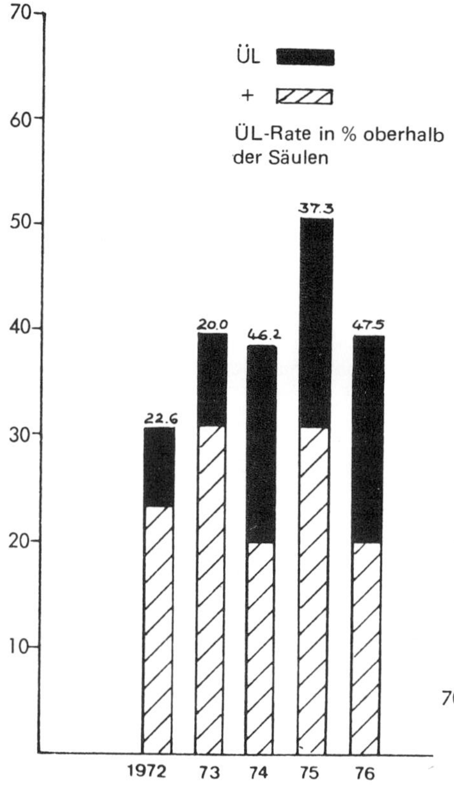

Abb. 1 Anzahl und ÜL-Rate beatmeter Früh- und Neugeborener nach Jahrgängen

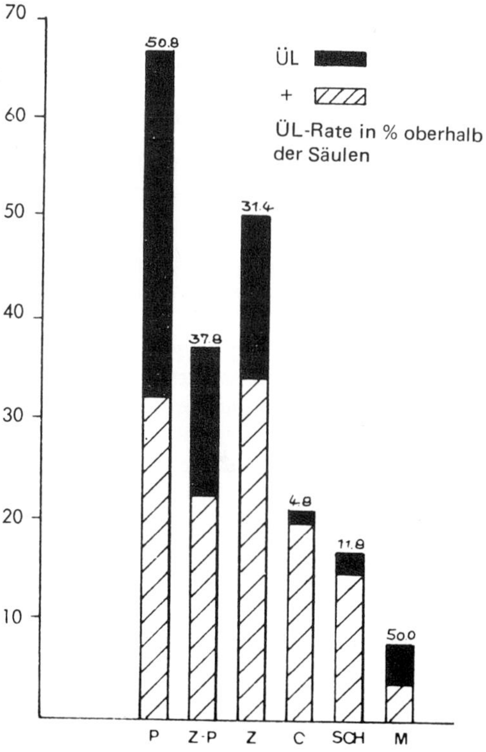

Abb. 2 Anzahl und ÜL-Rate beatmeter Früh- und Neugeborener nach Indikationsgruppen

als die von 1972–1973. Die Überlebensrate für 1977 beträgt bei 51 beatmeten Früh- und Neugeborenen 47%.

Bei einer Aufschlüsselung der Überlebensraten nach Indikationsgruppen zeigt sich, daß die P-Gruppe die beste Überlebensrate mit 50,8% hat. In der ZP-Gruppe, d. h. wenn erst Apnoen oder Schnappatmung bei primären Lungenveränderungen die Indikation zur Beatmung waren, war die Überlebensrate mit 37,8% bereits deutlich schlechter. Die Überlebensrate in der Z-Gruppe betrug 31%; die niedrigsten Überlebensraten fanden sich in der C- und SCH-Gruppe.

Nachuntersuchungen

51 der 71 überlebenden Kinder wurden nachuntersucht. Das Alter der Kinder bei der letzten Kontrolle variierte dabei zwischen 5 und 48 Monaten.

Bei 2/3 der nachuntersuchten Kinder lag eine normale somatische Entwicklung vor. Die P-Gruppe schnitt dabei mit 91,6% signifikant besser ab als die restlichen Indikationsgruppen. 30% lagen mit ihrer Gewichts- und/oder Längsentwicklung unter der Percentile 10%.

78% der nachuntersuchten Kinder hatten klinisch und anamnestisch einen normalen Lungenbefund. Bei 11 Kindern bestand eine vermehrte Infektneigung und bei 2 Kindern eine leichte Belastungsdyspnoe.

Röntgenologisch normale Lungenbefunde entsprechen numerisch den klinisch normalen Befunden. Lediglich 5 Kinder hatten noch eine geringe streifige Zeichnungsvermehrung und bei 3 Kindern bestand neben einer Vermehrung der interstitiellen Zeichnung ein röntgenologisch nachweisbares Volumen pulmonun auctum. Bei allen mehrfach untersuchten Kindern zeigten sowohl die klinischen als auch die röntgenologischen pulmonalen Veränderungen eine deutliche Besserungstendenz.

Zur Beurteilung der Zerebralentwicklung wurde eine grobe Klassifizierung in 4 Gruppen vorgenommen, die dem gezeigten Dia zu entnehmen ist.

(Eine normale Zerebralentwicklung wurde dann angenommen, wenn der Muskeltonus beim ruhigen Kind weder erhöht noch vermindert war und eine altersentsprechende statomotorisch und psychosoziale Entwicklung vorlag. Eine leichte Dysfunktion war dann gegeben, wenn eine leichte Vermehrung oder Verminderung des Muskeltonus und/oder eine leichte psychomotorische Retardierung bestand. Eine deutliche Vermehrung oder Verminderung des Muskeltonus und/oder starke Retardierung und/oder pathologische Reflexmuster und/oder leichte Hemisymptomatik wurden als mittelschwere Dysfunktion eingestuft. Bei der schweren Dysfunktion handelte es sich um ausgeprägte zerebrale Bewegungsstörungen oder um deutliche Einschränkungen des intellektuell-sozialen Niveaus.)

Im Sinne dieser Klassifizierung zeigten 55% der nachuntersuchten Kinder eine normale psycho-motorische Entwicklung und 21,5% lediglich eine leichte zerebrale Dysfunktion. Dabei zeigten Mehrfachkontrollen, daß diese leichten Dysfunktionen nahezu immer eine deutliche Besserungstendenz aufwiesen. 9,8% bzw. 13,7% der nachuntersuchten Kinder hatten mittelschwere bzw. schwere Störungen der Zerebralfunktion, wobei eine statistisch auffällige Häufung in der ZP- und Z-Gruppe besteht. Dies spricht bei etwa gleicher pulmonaler Komplikationsrate dafür, daß zumindest bei einem Teil dieser Fälle eine zerebrale Schädigung bereits zum Zeitpunkt des Beatmungsbeginnes bestanden hatte.

Schlußfolgerung

1. Komplikationen traten unter Beatmung häufig auf und waren bei etwa 30% der verstorbenen Kinder für den Tod mit oder allein verantwortlich. Die Respiratortherapie bleibt demnach bei Früh- und Neugeborenen ein Therapeutikum mit hohem Risiko. Dem Einsatz von Atemhilfen sollte breitester Raum eingeräumt werden.

2. Die Überlebensraten sind anhebbar, wie der Vergleich des Zeitraumes von 1972/73 mit dem Zeitraum von 1974–1976 zeigt. Erforderlich dazu waren und werden es in Zukunft in besonderem Maße vor allem sein: eine optimale apparative Ausrüstung eines Zentrums mit ausreichend großem Patientengut; eine ausreichende personelle Besetzung mit zur Teamarbeit bereiten Schwestern und Ärzten; fachspezifisch ausgebildete Schwestern sowie ein über möglichst lange Zeit konstantes Ärzteteam, das dadurch Gelegenheit erhält, sich erweiterte Kenntnisse über Beatmungsphysiologie und Pathophysiologie anzueignen.

3. Ziel der Respiratortherapie darf es nicht allein sein, eine hohe Überlebensrate vital bedrohter Kinder zu ermöglichen. Mindestens ebenso entscheidend ist die Qualität des Überlebens, für die in erster Linie die Entwicklung der Hirnfunktion verantwortlich ist. Etwa 3/4 unserer nachuntersuchten überlebenden Kinder zeigten bisher eine normale oder fast normale Entwicklung der Hirnfunktion. Die Kinder, bei denen mit einer bleibenden Behinderung gerechnet werden muß, sollten im besonderen ein dauernder Anstoß zur Optimierung der diffizilen Respiratortherapie bei Früh- und Neugeborenen sein.

Literatur

1 Ahlström, H.: Pulmonary mechanics in infants surviving severe neonatal respiratory insufficiency. Acta paediat. scand. 64 (1975) 69–80

2 Belenky, D.A., R.J. Orr, D.E. Woodrum, W.A. Hodson: Is continuous transpulmonary pressure better than convential respiratory management of hyaline membrane disease? A controlled study. Pediatrics 58 (1976) 800–808

3 Berg, T.J., R.D. Pagtakhan, M.H. Reed, C. Langston, V. Chernick: Bronchopulmonary dysplasia and lung rupture in hyaline membrane disease: Influence of continuous distending pressure. Pediatrics 55 (1975) 51–53

4 Bryan, M.H., M.J. Hardie, B.J. Reilly, P.R. Swyer: Pulmonary function studies during the first year of life in infants recovering from the respiratory distress syndrome. Pediatrics 52 (1973) 169–178

5 Cukier, F., C. Amiel-Tison, A. Minkowski: Evolution neuro-psychologique d' un groupe d' enfants atteints de détresse respiratoire néonatale traités sous respirateur à préssion positive intermittente. Arch. franç. Péd. 33 (1976) 131–142

6 Cumarasamy, N., R. Nüssli, D. Vischer, P.H. Dangel, G.V. Duc: Artificial ventilation in hyaline membrane disease: The use of positive endexpiratory pressure and continuous positive airway pressure. Pediatrics 51 (1973) 629–640

7 Dinnwiddie, R., D.H. Mellor, S.H.C. Donaldson, M.E. Tunstall: Quality of survival after artificial ventilation of the newborn. Arch. Dis. Child. 49 (1974) 703–709

8 Marriage, K.J., P.A. Davies: Neurological sequelae in children surviving mechanical ventilation in the neonatal period. Arch. Dis. Child. 52 (1977) 176–182

9 Northway, W.H., R.C. Rosan. Radiographic features of pulmonary oxygen toxicity in the newborn: Bronchopulmonary dysplasia. Radiology 91 (1968) 49–58

10 Ogata, E.S., G.A. Gregory, J.A. Kitterman, R.H. Phibbs, W.H. Tooley: Pneumothorax in the respiratory distress syndrome: Incidence and effect on vital signs, blood gases and pH. Pediatrics 58 (1976) 177–183

11 Rhodes, P.G., R.T. Hall, J.C. Leonidas: Chronic pulmonary disease in neonates with assisted ventilation. Pediatrics 55 (1976) 788–795

12 Rigatto, H., J.P. Brady: Periodic breathing and apnea in preterm infants. Pediatrics 50 (1972) 219–228

13 Stahlman, M., A.F. Malan, F.M. Shepard, W.J. Blankenship, W.C. Young, J. Gray Negative pressure assisted ventilation in infants with hyaline membrane disease. J. Pediat. 76 (1970) 174–182

14 Stocks, J., S. Godfrey: The role of artificial ventilation, Oxygen and CPAP in the pathogenesis of lung dammage in neonates: Assessment by serial measurements of lung function. Pediatrics 57 (1976) 352–361

15 Thibeault, D.W., R.S. Lachman, V.R. Raul, M.S. Kwong: Pulmonary interstitial emphysema, pneumomediastinum and pneumothorax. Amer. J. Dis. Child. 126 (1973) 611)614

Langzeitkontrollen von im Neugeborenenalter maschinell beatmeten Kindern

E. Pilz, H. Binder, F. Pollauf und A. Rosenkranz

Am Intensiv-Neonatologie-Zentrum der Kinderklinik der Stadt Wien-Glanzing wurden in der Zeit von 1.4.1973 bis 30.9.1977 542 Früh- und Neugeborene maschinell beatmet. Davon überlebten 210 Kinder, das sind 38,75%, wobei einschränkend bemerkt werden muß, daß unser Krankengut als eine negative Auslese anzusprechen ist, da durch die zunehmende Verbesserung der perinatalen Betreuung an den Geburtsstationen häufig nur mehr Früh- und Neugeborene in einem sehr schlechten, zum Teil moribunden Zustandsbild an unser Zentrum transferiert werden.

Im Oktober 1975 wurde mit einer Nachuntersuchungsstudie der ab April 1974geborenen Kinder begonnen, um zu prüfen, ob mit Senkung der perinatalen Mortalitätsrate auch eine Senkung der Morbidität verbunden ist.

Neben einer exakten pädiatrischen Untersuchung einschließlich Röntgen und EKG wurden orthopädische, ophthalmologische, logopädische und vor allen Dingen neurologische, psychologische und entwicklungsdiagnostische Befunde einschließlich EEG erhoben.

Aus praktischen Gründen haben wir eine Einteilung in 3 Gruppen vorgenommen:

Gruppe I umfaßt Kinder, die in allen aufgezeigten Kriterien unauffällig waren (I a) bzw. nur unbedeutende Abweichungen von der Norm boten (I b).

In der Gruppe II sind Kinder mit geringgradigen Störungen bzw. gering pathologischen Befunden, wobei berechtigte Aussichten auf Normalisierung bestehen.

Die Kinder der Gruppe III haben schwere und wahrscheinlich definitive Zerebralschäden.

Von den seit 1.4.1974 bis 30.9.1976 343 maschinell beatmeten Kindern überlebten 146, das sind 42,6% und davon wurden 110, das sind 75% der Überlebenden zum Teil bis zu 3mal nachuntersucht (Tab. 1).

Tabelle 1 Maschinell beatmete Früh- und Neugeborene am Intensiv-Neonatologie-Zentrum der Kinderklinik der Stadt Wien-Glanzing

	Gesamtzahl	Überlebende
1.4.73–30.9.77	542	210 (38,75%)
1.4.74–30.9.76	343	146 (42,6%)
		↓
	Kontrolle mit 1 Jahr	110 (75% d.Ü.)
		↓
	Kontrolle mit 2 Jahren	43 (ca. 30% d.Ü.)
		↓
	Kontrolle mit 3 Jahren	9

(d.Ü. = d. Überlebenden)

Bei den einjährigen Kontrollen entfielen auf die Gruppe I 80 Kinder, das sind 72,7%, auf die Gruppe II 24, das sind 21,8% und auf die Gruppe III 6 oder 5,5%. Von der Gruppe I waren 60 Kinder in jeder Hinsicht unauffällig (I a), bei den restlichen 20 (I b) fanden sich Spurensymptome im EEG bzw. im neurologischen Befund (Tab. 2).

Bei 11 Kindern der Gruppe II stand eine geringgradige motorische Retardation im Vordergrund, 9mal mit korrelierenden neurologischen Befunden und bei 3 Kindern

Tabelle 2 Ergebnisse der Nachkontrollen mit 1 Jahr der überlebenden, maschinell beatmeten Kinder. n = 110

Gruppe I	80	Ia	60	Klinik u. Befunde unauffällig
	(72,7%)	Ib	20	weitgehend unauffällig
Gruppe II	24		12	psychomot. Retardation
	(21,8%)		11	motorische Retardation
			1	psychische Retardation
Gruppe III	6		4	spast. Tetraparese (1 Porenzeph.)
	(5,5%)		1	hochgrad. Debilität
			1	schwerster psychomot. Schaden (St. P. Pneumokokkenmeningitis)

noch zusätzlich mit einem pathologischen EEG. 1 Kind zeigte eine geringfügige psychische Störung mit pathologischem EEG-Befund. 12 Kinder wiesen eine psychomotorische Störung auf, 10 davon mit korrelierendem EEG und neurologischen Befunden. Bei allen Kindern kann aber mit einer weitgehenden Normalisierung gerechnet werden, wie sie sich bereits zum Teil bei Kontrolluntersuchungen gezeigt hat.

Die 6 Kinder der Gruppe III haben schwerste neurologische bzw. psychomotorische Störungen. Alle sind mehr oder weniger oligophren. Bei 4 Kindern dominiert das Bild einer spastischen Tetraparese, 1 davon auf Grund einer Porenzephalie, eines nach einer Pneumokokkenmeningitis im Alter von 2 Wochen und konsekutivem Hydrozephalus.

1 Kind ist motorisch gut entwickelt, dafür aber hochgradig debil. Wichtig erscheint uns die Tatsache, daß bei keinem einzigen Kind dieser Gruppe eine primäre Reanimation durchgeführt wurde.

Von größtem Interesse und auch von praktischer Bedeutung ist die Weiterentwicklung der überlebenden Kinder. Von den 110 mit 1 Jahr kontrollierten Kindern konnten 43 auch mit 2 Jahren untersucht werden, das sind 40% der 1jährig Kontrollierten bzw. 30% aller Überlebenden.
Die Gruppenverteilung ist aus Tabelle 3 zu entnehmen.

Tabelle 3 Ergebnisse der Nachkontrollen mit 2 Jahren der überlebenden, maschinell beatmeten Kinder. n = 43

Gruppe I	34 →	19	Ia Klinik u. Befunde unauffällig
	(79%) →	15	Ib weitgehend unauffällig
Gruppe II	4	2	psychomot. Retardation
	(9,3%)	1	motorische Retardation
		1	psychische Retardation
Gruppe III	5	3	spast. Tetraparese
	(11,7%)	1	hochgrad. Debilität
		1	schwerster psychomot. Schaden

Zu den 3jährigen Nachkontrollen kamen leider nur mehr 9 Kinder. Das mag zum Teil durch den hohen Anteil der Gruppe-I-Kinder bedingt sein. 8 Kinder waren unauffällig, 1 Kind schwerst gestört.

Der interessanteste Aspekt ist zweifellos die Weiterentwicklung der Gruppe-II-Kinder. Von 11 nachkontrollierten Gruppe-II-Kindern der 1-Jahreskontrolle hatten sich 7 bis auf minimale Spurensymptome normalisiert, so daß sie nun der Gruppe I zuzurechnen sind. Das entspricht rund zwei Drittel dieser Kinder.

Tabelle 4 Aufgliederung der bis zu 3 Jahren nach Beatmungsende durchgeführten Nachuntersuchungen

	Gruppe I	Gruppe II	Gruppe III
1-Jahres-Ergebnis	80	24	6
	⋮	⋮	⋮
Kontrolle mit 2 Jahren	27 ↓	↙ 11 ↓	5 ↓
2-Jahres-Ergebnis	34 = 27 + 7	4	5
	⋮	⋮	⋮
Kontrolle mit 3 Jahren	8 ↓	0	1 ↓
3-Jahres-Ergebnis	8		1

Beachte: Die Normalisierungstendenz von Kindern der Gruppe 2 nach einem weiteren Jahr

Tabelle 5 Verteilung der Geburtsgewichte der nachkontrollierten, maschinell beatmeten Kinder innerhalb der 3 Gruppen

	Gruppe I		Gruppe II		Gruppe III	
	n	%	n	%	n	%
bis 1000 g	3	3,75	2	8,33	–	–
1001 g – 1500 g	17	21,25	8	33,33	2	33,33
1501 g – 2000 g	17	21,25	5	20,83	1	16,67
2001 g – 2500 g	13	16,25	4	16,67	1	16,67
2501 g – 3000 g	16	20	5	20,83	1	16,67
> 3000 g	14	17,50	–	–	1	16,67
	80		24		6	

In Summe bedeutet das, daß rund 87% der nachkontrollierten Kinder nach 2 Jahren eine normale Entwicklung aufwiesen (Tab. 4).

Bezüglich Geburtsgewicht und Entwicklung konnten keine signifikanten Zusammenhänge gefunden werden (Tab. 5).
Das deckt sich mit Publikationen der Arbeitsgruppe um STAHLMAN, DOUGLAS und GEAR, DAVIES und TIZARD. Differierende Arbeiten publizierten McDONALD, DRILLIEN, LUBCHENCO und teilweise auch FITZHARDINGE.

Auch bezüglich Beatmungsdauer und Entwicklung konnte keine Signifikanz festgestellt werden. In unserem Krankengut betrug die Beatmungsdauer im Schnitt 9–10 Tage, wobei die Extremwerte bei 80 und 105 Tagen maschineller Beatmung lagen, letzteres Kind zählt trotzdem zur Gruppe I.

Die Indikation zur maschinellen Beatmung – es liegen die Kriterien nach DAVIES und TIZARD zugrunde – waren bei 49 Fällen ein IRDS, das sind 45%, 26mal Fruchtwasseraspiration, 11mal fötale Atelektasen, 23mal eine sogenannte zentrale Atemdepression, zum Beispiel durch Narkoseeinwirkung, Schock, Hyperbilirubinämie, Sectio, etc. Mehrmals lag ein komplexeres Geschehen zugrunde, zum Beispiel bei Mißbildungen.

Bezüglich Spätschäden fanden wir bei den Nachkontrollen nur 3 Kinder mit bronchopulmonaler Dysplasie (ca. 3%).
FITZHARDINGE gibt als Vergleich 13% an. Auch die gelegentlich zitierte erhöhte Infektanfälligkeit, vor allem während des 1. Lebensjahres, konnte in unserem Krankengut in keiner Weise bestätigt werden. Ähnliche Meinungen vertreten auch DINWIDDIE u. Mitarb. Desgleichen zeigte kein einziges Kind eine retrolentale Fibroplasie, FITZHARDINGE hatte 4 Kinder bei 73 Kontrollierten.

Zusammenfassend läßt sich auf Grund unserer Studie sagen: Schon bei den einjährigen Nachkontrollen waren 72% körperlich und geistig unauffällig. Von den 22% (Gruppe II) mit geringfügigen Erscheinungen normalisierte sich weiter ein hoher Prozentsatz, so daß in Summe rund 87% unserer nachkontrollierten Kinder mit 2 Jahren eine normale Entwicklung aufwiesen. Im Gesamten könnte der Prozentsatz der normalen Entwicklungen noch höher liegen, da die Eltern gesunder Kinder leider nur schwer zu motivieren sind, Nachkontrollen durchführen zu lassen.

Fast idente Ergebnisse publizierten zum Beispiel REYNOLDS mit 87% und DINWIDDIE u. Mitarb. mit 88%.
NARS u. Mitarb. fanden bei einem Drittel ihrer Patienten neurologisch auffällige Befunde, in unserem Krankengut waren es knapp 20%, wobei der Großteil aber nur im Sinne von Spurensymptomen zu werten ist. FITZHARDINGE fand bei 73 Kindern 5 mit leichten und 16 mit ausgeprägten neurologischen Störungen.

In unserem Bericht handelt es sich um vorläufige Ergebnisse. Es ist geplant, die Studie weiterzuführen, wobei vor allem Fragen der Sprach- und psychischen Entwicklung vorrangig untersucht werden sollen.

Literatur auf Wunsch bei den Autoren.

III. Neuere Verfahren in der Diagnostik und Überwachung während der Intensivbehandlung vital gefährdeter Kinder

Der Hyperoxietest im Rahmen des Sauerstoffcardiorespirogramms beim Neugeborenen

H. Schachinger, R. Huch und A. Huch

Um die Anpassungsvorgänge des Neugeborenen an das extrauterine Leben zu objektivieren, wurden in der ersten Lebensstunde Sauerstoffkardiorespirogramme routinemäßig im Rahmen eines Screeningprogrammes durchgeführt. Die gleichzeitige kontinuierliche Aufzeichnung des transkutan gemessenen Sauerstoffdrucks, der thorakalen Impedanz (relative Atemtiefe), der Atemfrequenz und der schlag-zu-schlag registrierten Herzfrequenz gestattet bei Kenntnis des Aktivitätszustandes des Kindes (z. B. Schlaf, Unruhe) eine differenzierende Zustandsbeurteilung des Kindes.

Das einstündige Sauerstoffkardiorespirogramm schließt einen Hyperoxietest mit ein. Im Bereich der pädiatrischen Intensivmedizin wird er häufig zur Feststellung kardipulmonaler Störungen (5, 7, 9) und zur Abschätzung des Ausmaßes eines eventuellen Shunts angewendet (6) und erleichtert die Entscheidung, in welcher Form eine Atemhilfe gegeben werden sollte (2) oder ob eine Herzkatheteruntersuchung erforderlich ist.

Bei uns wird dem im Inkubator liegenden Neugeborenen über eine Plexiglashaube mit einem Volumen von 4 Litern 100% Sauerstoff zur Atmung angeboten. Bei einer Einflußmenge von 8 Litern pro Minute ist die Haube bereits nach 2 Minuten mit 100% Sauerstoff gefüllt. Abbildung 1 zeigt ein Sauerstoffkardiorespirogramm mit Hyperoxietest bei einem Neugeborenen in der ersten Lebensstunde.

Abbildung 2 demonstriert den Po_2-Anstieg während des Hyperoxietestes in Abhängigkeit von der Zeit bei 50 dem Zufall nach ausgewählten und klinisch unauffälligen, nicht schreienden Neugeborenen. 16,6 ± 6 Sek. nach Einleiten des Sauerstoffs in die Sauerstoffhaube steigt der transkutan gemessene Po_2 von einem mittleren Ausgangswert von 86,1 ± 10,4 Torr meßbar an und erreicht sein Maximum von 373,3 ± 70 Torr nach 10 ± 2,8 Minuten.

Hierbei ist noch zu bemerken, daß zwischen dem Hyperoxietest der ersten Lebensstunde und des zweiten Lebenstages kein Unterschied besteht und daß weiterhin der Po_2 nach Absetzen des Sauerstoffs wieder in den Bereich des Ausgangswertes vor dem Test zurückgeht.

Wie die Abbildung 3 zeigt, ist das Anstiegsverhalten des Po_2 so charakteristisch, daß bereits nach 2 Minuten eine Aussage über die Wertigkeit des Testes gemacht werden kann und kardiopulmonale Anpassungsstörungen deutlich zu Tage treten. Nach 2 Minuten Sauerstoffgabe werden bei gesunden Neugeborenen Werte von 210,2 ± 44 Torr

Mit Unterstützung der Deutschen Forschungsgemeinschaft, Bonn-Bad Godesberg (Scha 285/1)

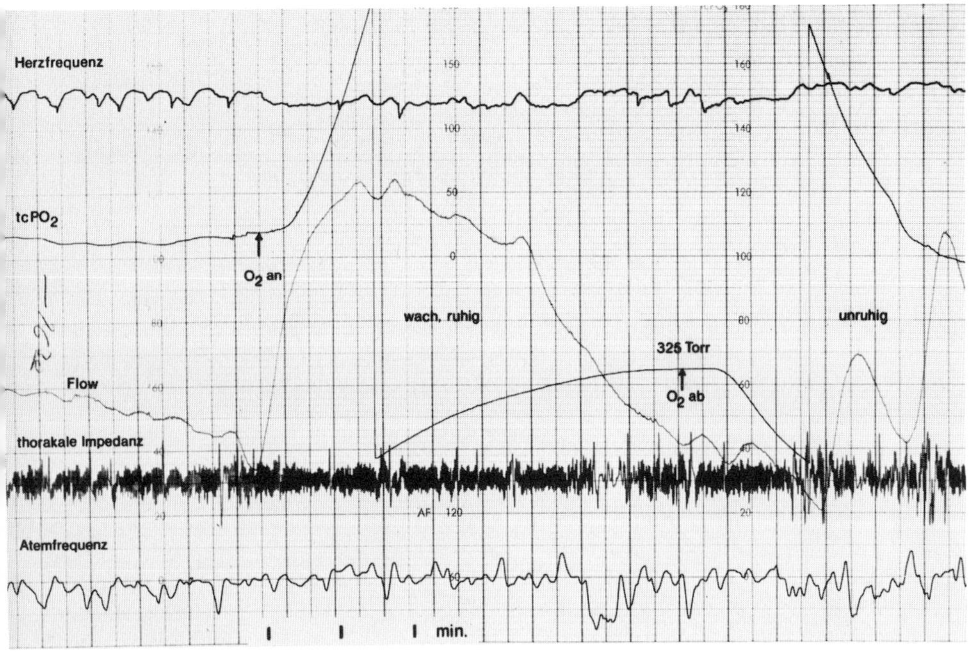

Abb. 1 Beispiel eines Sauerstoffkardiorespirogramms und Hyperoxietestes bei einem gesunden Neugeborenen in der ersten Lebensstunde

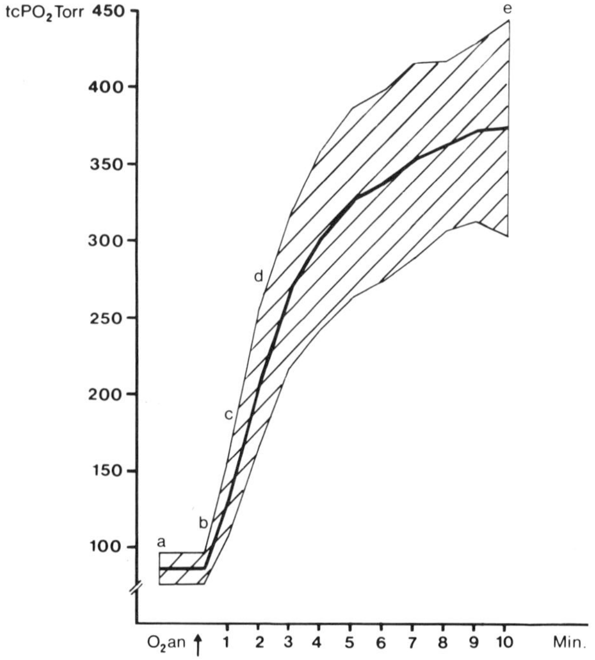

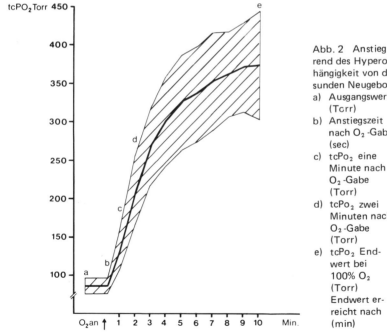

Abb. 2 Anstieg des Po_2 während des Hyperoxiestetes in Abhängigkeit von der Zeit bei gesunden Neugeborenen (n = 50).

a)	Ausgangswert (Torr)	86,1 ± 10,4
b)	Anstiegszeit nach O_2-Gabe (sec)	16,6 ± 6
c)	$tcPo_2$ eine Minute nach O_2-Gabe (Torr)	129,5 ± 24
d)	$tcPo_2$ zwei Minuten nach O_2-Gabe (Torr)	210,1 ± 44
e)	$tcPo_2$ Endwert bei 100% O_2 (Torr)	373,3 ± 70
	Endwert erreicht nach (min)	10 ± 2,8

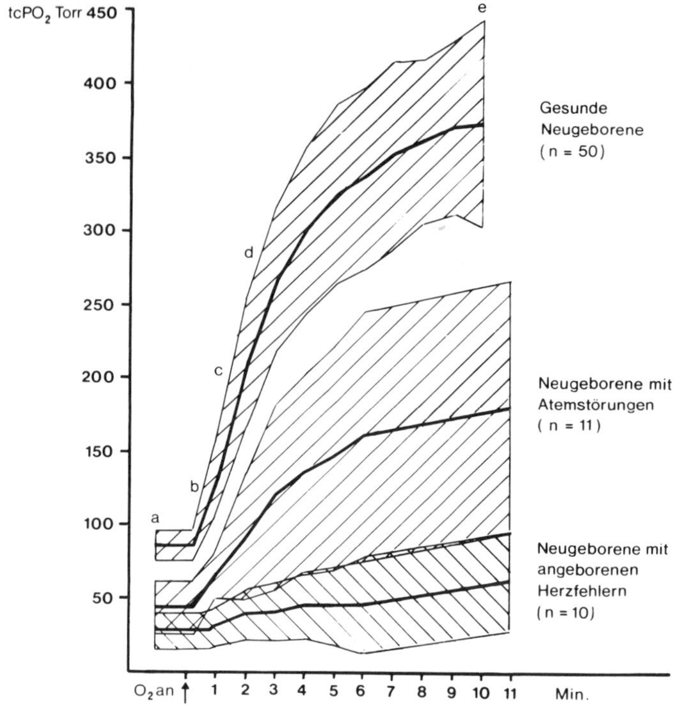

Abb. 3 Anstieg des Po_2 während des Hyperoxietestes in Abhängigkeit von der Zeit bei gesunden (Text s. Abb. 2) und kranken Neugeborenen

	Neugeborene mit	
	Atemstörungen n = 11	Herzfehlern n = 10
a) Ausgangswert (Torr)	43,6 ± 18,4	28,5 ± 12
b) Anstiegszeit nach O_2-Gabe (sec)	15,5 ± 6	45 ± 15
c) $tcPo_2$ eine Minute nach O_2-Gabe (Torr)	60,2 ± 30	30,6 ± 13
d) $tcPo_2$ zwei Minuten nach O_2-Gabe (Torr)	91,4 ± 43	38,8 ± 17
e) $tcPo_2$ Endwert bei 100% O_2 (Torr)	180 ± 86	62 ± 44
Endwert erreicht nach (min)	11 ± 8	11 ± 12

gemessen. Bei Kindern mit Atemstörungen liegen die Werte bei 91,4 ± 43 Torr und bei Patienten mit angeborenen Herzfehlern bei 38,8 ± 17 Torr. Die Werte zu dieser Zeit sind ebenso wie der Anstiegswinkel in den ersten 2 Minuten so typisch, daß differenziert werden kann, ob das Kind krank ist oder nicht. Während die Ausgangswerte sich schon deutlich unterscheiden, ist das Anstiegsverhalten unter Sauerstoffgabe, also die Zuwachsrate des Sauerstoffdrucks in Torr pro Zeiteinheit alarmierend. Zur Charakterisierung des Anstiegsverhaltens dient uns die Differenz des Po_2 der ersten und zweiten Minute nach Sauerstoffgabe. In dieser Phase stellt die Kurve in der Regel eine Gerade dar. Bei gesunden Neugeborenen finden wir eine Zuwachsrate des $tcPo_2$ von der ersten zur zweiten Minute nach Sauerstoffgabe von 80,6 ± 31 Torr (s. Abb. 4), was sich deutlich von Neugeborenen mit Atemstörungen und solchen mit angeborenen Herzfehlern unterscheidet. Als Ausdruck eines großen Shunts steigt der Po_2 bei Kindern mit Atemnotsyndrom oder Aspiration um 31,2 ± 23 Torr und bei Kindern mit angeborenen Herz-

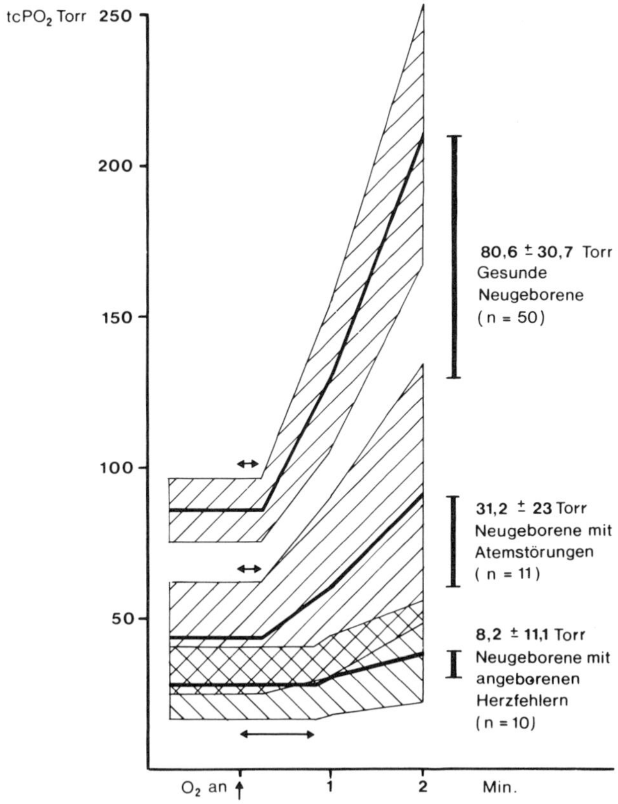

Abb. 4 Schematische Darstellung des Anstiegs des Po_2 zu Beginn des Hyperoxietestes bei gesunden und kranken Neugeborenen. Die vertikalen Balken geben die unterschiedlichen Anstiegsraten des Po_2 von der 1. zur 2. Minute nach Sauerstoffgabe an. Die horizontalen Pfeile verdeutlichen die unterschiedlichen Anstiegszeiten

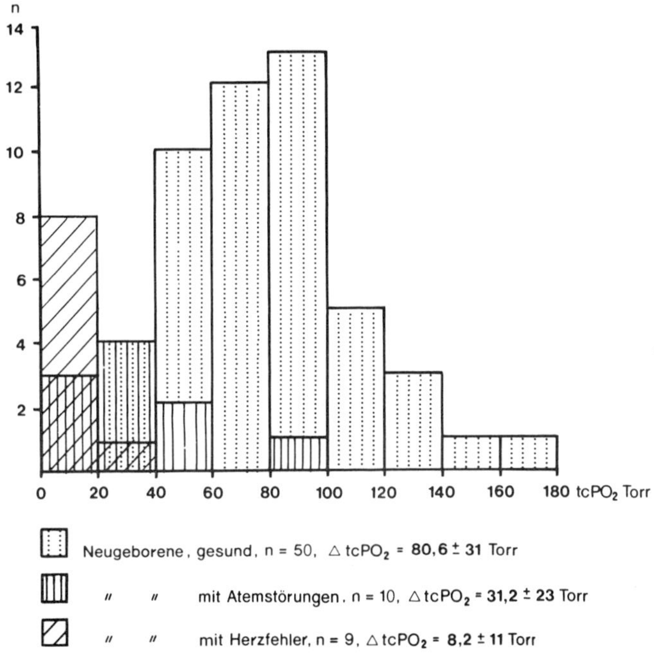

Abb. 5 Histogramm der Differenzen der $tcPo_2$-Werte zwischen der 1. und 2. Minute nach Sauerstoffgabe bei gesunden und kranken Neugeborenen

fehlern nur um 8,2 ± 11 Torr an. Natürlich läßt der Test keine Differenzierung zwischen intra- und extrapulmonalem Shunt zu. Besonders große Shunts bei klinischer Symptomarmut kamen in dem von uns untersuchten Patientenmaterial aber vor allen Dingen bei Herzfehlern vor.

In Abbildung 5 ist noch einmal das Anstiegsverhalten des Po_2 aller drei untersuchten Gruppen durch Histogramme verdeutlicht.

Als Beispiel für kranke Neugeborene wird in Abbildung 6 ein Sauerstoffkardiorespirogramm eines Kindes mit Fruchtwasseraspiration und dem typisch verlangsamten Anstieg des Sauerstoffdrucks während des Hyperoxiestets demonstriert.

Bei der folgenden Abbildung (s. Abb. 7) wurde aufgrund unseres Monitorscreenings an einen Herzfehler gedacht, insbesondere an eine Transposition der großen Arterien, was sich bei der Herzkatheteruntersuchung dann auch bestätigte.

Die Möglichkeit, schon 2 Minuten nach Beginn des Hyperoxiestetes eine klinisch ausreichende Abklärung des kardiopulmonalen Shunts machen zu können, verkürzt das üblicherweise länger dauernde Testverfahren (2, 7) und verringert die Dauer der Applikation des Sauerstoffs. Wird der Test bis zum Erreichen des maximalen Po_2 durchgeführt, also 10 ± 2,8 Minuten lang, so kann der Endwert zu Shuntberechnungen dienen. Hierzu können die in der Literatur (3, 6, 8) empfohlenen Nomogramme oder Formeln zur Shuntberechnung verwendet werden. Bei gesunden Neugeborenen wird durch die Annahme eines mittleren Pco_2 von 40 Torr gegenüber dem tatsächlichen Pco_2 nur ein Fehler von 0,3% gemacht. So finden wir bei diesen Kindern einen Shunt von 16,1 ± 3,7% gegenüber von 15,8 ± 3,6% bei Annahme eines Pco_2 von 40 Torr. Dagegen liegt er bei atemgestörten Neugeborenen bei 30,3 ± 7,9% bzw. 37,2 ± 8,4% und bei Kindern mit angeborenen Herzfehlern bei 54,3 ± 20,7% bzw. 56,8 ± 13,7%.

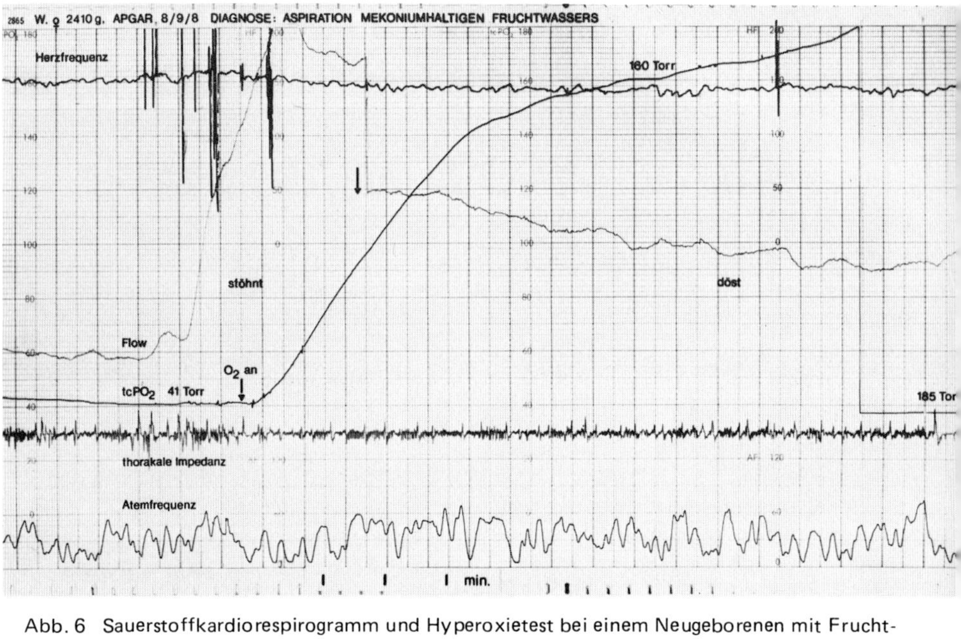

Abb. 6 Sauerstoffkardiorespirogramm und Hyperoxietest bei einem Neugeborenen mit Fruchtwasseraspiration

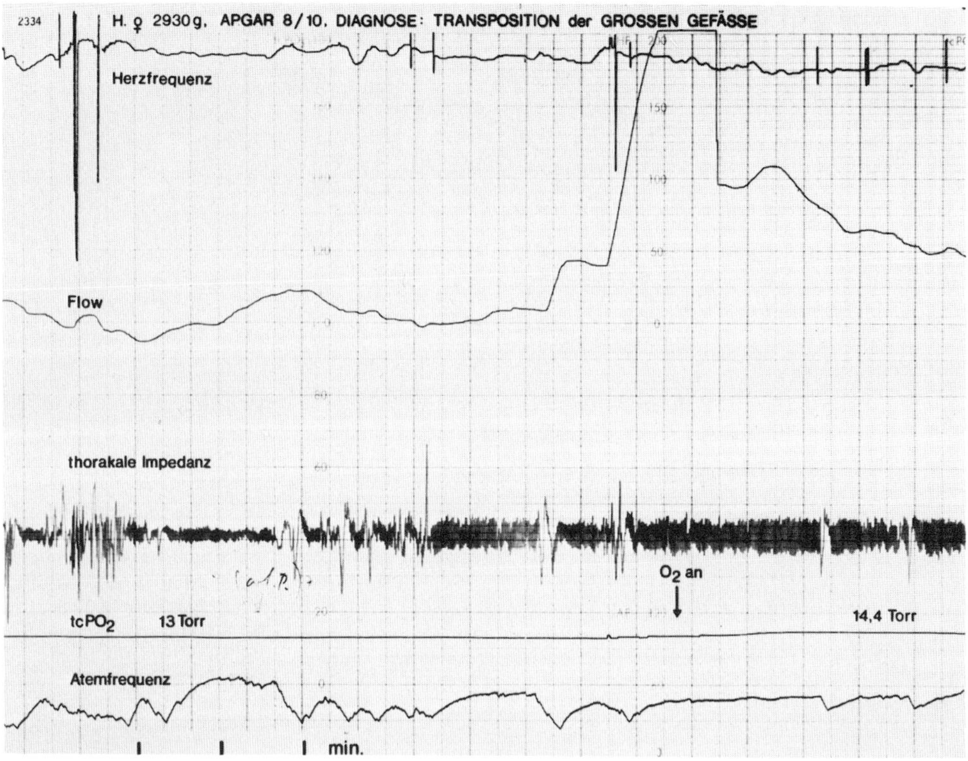

Abb. 7 Sauerstoffkardiorespirogramm und Hyperoxietest bei einem Neugeborenen in der ersten Lebensstunde mit Transposition der großen Arterien. Zu dieser Zeit bestanden außer einer mäßig starken Zyanose keine weiteren klinischen Symptome

Während des Hyperoxietestes sehen wir ähnlich wie andere Autoren (1) eine Abnahme der Herzfrequenz (s. Abb. 8). Dieses Phänomen wurde auch bei noch nicht geborenen Kindern unter der Geburt beschrieben (4). Bei Sauerstoffgabe an die Mutter beobachten wir dies sowohl bei der Mutter als auch deren Feten. Interessant ist, daß sich nicht nur das Niveau der Herzfrequenz senkt, sondern daß es auch zu einer Veränderung des Herzfrequenzmusters kommt. Die Amplitude und die Frequenz der Langzeitvariabilität vergrößern sich (s. Abb. 9). Diese Erscheinung bildet sich sofort nach Absetzen des Sauerstoffs zurück. Bei kranken Neugeborenen können wir nur in Einzelfällen dieses Phänomen gleichzeitig bei allen drei Größen der Herzfrequenzaufzeichnung sehen. Allerdings kam es bei den untersuchten kranken Neugeborenen in allen Fällen zu einer signifikanten Senkung des Niveaus der Herzfrequenz.

Bei der Atemfrequenz konnten wir während der Sauerstoffgabe sowohl bei gesunden als auch bei kranken Kindern keine signifikante Änderung des Niveaus feststellen. Die Atmung wurde lediglich häufig etwas flacher, oberflächlicher, aber auch regelmäßiger.

Zusammenfassend können wir sagen, daß der Hyperoxietest eine wichtige Ergänzung des Sauerstoffkardiorespirogrammes darstellt, um kardiopulmonale Anpassungsstörungen frühzeitig zu erkennen und zu differenzieren. Die kontinuierliche Aufzeichnung des

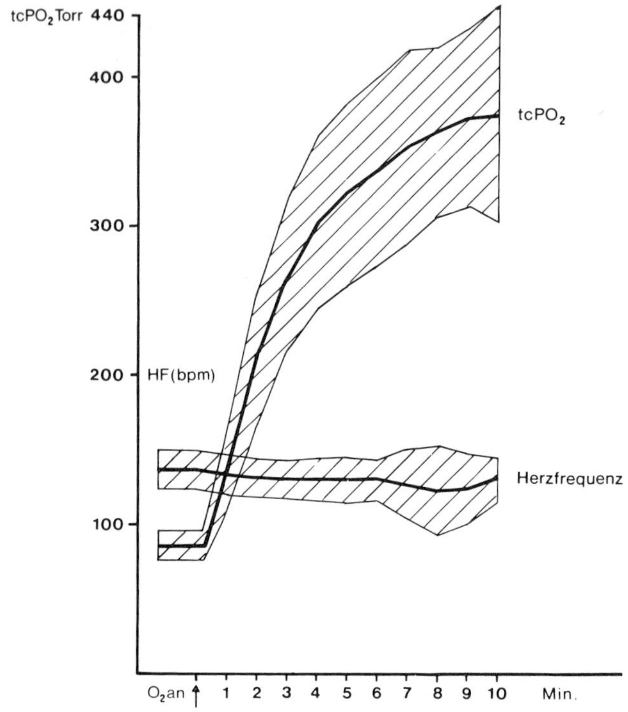

Abb. 8 Das Verhalten der Herzfrequenz während des Hyperoxietestes. Bereits nach einer Minute Sauerstoff fällt das Niveau der Herzfrequenz signifikant zum Ausgangswert ab

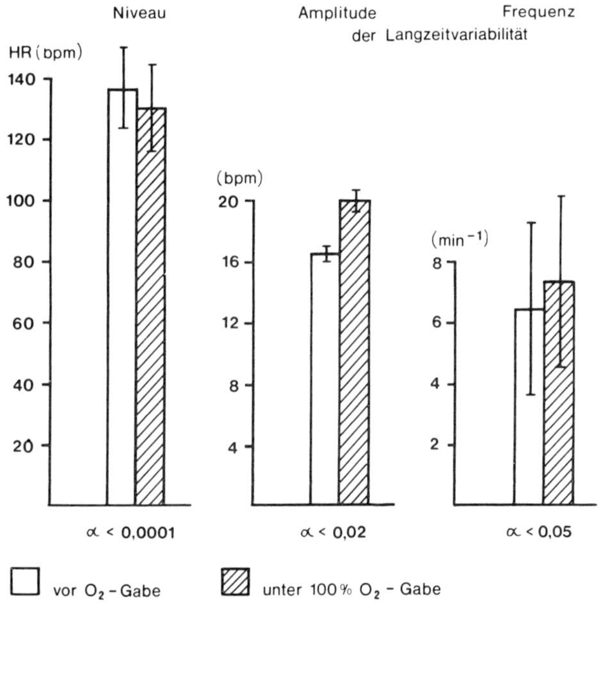

Abb. 9 Änderung des Herzfrequenzmusters unter Sauerstoffgabe bei gesunden Neugeborenen (n = 50) in der 1. Lebensstunde. Das Niveau sinkt von 137 ± 13 bpm auf 130 ± 14 bpm. Die Amplitude der Langzeitvariabilität vergrößert sich von 16,5 ± 5,1 bpm auf 20 ± 7,6 bpm und die Frequenz der Langzeitvariabilität von 6,4 ± 2,8 min^{-1} nach 7,3 ± 2,8 min^{-1}

transkutan gemessenen Po_2 erlaubt rasch, das Anstiegsverhalten des Sauerstoffdrucks zu beurteilen und gestattet so eine wesentliche Verkürzung des Testes auf 2 Minuten. Darüber hinaus besteht die Möglichkeit, ohne weitere Belastung des Kindes die Größe des Shunts zu berechnen, wenn das Po_2-Plateau nach mittleren 10 Minuten Sauerstoffatmung in Ruhe abgewartet wird.

Literatur

1 Brady, J.P., E.C. Cotton, W.H. Tooley: Chemoreflexes in the newborn infant: Effects of 100% oxygen on heart rate and ventilation. J. Physiolog. 172 (1964) 332
2 Davies, P.A., R.J. Robinson, J.W. Scopes, J.P.M. Tizard, J.S. Wigglesworth: Medical care of newborn babies. Heinemann-Lippincott, London-Philadelphia 1972 (p. 126)
3 Hickl, E.-J., K. Riegel: Angewandte Perinatologie. Urban & Schwarzenberg, München 1974
4 Huch, A., R. Huch, H. Schneider, G. Rooth: Continuous transcutaneous monitoring of fetal oxygen tension during labour. Brit. J. Obstet. Gynaecol. 84 (1977) Suppl. No. 1
5 Jones, R.W.A., J.H. Baumer, M.L. Jones, E.A. Shinebourne: Arterial oxygen tension and response to oxygen breathing in differential diagnosis of congenital heart disease in infancy. Arch. Dis. Child 51 (1976) 667
6 Klaus, M., B.P. Meyer: Oxygen therapie for the newborn. Pediat. Clin. North Amer. 13 (1966) 731
7 Philip, A.G S.: Neonatology – a practical guide. Medical Examination Publishing Co. Inc., Flushing, New York, 1977
8 Schöber, J.G.: Risikoneugeborene. Urban & Schwarzenberg, München 1975
9 Wille, L., H.E. Ulmer: Primärversorgung Neugeborener mit kongenitalen Herzerkrankungen im Rahmen der pädiatrischen Intensivpflege. In P. Emmrich. Pädiatrische Intensivmedizin. Bd. 3. Thieme, Stuttgart 1977 (S. 110)

Erfahrungen mit der kontinuierlichen intravasalen PO_2-Messung bei beatmeten Kleinkindern

W. Büttner

Über die fortlaufende Messung des arteriellen und des venösen Sauerstoffpartialdruckes liegen eine größere Anzahl von Mitteilungen vor (WATANABE 1973; MINDT 1973; EBERHARD 1975, GOECKENJAN 1977). Aus ihnen können umrißhaft folgende Ergebnisse in Erinnerung gerufen werden:

1. Die intravasale Sauerstoffpartialdruckmessung ist möglich mit der IBC-Elektrode und mit der modifizierten Clarkschen-Elektrode von Roche.
2. Beide Elektroden haben eine Drift, die bei länger dauernder Messung Nacheichungen unentbehrlich machen.
3. Zur Messung mit den genannten Sonden ist eine Temperaturkompensation erforderlich.
4. Intravasal liegende Sonden der älteren Formen neigen bei längerer Liegedauer zur Fibrinauflagerung, welche die Funktion beeinträchtigen.
5. Erfahrungsberichte über Liegedauer, Drift und Genauigkeit der intravasalen PO_2-Messung liegen nicht vor.

Außer Zweifel steht, daß eine praktisch funktionierende kontinuierliche Messung des arteriellen Sauerstoffpartialdruckes die intensiv-medizinische Überwachung um eine Fülle vital wichtiger Informationen bereichert. Bei genauerem Hinsehen stellt sich jedoch die Notwendigkeit einer Nacheichung der intravasal liegenden Sonde als nachteilig heraus, wenn die Forderungen der Praktikabilität (wie z. B. Schnelligkeit, Sicherheit, Genauigkeit und Einfachheit der Durchführung) berücksichtigt werden. Es hat uns daher interessiert, ob ein neues Korrektur- bzw. Eichverfahren und eine überarbeitete äußere Form der O_2-Sonde Voraussetzungen schaffen, um mit einem klinisch praktikablen Verfahren über eine Dauer von mehr als 4 Tagen eine exakte kontinuierliche Messung intravasalen Sauerstoffpartialdruckes durchzuführen.

Es handelt sich bei der Roche-Sonde im Prinzip um eine Clarksche Elektrode, deren Kathode aus Silber und deren Anode aus Silberchlorid besteht. Sie sind eingebettet in eine Elektrolytlösung und umschlossen von einem Poliäthylenschlauch, der die äußere Umhüllung bildet. Der äußere Durchmesser beträgt 0,6 mm. Die Sonde wird über eine Kanüle oder über einen liegenden Katheter direkt in eine Arterie oder Vene placiert. Angeschlossen an die elektronische Meßbrücke erfolgt dann die Eichung mit Hilfe der klassischen blutigen Gaswertmessung. Dabei wird zum Zeitpunkt der Blutentnahme der Sondenmeßwert elektronisch angeglichen. Danach ist jederzeit eine Temperaturkompensation zwischen 34° und 42° C manuell einstellbar, ebenso ist jederzeit die Eichung wiederholbar. Natürlich kann eine Eichung auch vor Implantation in der Luft erfolgen, wobei der Barometerstand und der Feuchtigkeitsgrad der Luft zu berücksichtigen sind. Der letztere Eichvorgang ist unabhängig von der Genauigkeit der diskontinuierlichen blutigen Gaswertbestimmung, läßt sich jedoch verständlicherweise nach Implantation nicht wiederholen. Somit ist man bei Nacheichungsvorgängen auf die Genauigkeit seines eigenen Gaslabors angewiesen.

Wegen der relativ kleinen Elektrodenoberfläche kommt es nach längerer Zeitdauer zum Verbrauch des Silbers der Kathode. Deshalb ist bei der Roche-Meßeinheit die Möglichkeit serienmäßig vorgesehen, die Elektrode zu reaktivieren. Dies geschieht durch eine kurzzeitige Stromumkehr mit Überspannung. Über unsere Untersuchungen über Ansprechzeit, Meßgenauigkeit, Drift und Zeitdauer haben wir an anderer Stelle berichtet (BÜTTNER 1977). Es sei hier nur wiederholt, daß die Ansprechzeiten bei etwa 80'' liegt, die Meßgenauigkeit weniger als 1,8% des Meßwertes beträgt, die Drift unter 4 mmHg/24 Std. liegt und eine Liegedauer von mehr als 4 Tagen realisierbar ist.

Dieses System setzen wir routinemäßig seit Oktober 1977 bei Kleinkindern ein, die im Anschluß an eine Totalkorrektur eines angeborenen Herzfehlers in extrakorporaler Zirkulation nachbeatmet werden mußten. Wir treffen dabei insofern eine Selektion, als intraoperativ nur dann eine intravasale PO_2-Sonde gelegt wird, wenn von vornherein mit einer Nachbeatmungsdauer von mehr als 24 Std. zu rechnen ist. Wir halten eine Arterienkanülierung nur in den Fällen für vertretbar, in denen mit nicht sicher voraussehbaren Komplikationen und Beatmungsdauern gerechnet werden muß.

Hiermit sind als 1. die Komplikationsmöglichkeiten der intravasalen PO_2-Messung angesprochen: daß eine Arterienkanülierung erforderlich ist, beschränkt diese Meßtechnik von vornherein auf solche Fälle, bei denen die bekannten Gefahren der Arterio sectio oder der Arterienpunktion vertretbar sind. Wir haben nur Erfahrungen mit der Placierung in der Arteria radialis, und hier unterscheiden sich die Indikationen und Kontraindikationen in nichts von denen einer intravasalen Druckmessung. Die bei Druckmeßkathetern übliche Dauerspülung zur Verhinderung der Verstopfung des Katheterlumens mit Fibrin läßt sich bei der PO_2-Sonde nicht durchführen. Die im Gegensatz zu früheren

Modellen glatte und vor allem kantenfreie Oberfläche der Meßsonde ließ erhoffen, daß eine schnelle Fibrinauflagerung nicht stattfindet. Wir haben in nur 2 Fällen nach einer Liegedauer von 4 und von 4 1/2 Tagen beobachtet, daß ein definitiv zu niedriger PO_2 gemessen wurde. Nach Entfernen der Sonde konnten wir an ihrer Oberfläche keine Auflagerungen entdecken. Zwar läßt sich dieses Verhalten u. U. durch inkorrekte Lagerung der Sonde vor ihrer eigentlichen Verwendung hervorrufen, es ist trotzdem nicht mit Sicherheit auszuschließen, daß nicht doch in diesen beiden Fällen Fibrinauflagerungen die Messungen beeinträchtigt haben. Mir scheint die Zahl von 2 möglichen Fällen von Fibrinauflagerungen bei über 50 routinemäßig verlegten Sonden keine Kontraindikation der intravasalen PO_2-Messung mit der Roche-Sonde darzustellen, zumal die beiden Sonden aus einer Vorserie stammten, und die Störung erst nach einer Liegedauer von mehr als 4 Tagen auftrat. Unabhängig davon achten wir auf eine korrekte Lagerung der Sonden bei Temperaturen zwischen 4° und 10°C und überprüfen vor dem Einlegen der Sonde, ob die serienmäßig mitgelieferte feuchtigkeitsbewahrende Hülle der gammasterilisierten Sonde unversehrt ist und die eigentliche Meßspitze mit Wasser benetzt ist.

Alle anderen beobachteten Störungen beruhten auf Kabelbrüchen. Diese werden sofort durch den Meßwert „0“ angezeigt, oder es wird eine entsprechende Störwarnung abgegeben. Dies ist unabhängig davon, ob ein Draht zerbrochen ist, oder ob es zu einem Kurzschluß der beiden Drähte gekommen ist. Diese Fehler haben wir insgesamt 7mal beobachtet, die besonders in der Anfangszeit aufgetreten sind. Sie scheinen nicht Material- oder Verarbeitungsbedingt zu sein, sondern ausschließlich von der Pflege der liegenden Sonde abzuhängen. Die 35 cm lange Sonde wird ja nicht vollständig eingeführt, so daß der außen liegende verbleibende Teil gegenüber Brüchen und Abrissen gefährdet ist. Jedem, dem der Umgang mit Subklaviakethetern geläufig ist, wird einleuchten, daß die Sicherheit des Meßverfahrens in diesem Punkte ausschließlich von der korrekten Pflege abhängig ist.

Die theoretische Möglichkeit, durch eine liegende Kunststoffkanüle eine funktionstüchtige PO_2-Sonde durch eine neue zu ersetzen, hat sich bei Kleinkindern nicht voll erfüllt: wegen der kleinen Gefäßlumina verwenden wir zur Punktion oder Kanülierung der Arteria radialis die kleinstmöglichen Abocaths. Diese verwinden und verbiegen sich

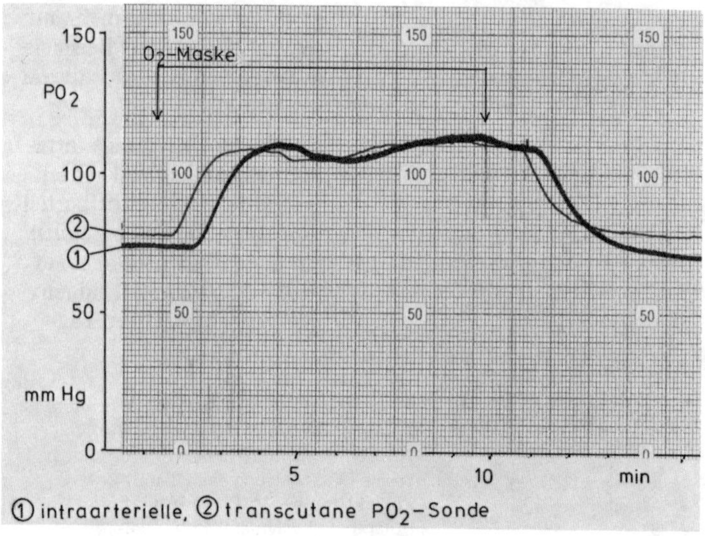

Abb. 1 Intravasale und transkutane PO_2-Messung bei Änderung der FiO_2 bei einem 2 1/2jährigen Kind

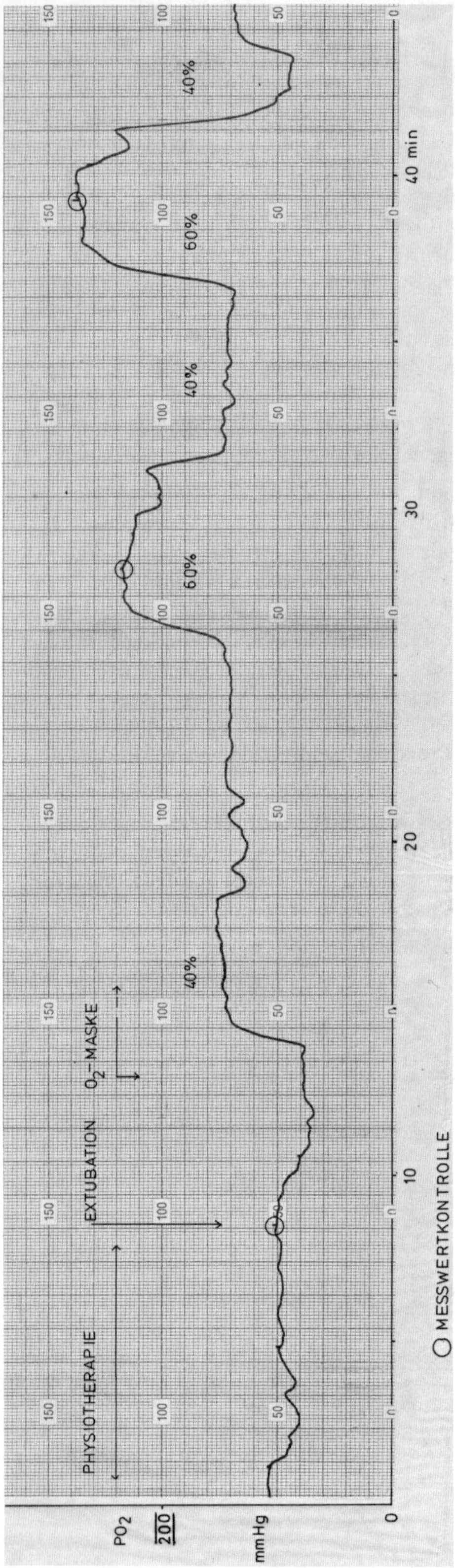

nach längerer Liegezeit jedoch so, daß sich die PO_2-Sonde zwar leicht aus ihr entfernen läßt, wegen ihrer großen Flexibilität jedoch nur in etwa der Hälfte der Fälle das Wiedereinführen gelang. Diese Probleme sind abhängig vom Innendurchmesser der verwendeten Kanüle, und sind daher bei Erwachsenen unbekannt. Die längste von uns beobachtete Liegedauer betrug 8 1/2 Tage. Wir haben alle PO_2-Sonden zu dem Zeitpunkt entfernt, an dem eine Indikation für eine kontinuierliche PO_2-Messung nicht mehr bestand. Wir können daher sagen, daß die zeitliche Limitierung bei der Verwendung der PO_2-Sonde nicht durch technische Voraussetzungen bestimmt war, sondern zu mindestens bei unserem Patientengut durch eine medizinische Notwendigkeit.

Das Ausmaß der Informationen bei der kontinuierlichen Sauerstoffpartialdruckmessung ist so groß, daß wir nicht mehr auf sie verzichten. Zwei Beispiele mögen einen Eindruck davon vermitteln:

Abbildung 1 zeigt eine intraarterielle und eine gleichzeitige transkutane Sauerstoffpartialdruckmessung unter stabilen Kreislaufverhältnissen bei einem 2 1/2jährigen Kind am ersten postoperativen Tag

Abb. 2 Kontinuierliche intravasale PO_2-Messung nach Totalkorrektur eines VSD mit infundibulärer und valvulärer Pulmonalstenose während der Physiotherapie, Extubation und wechselnder inspiratorischer O_2-Konzentration nach Totalkorrektur eines VSD. Unter Spontanatmung zeigten beide nach Aufsatz einer Sauerstoffmaske einen Anstieg in derselben Geschwindigkeit, nicht jedoch in gleicher Höhe und auch nicht zum gleichen Zeitpunkt. Die transkutane Sonde geht vor und wird ungenauer, wie Gaswertkontrollen ergaben. Abbildung 2 zeigt den Verlauf des intraarteriellen Sauerstoffpartialdruckes bei einem 12jährigen Jungen nach Korrektur eines VSD und einer infundibulären und valvulären Pulmonalstenose während der Physiotherapie, bei der Extubation und in der Folgezeit. Die Kreise geben die Zeitpunkte der diskontinuierlichen Meßwertkontrollen an. Die dabei auftretenden Abweichungen betrugen max. 4 mmHg. Dabei ist zu sehen, daß dieselbe Maßnahme keineswegs denselben Effekt herbeiführen muß, wie die Reaktion auf die unterschiedlichen Sauerstoffkonzentrationen in der Inspirationsluft zeigen. Dies ist eine wichtige, immer wieder bestätigte Beobachtung. Daher haben wir die sofortige Information der kontinuierlichen Messungen um so mehr zu schätzen gelernt, da sie z. B. für die Beurteilung des günstigsten PEEP oder Atemvolumens oder Atemfrequenz wertvoller waren als Einzelmessungen. Die Abhängigkeit des PO_2's von pflegerischen Maßnahmen wie Physiotherapie, Lagerung und ähnliches mehr und natürlich von Beatmungsparametern war erwartet, in ihrem Ausmaß und vor allem in der Diskontinuität jedoch alarmierend: ein und dieselbe derartige Maßnahme ruft bei demselben Patienten häufig nicht den gleichen Effekt gemessen am PO_2 hervor. Auch mußten wir zur Kenntnis nehmen, daß PO_2-Sprünge bis zu 40 mmHg nach beiden Richtungen hin aus klinisch nicht erkennbaren Gründen spontan auftreten, zum Teil in sehr kurzer Zeit ablaufen, und gelegentlich zum therapeutischen Eingreifen zwingen. Diese Beobachtungen sind alleine der kontinuierlichen Messung vorbehalten und ermöglichen so eine schnellere, präzisere Steuerung der Atmung bzw. Beatmung. Dies geht in der Praxis so weit, daß der Zeitpunkt der diskontinuierlichen Gaswertkontrollen von einem nachweisbaren „steady state" abhängig gemacht werden muß oder z. B. klare Angaben darüber gemacht werden können, bis zu welchem Wert der PO_2 bei physiotherapeutischen Maßnahmen oder Trachealabsaugungen absinken darf. Jedenfalls haben wir gelernt, daß wir gut daran tun, bei groben Diskrepanzen des PO_2's zwischen der kontinuierlichen und der diskontinuierlichen blutigen Messung der klassischen Gaswertmessung zu mißtrauen. Natürlich kann die kontinuierliche PO_2-Messung die Gaswertmessungen nicht ersetzen. Sie darf sie nur ergänzen. Sie tut dies aber in einem Maße und mit einer Sicherheit, die diese Maßnahme als routinemäßig anraten läßt.

Bei einer Kostennutzenrechnung lassen sich natürlich medizinische Vorteile gegen effektive Kosten nicht erfassen. Ich möchte jedoch darauf hinweisen, daß die Kosten von DM 120,– pro Sonde bei einer durchschnittlichen Liegedauer von 3–4 Tagen durchaus mit den Kosten der diskontinuierlichen Gaswertmessung konkurrieren können. In Fällen von Dauerbeatmung, bei denen das Grundleiden eine schnelle und häufige Änderung der Beatmungsparameter verbietet, fällt die Kostenrechnung sogar zugunsten der kontinuierlichen PO_2-Messung aus; denn es ist nach unseren Erfahrungen durchaus realistisch, die diskontinuierlichen klassischen Gaswertmessungen in solchen Fällen auf 2/24 Std. zu reduzieren.

Literatur

Büttner, W., u. Mitarb.: Kontinuierliche PO_2-Messung im linken Vorhof bei Säuglingen und Kleinkindern vor, während und nach ECC. Zentr. Europ. Kongr. Anaesth., Genf 1977

Eberhard, P., u. Mitarb.: A Disposable Catheter Sensor for the Continuous Monitoring of Intravascular Oxygen Tension. Proc. 1st International Conference on Biomedica Transducers, Paris, Vol. 2 (1975) 57–62

Goeckenjan, G., u. Mitarb.: Kontinuierliche PO_2-Überwachung mittels intravasaler Sauerstoffelektroden. Dtsch. med. Wschr. (1977)
Mindt, W.: Sauerstoffsensoren für in vivo-Messungen. Jahrestg. dtsch. Ges. Biomed. Technik, Erlangen, 24.–25. Mai 1973
Watanabe, H.: Disposable Sensors for the Continuous in Vivo Monitoring of Arterial PO_2. 8th Annual Meeting Ass. Aderaneement Med. Instr., March 21.–24., 1973

Transkutaner Sauerstoffdruck: Vergleich verschiedener Meßgeräte

P. Mayer, F. Brendlein und L. Wille

Sauerstoff ist ein wesentliches Therapeutikum in der Neugeborenen-Intensivpflege. Die Erfolge in der Behandlung des Atemnotsyndroms beruhen auf einer verbesserten Beatmungstechnik und der damit verbundenen Möglichkeit einen ausreichenden Sauerstoffpartialdruck im Blut (paO_2) zu erzielen. Gleichzeitig gilt es aber Hyperoxieschäden zu vermeiden und das Neugeborene vor den deletären Folgen einer Hypoxie zu bewahren. Deshalb kommt der Messung des Sauerstoffpartialdrucks – am besten durch eine kontinuierliche Registrierung – größte Bedeutung zu.

Nach Vorarbeiten von BAUMBERGER u. Mitarb. (1) entwickelten HUCH u. Mitarb. (4) eine auf einer modifizierten Clarkelektrode beruhende Methode zur kontinuierlichen, nichtinvasiven transkutanen Messung des Sauerstoffs ($tcpO_2$). Nachdem die Prototypen ihre klinische Erprobung in Anästhesie, Geburtsmedizin und Neonatologie bestanden haben, wurde die Verwendbarkeit von 3 Seriengeräten verschiedener Firmen im klinischen Routinebetrieb überprüft.

Methodik

Die Untersuchungen wurden mit den folgenden Geräten durchgeführt, welche auf einer polarographischen Sauerstoffmessung mittels einer beheizbaren Elektrode vom Clarktyp basieren:

1. Transoxode der Fa. Hellige-Dräger (G I)
2. Oxygen Monitor 5300 Fa. Roche (G II)
3. TCM I TC Sauerstoffmonitor Fa. Radiometer (G III).

Die Zweipunkteichung erfolgte nach den Vorschriften des jeweiligen Herstellers. Nach jedem Positionswechsel am Patienten wurde die Elektrode nachjustiert. Die Elektroden Verweildauer am selben patientenseitigen Meßpunkt betrug maximal 4 Stunden. Als Vorgabetemperatur der Clarkelektrode wurde 44°C gewählt, dies entspricht einer Hauttemperatur von 43°C. Meßort war bei allen Patienten die vordere Thoraxwand. Die Blutentnahmen zur Bestimmung des paO_2 erfolgten über einen Nabelarterienkatheter, dessen Spitze bei L_4 lokalisiert war. Zur Messung des PaO_2 diente ein Blutgasanalysator vom Typ Gas-Check der Fa. AVL. Auch dieses Gerät wurde mehrmals täglich unter Berücksichtigung des Barometerstandes einer Zweipunkteichung unterzogen. Die Sauerstoffwerte wurden von Früh- und Neugeborenen mit Atemnotsyndrom oder kongenitalen Vitien gewonnen.

Ergebnisse

Die mit dem Gerät G I erzielten Meßergebnisse zeigen eine gute Übereinstimmung im normoxischen Bereich, stärkere Schwankungen finden sich im hypoxischen und hyperoxischen Bereich (Abb. 1). Auch das Gerät G II ergibt eine gute Korrelation im normoxischen Bereich, stärkere Schwankungen sind besonders im hypoxischen Bereich zu beobachten (Abb. 2). Mit Gerät G III wurden im hypoxischen Bereich ebenfalls zu niedrige Werte gefunden, während sich im Bereich > 100 mmHg im Vergleich zu G I und G II eine bessere Korrelation ergab (Abb. 3). Um weitere Aussagen über die Präzision der Meßwerte zu gewinnen, wurden die Ergebnisse in die 3 folgenden Meßbereiche aufgeschlüsselt: paO_2 0 bis 49 mmHg, 50–100 mmHg und > 100 mmHg. Abb. 4 zeigt die Regressionsgeraden der Geräte für die einzelnen Bereiche. Im Bereich < 50 mmHg messen alle Geräte zu niedrige $tcpO_2$-Werte. Im normoxischen Bereich fallen die Regressionsgeraden praktisch mit der Identitätsgeraden zusammen. Im Bereich > 100 mmHg zeigen G I und G II zu niedrige Werte an, während sich für G III die geringsten Schwankungen finden.

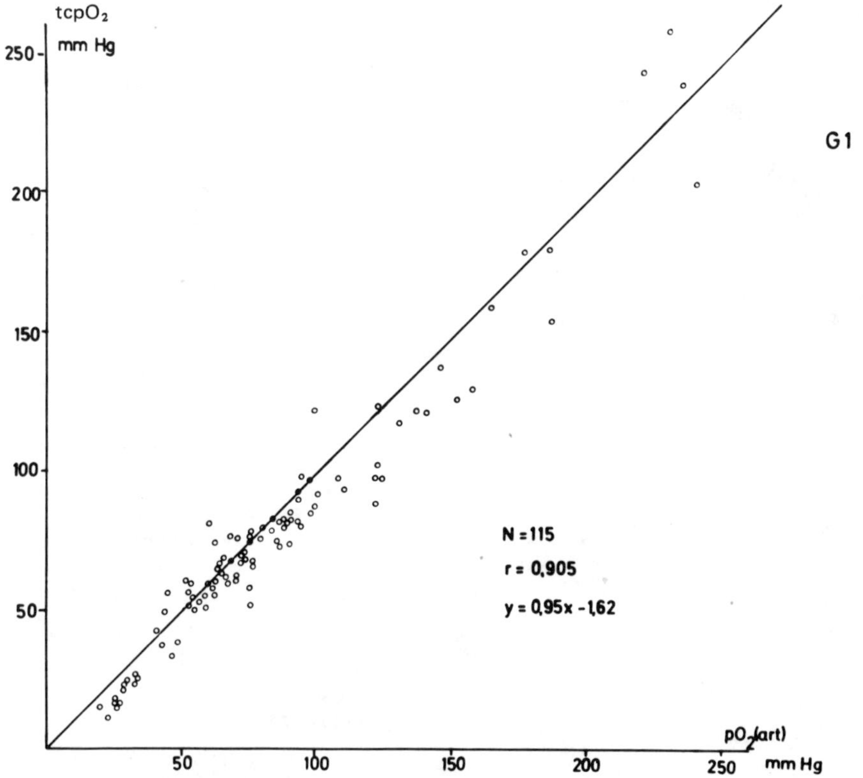

Abb. 1 Korrelation von $tcpO_2$ und paO_2 bei Gerät G I

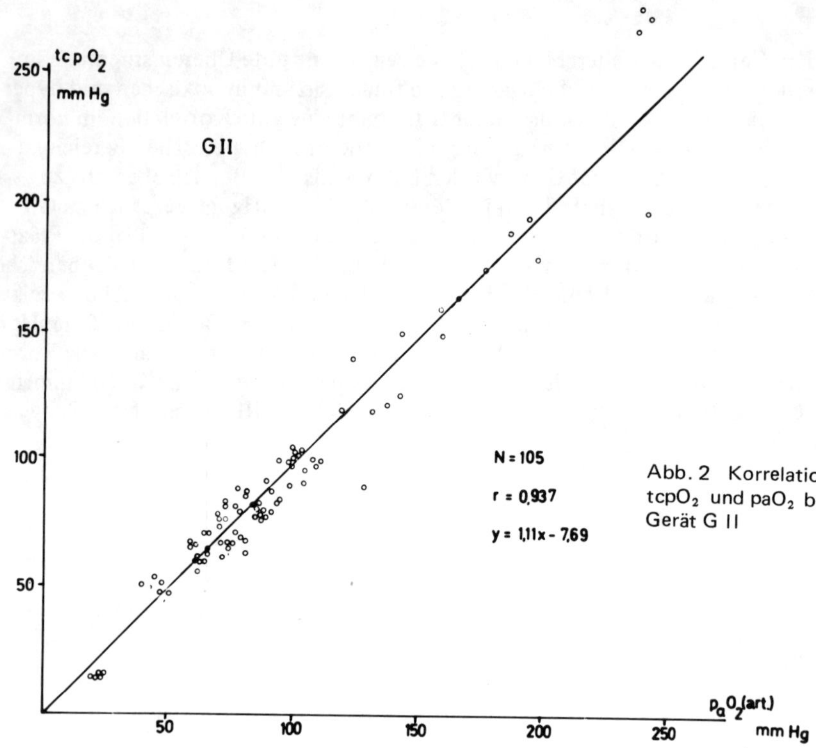

Abb. 2 Korrelation von $tcpO_2$ und paO_2 bei Gerät G II

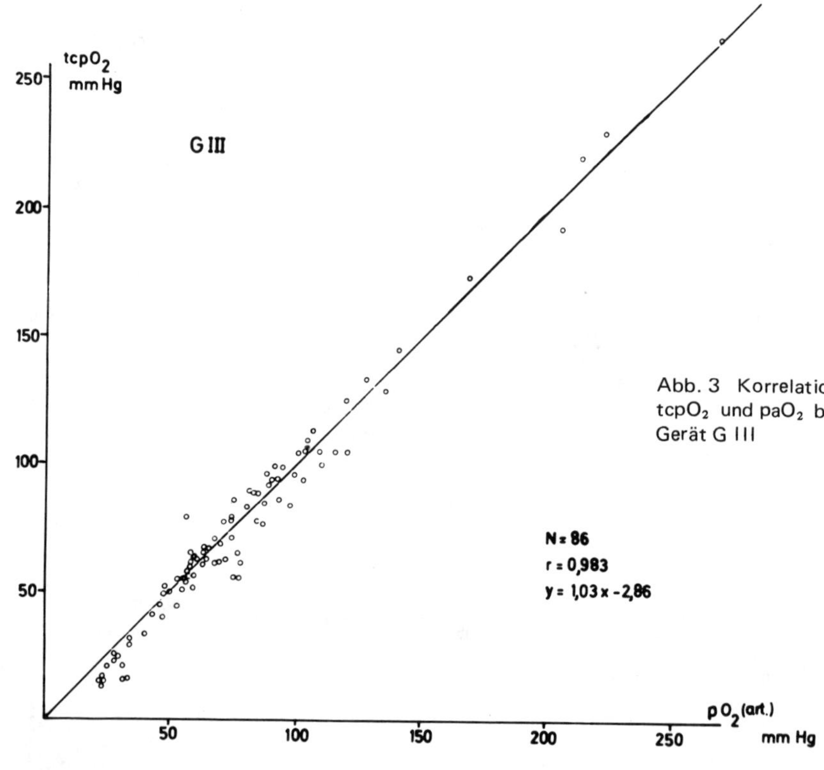

Abb. 3 Korrelation von $tcpO_2$ und paO_2 bei Gerät G III

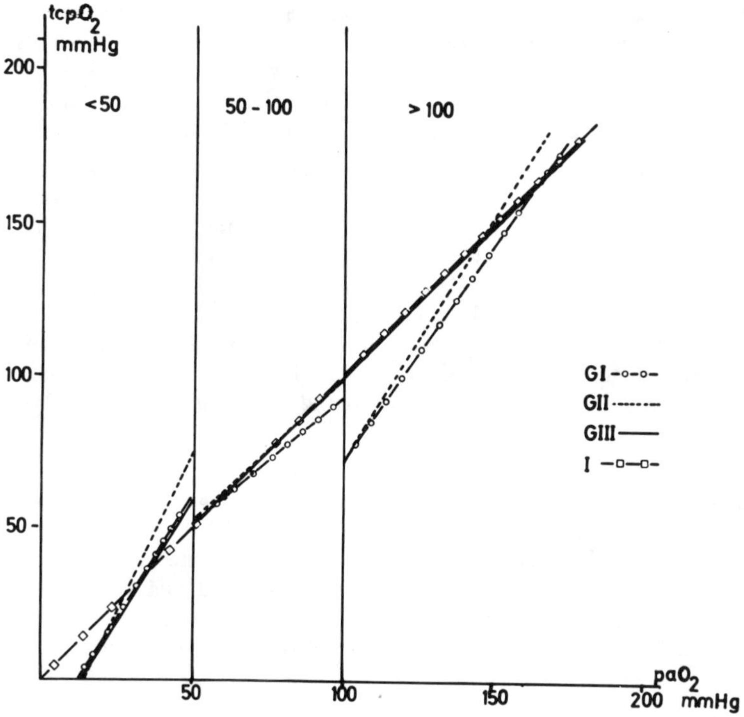

Abb. 4 Regressionsgeraden der drei Geräte im hypoxischen, normoxischen und hyperoxischen Bereich

Diskussion

Wie die vorliegenden Werte ausweisen, sind die getesteten Geräte für den klinischen Routinebetrieb brauchbar. Allerdings finden sich Unterschiede der Geräte im hypoxischen Bereich und hyperoxischen Meßbereich. Übereinstimmend liefern alle 3 Geräte im hypoxischen Bereich zu niedrige $tcpO_2$-Werte, wobei Gerät II die relativ größten Abweichungen zeigt. Auch im Bereich > 100 mmHg finden sich bei G I und G II Abweichungen von paO_2, wogegen G III in diesem Bereich eine gute Korrelation aufweist. Allerdings liegt für die genannten Bereiche nur eine begrenzte Anzahl von Vergleichsmessungen vor. Eine abschließende Aussage über die Präzision der Geräte kann nicht gemacht werden, jedoch stimmen die Ergebnisse in diesen Bereichen gut mit den in der Literatur vorliegenden überein (2, 3, 5). Nachteilige Wirkung kann die mangelhafte Präzision der $tcpO_2$-Messung in den Extrembereichen auf die präoperative, nichtinvasive Diagnostik kongenitaler zyanotischer Vitien und die Beurteilung des Schweregrades eines Atemnotsyndroms mittels des Hyperoxietests haben (6).

Unterschiede ergeben sich auch in der Praktikabilität der einzelnen Geräte. Große Differenzen bestehen für die Zeitspanne, die vom Beziehen der Elektrode bis zu ihrer Stabilisierung abgewartet werden muß. Am günstigsten liegt hier G I mit einer Einsatzbereitschaft von 20 Min. nach Wechsel der Elektrodenmembran, gefolgt von G II mit ca. 3 Stunden; die Stabilisierungsphase von G III beansprucht einen Zeitraum von 8 Stunden. Dies kann allerdings durch die Bereitstellung einer zweiten Elektrode ausgeglichen werden.

Das Beziehen der Elektroden bereitet bei keinem Gerät technische Schwierigkeiten. Die Einsatzbereitschaft nach Anlegen der Elektroden beträgt bei allen Geräten 15 bis 20 Minuten. Die zeitliche Ansprechbarkeit auf Änderungen von FiO_2 oder Manipulationen am Kind lag bei allen 3 Geräten unter 30 Sek. Die Elektrodendrift überschritt bei keinem Gerät ± 4 mmHg nach einer maximalen Meßzeit von 4 Stunden.

Ein Hauptproblem der transkutanen Sauerstoffmessung scheint uns der korrekte Sitz der Elektrode zu sein. Bei nicht ausreichender Entfettung der Haut oder zu dick aufgetragenem Kontaktmittel kommt es leicht zum Übertritt von Umgebungssauerstoff oder Änderungen der lokalen Hautperfusion und damit zur Verfälschung der Messungen. Bei G I besteht außerdem durch die relative Starrheit des Elektrodenkabels die Gefahr einer Abhebelung der Elektrode. Einen sicheren Sitz der Elektrode gewährt die Lösung dieses Problemes bei G III. Ein separater Kunststoffring wird aufgeklebt und die Elektrode nachträglich eingeschraubt. Allerdings wird hierdurch die Anlegefläche vergrößert. Dies kann bei sehr kleinen Frühgeborenen und der von uns gewählten Meßstelle zu Befestigungsproblemen führen.

Die momentan gemessenen Sauerstoffwerte sind über Analog- oder Digitalanzeige ablesbar. Bei G I und G II ist außerdem die kontinuierliche Registrierung der Sauerstoffwerte mittels eingebautem Schreiber möglich. Zusätzlich verfügt G I noch über eine kontinuierliche Aufzeichnung der Elektrodenheizleistung, welche Rückschlüsse über korrekten Elektrodensitz oder sich ändernde Perfusionsverhältnisse beim Kind zuläßt. Jedoch lassen sich auch bei den Geräten G II und G III über einen externen Ausgang und unter Zuhilfenahme eines Registriergerätes simultan $tcpO_2$ und Heizleistung registrieren.

Literatur

1 Baumberger, J.P., R.B. Goodfriend: Determination of arterial oxygen tension in man by equilibration through intact skin. Fed. Proc. 10 (1951) 10

2 Friis-Hansen, B.: Transkutane Messung der arteriellen Blut-Sauerstoffspannung mit einer neuen Elektrode. Scand. J. Clin. Lab. Invest. 37 (1977) 146

3 Hohenauer, L., W. Gerstl, F. Haschke, F. Häckel: Weitere Untersuchungen zur transkutanen pO_2-Messung bei kranken Neugeborenen. Pädiat. und Pädol. 12 (1977) 146

4 Huch, R., D.W. Lübbers, A. Huch: Transcutaneous measurement of blood pO_2 and application in perinatal medicine. J. Perinat. Med. 1 (1973) 183

5 Huch, A., R. Huch: Physiologische und methodische Grundlagen der transkutanen pO_2- und pCO_2-Messungen. In P. Emmrich: Pädiatrische Intensivmedizin, Bd. 3. Thieme, Stuttgart 197

6 Jones, R.W.A., J.H. Baumer, M.C. Joseph, E.A. Shinebourne: Aterial oxygen tension and response to oxygen breathing in differential diagnosis of congenital heart disease in infancy. Arch. Dis. Childh. 51 (1976) 667

Erste Erfahrungen mit der Computer-Trendanalyse bei schwerkranken Neugeborenen

H.-D. Frank und J. Pachaly

Der Begriff „Trend“ ist definiert als statistisch faßbare zeitliche Änderung einer Variablen. Die Trendanalyse beschäftigt sich mit der Bestimmung dieser zeitlichen Änderung in der Absicht, mit einem gewissen Grad an Wahrscheinlichkeit den zukünftigen Verlauf von Ereignissen vorauszusagen. Bezogen auf das klinische Anwendungsgebiet, wird man durch diese Information in die Lage versetzt, frühzeitig geeignete Gegenmaßnahmen in die Wege zu leiten. – Es wird hier über ein Projekt berichtet, das mit Unterstützung der Deutschen Forschungsgemeinschaft von 1975–77 in Tucson/Arizona durchgeführt wurde.* Ziel war, ein on-line-Analyseprogramm für die dortige Neugeborenen-Intensivpflegestation zu entwickeln. Ein Kleinrechner stand zur Verfügung, mit dessen Hilfe bis zu 7 Parameter bei 8 Patienten überwacht werden konnten, wobei das Ergebnis der Trendanalyse in graphischer Form auf einem bettseitigen Bildschirm dargestellt wurde.

Um eine Folge von physiologischen Meßdaten beurteilen zu können, benötigt man die Verteilungscharakteristiken der gemessenen Variablen in Beziehung zum klinischen Zustand. Als Beispiele werden je 4 Sequenzen von Vitalparametern (Herz- und Atem-

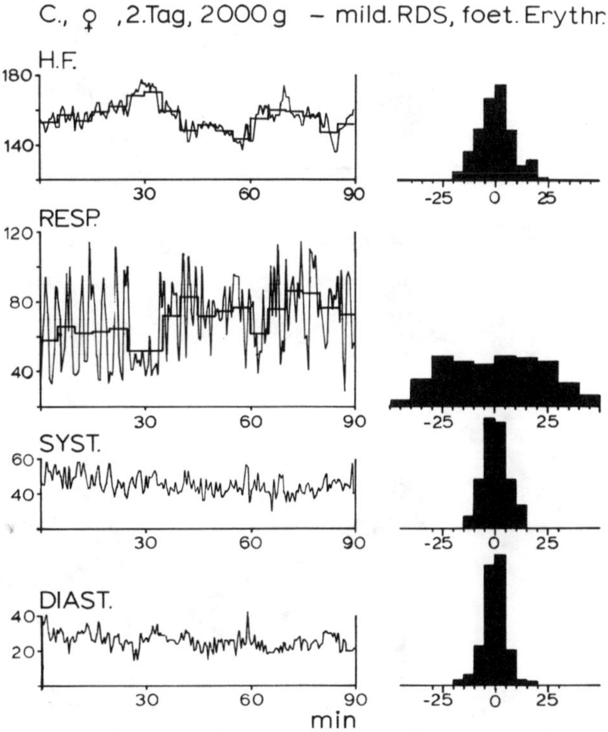

Abb. 1 Lebhafte Spontanfluktuationen von 4 Vitalparametern und Häufigkeitsverteilung der 180 Einzelmeßwerte

---

* Mit dankenswerter Förderung der DFG (Fr. 457/1/2)

frequenz/min, systolischer und diastolischer Blutdruck in mmHg) bei 2 schwerkranken, während der Beobachtungsphase jedoch klinisch stabilen Patienten demonstriert. Jede Sequenz besteht aus 180 Einzelmessungen, die parallel vom Rechner in regelmäßigen 30-Sekunden-Intervallen 90 Minuten lang aufgezeichnet wurden. In Abbildung 1 handelt es sich um ein 2000 g schweres Frühgeborenes, dessen vitale Funktionen trotz einer Erythroblastosis foetalis und eines leichten Atemnotsyndroms nicht wesentlich beeinträchtigt waren. Die Werte in Abbildung 2 stammen von einem 1700 g schweren Frühgeborenen am 7. Lebenstag, das in mehrfacher Hinsicht (Atemnotsymdrom mit hyaliner Membranen, Pneumothorax, Herzfehler, Gerinnungsstörung) ernsthaft bedroht war und von Geburt an maschineller Atemhilfe bedurfte. Auf der linken Hälfte beider Abbildungen sind, nach den erwähnten Parametern geordnet, jeweils 180 Einzelwerte über die klinisch stabile 90-Minuten-Periode aufgetragen. Abgesehen von Niveauunterschieden der entsprechenden Kurven fällt bei dem schwerstkranken 2. Kind eine deutlich reduzierte Variabilität aller Parameter auf. Beachtenswert ist, daß in den Histogrammen rechts die Meßwerte symmetrisch um den Mittelpunkt 0 verteilt sind. Ausnahme von dieser glockenförmigen Verteilung ist die Atemfrequenz in Abbildung 2, die durch die kontrollierte Beatmung beeinflußt wird.

Eine sinnvolle Vorhersage künftiger Ereignisse gründet sich notwendigerweise auf die Vorwärtsprojektion bekannter Muster oder Trends aus der Vergangenheit dieser

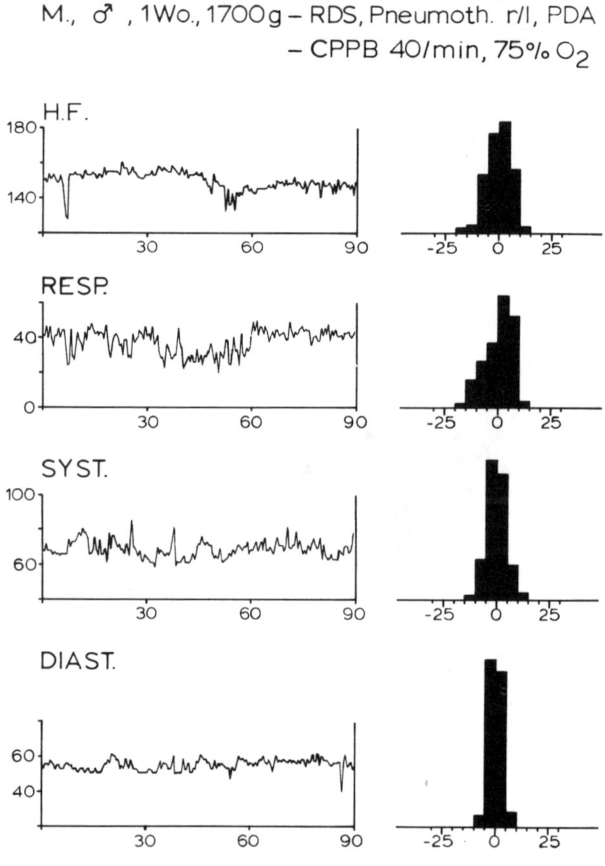

Abb. 2 Geringe Variabilität von 4 Vitalparametern und Verteilungsmuster der 180 Einzelmeßwerte

Ereignisse. Das Hauptproblem besteht darin, zurückliegende Muster oder Trends klar zu erfassen. Der erste Schritt zur Lösung dieses Problems heißt Datenreduktion. Wir benutzen dafür ein zweistufiges Verfahren. In der ersten Stufe werden 10 Einzelwerte über 5 Minuten gemittelt; dieser Wert ist die Grundlage für die weiteren Trendberechnungen. Für die 2. Stufe wählten wir unter den verschiedenen Methoden für Zeitreihenanalysen die sog. „*exponentielle Glättungstechnik*" aus (1, 2), die bei der industriellen Prozeßsteuerung benutzt wird und die bereits Anwendung in der Erwachsenenmedizin gefunden hat (3, 4). Das Prinzip des exponentiellen Glättens besteht darin, daß der Einfluß eines Meßwertes auf den Mittelwert nach einer Exponentialfunktion um so geringer wird, je länger er zurückliegt. Die Konstante α der Exponentialfunktion heißt *Glättungs- oder Dämpfungskonstante.* Für Monitorzwecke liegt α gewöhnlich zwischen 0,1 und 0,3. Die Vorteile der Methode sind: Sie braucht nur wenige, leichte Rechenschritte, benötigt geringe Speicherkapazität und reduziert wirksam störendes Rauschen. In allen Fällen haben unmittelbar vergangene Ereignisse mehr Gewicht als weiter zurückliegende, und je größer α, desto früher verliert ein Meßpunkt an Einfluß. Durch Wahl der geeigneten Konstanten α ist das Trendsystem in der Lage, schnelle oder nur langsame Trends zu erkennen. Wir haben uns bei unserem Modell mit 5Minuten-Intervallen für eine mittlere Dämpfungskonstante von $\alpha = 0{,}2$ entschieden.

Abbildung 3 illustriert die Glättungstechnik am Beispiel mäßiger Trendbewegungen im Herzfrequenzmuster eines Neugeborenen. Man sieht deutlich die Überlagerung der

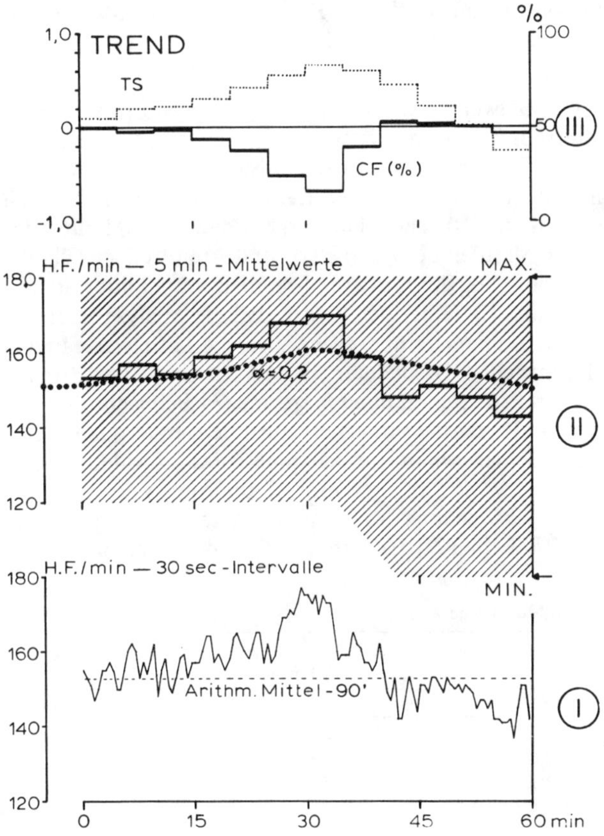

Abb. 3 Stufenaufbau der Trendanalyse

Grundfrequenz durch Kurzzeitschwankungen in den 30Sekunden-Meßwerten. Im mittleren Abschnitt II sind die Fluktuationen durch Mittelwertbildung in 5Minutenabständen beseitigt. Durch Anwendung der exponentiellen Glättungstechnik auf diesen Mittelwerten erhält man die glatte Mittelwertkurve, wobei in der dick-gepunkteten Linie der ursprüngliche Verlauf des Parameters noch immer klar erkennbar ist.

Mit fortlaufenden Messungen werden ein absoluter Vorhersagefehler und die mittlere absolute Abweichung ermittelt; letztere Größe ist ein Maß für die Streubreite der Meßwerte, wie sie zuvor in den Histogrammen dargestellt wurde. Das *Trendsignal TS* in der oberen Graphik III (fein-gepunktete Linie) ist der Quotient aus dem ebenfalls geglättete Vorhersagefehler und der mittleren absoluten Abweichung. Es kann zwischen +1 und –1 liegen. Dieses Trendsignal dient zur statistischen Prüfung des gefundenen Trends, zur Entscheidung also, ob dieser Trend bei dem gemessenen Vorhersagefehler noch zufällig auftreten kann; z. B. muß in Abbildung 3 bei $\alpha = 0{,}2$ das Trendsignal den Wert von 0,74 überschreiten, um signifikant zu sein.

Das Trendsignal alleine hat noch keine klinische Aussagekraft, da es keine Information über die Absolutwerte der Parameter enthält. Deshalb wird das Trendsignal weiter umgewandelt in eine klinisch eher aussagekräftige *Zustandsfunktion (hier CF)* für den betreffenden Parameter. Diese Zustandsfunktion gibt dem Trend klinische Qualitäten im Sinne von „Verbesserung“ oder „Verschlechterung“, je nachdem, ob er sich in Richtung auf den idealen Mittelwert bewegt oder davon weg. Der Rechnermonitor gibt Alarm, wenn die Zustandsfunktion CF eine bestimmte Prozentzahl vom aktuellen Parametermittelwert unterschreitet. Dieser Mittelwert ist hier als 50% auf der rechten Skala der Trendgraphik (Abb. 3, III) aufgetragen.

Wenn man versucht, realistische Mittelwerte mit oberen und unteren Normgrenzen für Neugeborene verschiedener Alters- und Gewichtsklassen anzugeben, stellt sich heraus, daß Individuen derselben Kategorie untereinander sowohl hinsichtlich ihrer Parametermittelwerte als auch der Spontanvariabilität erheblich differieren. Die Tabelle 1 enthält Daten von 16 klinisch stabilen Patienten, die über eine Vorperiode von 15 Minuten und einer anschließenden Phase von 90 Minuten bezüglich Herz- und Atemfrequenz überwacht wurden. Die gute Übereinstimmung der mittleren Frequenzen und ihrer Standardabweichungen zwischen Vor- und Hauptperiode besagt, daß die Analyse einer 15minütigen Vorperiode ausreicht, um patientenbezogene, aktuelle Mittelwerte und die dazugehörige Variabilität festzustellen. Besonderer Hinweis gilt der weiten Streubreite der Mittelwerte unter den 16 Patienten in ihren insgesamt 74 Beobachtungsperioden: Zwischen der 10. und 90. Perzentile variiert die mittlere Herzfrequenz beispielsweise zwischen 123 und 156 Schlägen/min. Deshalb muß jedes Individuum seine eigenen Kontrollwerte liefern. Wir entwickelten aus diesem Grunde ein Vorprogramm, in dem Mittelwerte und 1. Standardabweichung des Trendparameters für das jeweilige Kind in seinem augenblicklichen klinischen Zustand ermittelt werden können.

Tabelle 1 Statistische Verteilung von Monitordaten

	HR				RESP			
	15 min		90 min		15 min		90 min	
	$\overline{x}$	SD	$\overline{x}$	SD	$\overline{x}$	SD	$\overline{x}$	SD
$\overline{x}$	140,0	5,0	140,0	6,8	40,1	8,1	40,0	9,0
SD	13,0	2,8	12,7	3,6	10,1	4,4	9,5	4,0
10%	123,0	1,6	123,0	3,2	30,1	4,1	30,1	4,9
90%	156,6	9,1	156,5	11,5	51,2	12,8	51,2	13,5

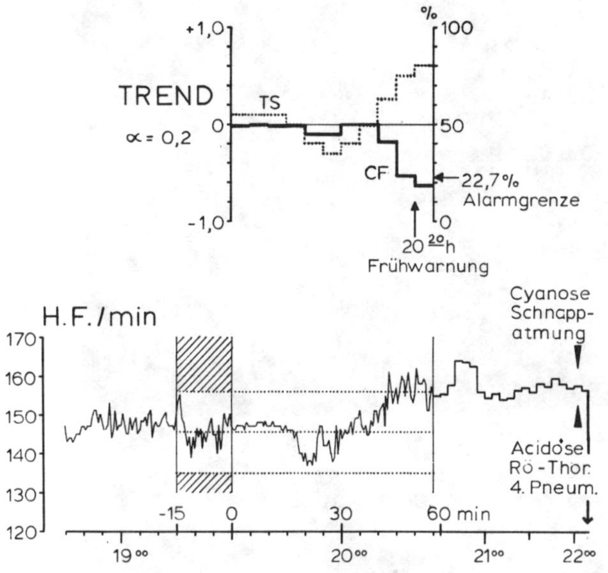

Abb. 4 Frühwarnung durch Trendanalyse auf statistischer Basis

Der Vorteil eines individuellen Trendrahmens soll anhand einer retrospektiven Herzfrequenzstudie bei einem vital bedrohten Kind demonstriert werden (Abb. 4). Die automatisch vom Rechner angestellte Überprüfung einer 15Minuten-Vorperiode bestimmt die mittlere Parameterlage. Sie setzt weiter – entsprechend dem Grad der Spontanfluktuation – den Trendrahmen von ± 3 Standardabweichungen um dieses Mittel fest. Schließlich wird eine Trendalarmgrenze errechnet, die eine Schätzung der einfachen Populations-Standardabweichung aus der 15Minuten-Vorperiode darstellt. Der allmähliche Anstieg der Herzfrequenz, der über 40 Minuten fast ausschließlich im „sicheren“ Bereich stattfindet, würde eine Frühwarnung ausgelöst haben, und zwar fast 2 Stunden, bevor dramatische Symptome wie Zyanose und Bradykardie zur Diagnose eines Rezidivpneumothorax geführt haben.

Abbildung 5 zeigt den aktuellen Stand des Echtzeit-Trendanalysesystems. Es ist eine Polaroidaufnahme vom Trendbildschirm am Ende einer 90 Minuten langen Trendüberwachung. Das schwerkranke Frühgeborene erhielt eine erhöhte O_2-Konzentration über den Respirator. Der pO_2 wurde mit einer Sauerstoffelektrode über die Nabelarterie überwacht. Die untere Graphik zeigt die Folge der pO_2-Fluktuationen innerhalb des im Vorprogramm festgelegten Trendrahmens. Er besteht aus Mittelwert mit oberen und unteren Grenzwerten im Abstand von je 3 Standardabweichungen. Die gepunktete Linie ganz oben ist das Trendsignal, das einen signifikanten Aufwärtstrend bereits 30 Minuten nach dem Start anzeigt, noch lange bevor die obere Toleranzgrenze verletzt wurde. Übertragen auf die klinische Zustandsfunktion CF (Abwärtstrend der soliden Kurve), bedeutet dies eine gefährliche Abweichung vom gewünschten Mittelwert. Der Alarm sollte dann ausgelöst werden, sobald der Wert der Zustandsfunktion um 1 Standardabweichung unter den Mittelwert oder – in Prozent ausgedrückt – unter 33% fiel. Auf diese Weise konnte der Sauerstoffgehalt im Atemgas und damit auch der pO_2 rechtzeitig gesenkt werden, noch ehe die obere Sicherheitsgrenze überschritten wurde.

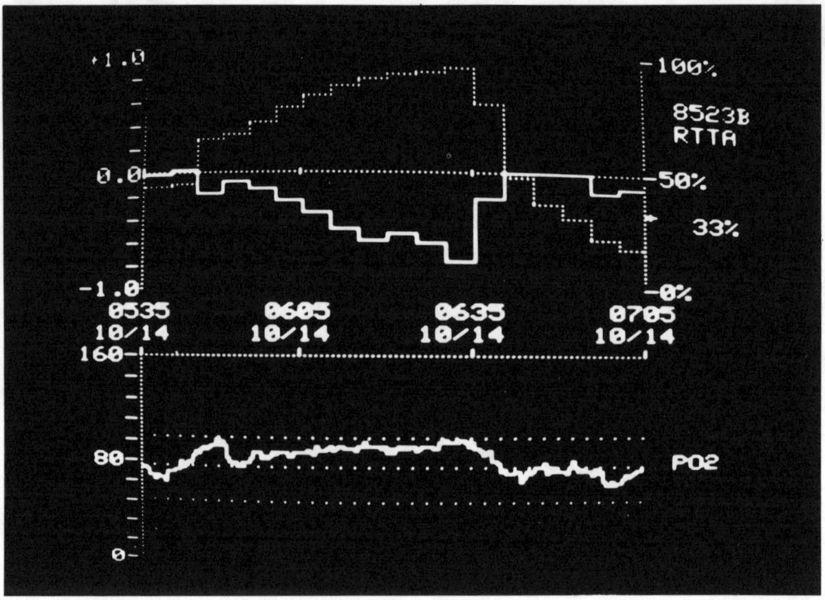

Abb. 5 pO_2-Überwachung und Regulierung durch Trendanalyse

Zusammenfassend läßt sich feststellen, daß das vorliegende Modell einer rechnerunterstützten Trendanalyse bei schwerkranken Neugeborenen folgende klinisch-praktischen Perspektiven ermöglicht:

– Identifizierung einer stabilen Parametermittellage (no trend) bei physiologischerweise stark fluktuierenden Parametern, z. B. beat-to-beat, Atemfrequenz.

– Ermittlung realistischer, patientenbezogener Mittelwerte mit individueller Variationsbreite.

– Frühwarnung bei schwerkranken Patienten noch *vor* Erreichen pathologischer Extremwerte.

– Reduktion falsch positiver bzw. falsch negativer Alarme, die bei den üblichen Grenzwertmonitoren häufig zur Verunsicherung des Pflegepersonals führen.

– Entwicklung eines fein abgestuften, automatischen Gegensteuerungsprinzips, z. B. für Umgebungstemperatur, FiO_2.

Literatur

1 Brown, R.G.: Smoothing, Forecasting and Prediction of Discrete Time Series. Prentice-Hall, Englewood Cliffs, 1962

2 Montgomery, D.C., L.A. Johnson: Forecasting and Time Series Analysis. McGraw-Hill Book Company, New York 1976

3 Sheppard, L.C., N.T. Kouchoukos: Computers as monitors. Anaesthesiology 45 (1976) 250

4 Hope, C.E., C.D. Lewis, I.R. Perry, A. Gamble: Computed trend analysis in automated patient monitoring systems. Brit. J. Anaesth. 45 (1973) 440

IV. Kardiologische und kardiochirurgische Probleme beim Kind in der pädiatrischen Intensivmedizin

Pulmonalvenöse Obstruktion als lebensbedrohliche Spätkomplikation nach Mustard-Operation

U. Bernsau, H. Oelert, I. Luhmer, E. Trowitzsch und H. C. Kallfelz

Unter den ernsthaften Komplikationen nach Mustard-Operation (Tabelle 1) nehmen die sogenannten pulmonalvenösen Abflußbehinderungen (PV-Obstruktion) nach hämodynamischer Bedeutung den ersten Platz ein (7).
Durch ein Mißverhältnis von Patch- und Vorhofgröße sowie durch appositionelles Dickenwachstum im Rahmen einer Fibrose der Neointima der neugeschaffenen Vorhofkanäle kann es zu einer kritischen pulmonalvenösen Abflußbehinderung aus dem supratrikuspidalen Vorhofanteil kommen.

Tabelle 1 Komplikationen nach Mustard-Korrektur

1. Rhythmusstörungen („sick sinus", paroxysm. Tachyk.)
2. Baffle-Leck
3. Tricuspidal-Insuffizienz
4. Schlechte Kontraktilität der Ventrikel
5. System-venöse Obstruktion
6. Pulmonal-venöse Obstruktion

Zwei Gründe veranlassen uns, die genannte Komplikation im einzelnen zu beschreiben:
1. Klinische Symptome und charakteristische Zeichen sind noch nicht allgemein bekannt.
2. Die Früherkennung der Zeichen einer pulmonalvenösen Obstruktion können für den Patienten von lebensrettender Bedeutung sein, da nur eine rechtzeitig eingeleitete spezielle Diagnostik und der nachfolgende operative Zweiteingriff einen letalen Ausgang verhindern können.

Die im folgenden geschilderten Symptome wurden bei 10 Patienten (infolge eines Rezidivs aus 11 Kasuistiken) ermittelt. Bis auf einen Patienten mit Transposition der großen Gefäße, Ventrikelseptumdefekt und pulmonaler Hypertension handelte es sich stets um Situationen nach Mustard-Korrekturoperation bei einfacher Transposition.

Innerhalb der Verlaufsbeobachtung nimmt die postoperative Gewichtszunahme einen wichtigen Platz ein: 9/10 unserer Kinder hatten eine Gedeihstörung mit Gewichtsstillstand oder -abnahme. Während man bei 10/11 eine Tachypnoe beobachtete, zeigten 7/10 eine Leistungseinschränkung und 8/11 eine Dyspnoe (Tab. 2). 9/11 hatten gleichzeitig eine ausgeprägte Hepatomegalie ohne Milzvergrößerung. Bei 7/11 konnte ein vorausgegangener oder simultaner Infekt festgestellt werden, der in 5/11 mit teilweise septisch verlaufendem Fieber einherging.

Tabelle 2 Zeichen der PV-Obstruktion nach Mustard-OP

1. Gedeih-Störung
2. Dyspnoe (± Fieber), Tachypnoe
3. Körperl. Leistungseinschränkung
4. Rö-Thorax: Vermehrte PV-Zeichnung
5. Hochfrequ. Holodiastolicum p.m. tief parasternal
6. Änderung d. EKG u. VKG-Musters

Das Röntgenbild des Thorax zeigte bei 10/11 diskrete bis ausgeprägte Zeichen einer pulmonalvenösen Kongestion mit perihilärer zentrifugaler, etwas verwaschener Gefäßzeichnung (Abb. 1a). Zwei der Patienten hatten typische Kerley-B-Linien. Diese Röntgen

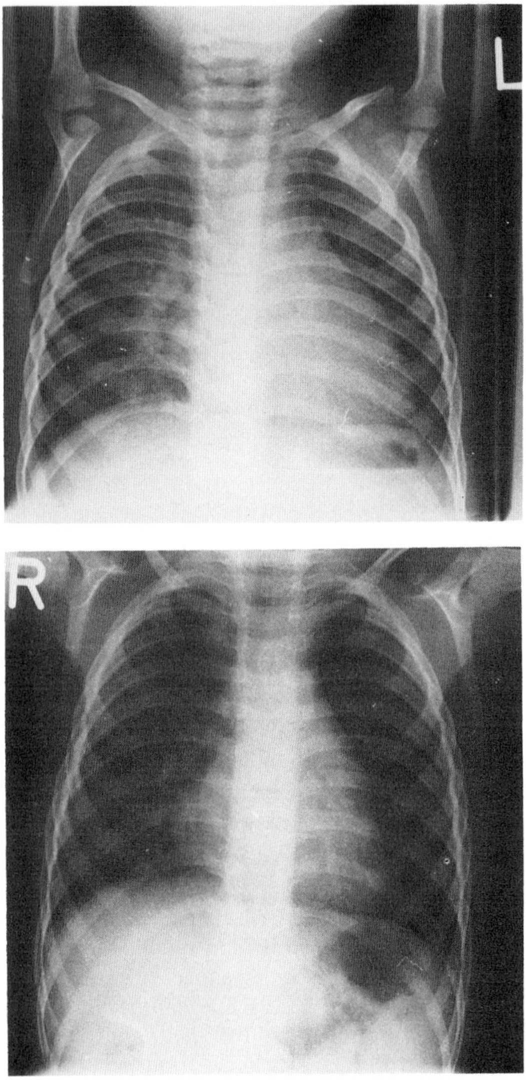

a

b

Abb. 1 Prä- (a) und postoperatives (b) Röntgenbild des Patienten T. H. Zu beachten ist die bogig-ausladende rechte Herzkontur auf dem postoperativen Bild, welche durch die plastische Erweiterung des pulmonalvenösen Vorhofes verursacht wird befunde sollten nachdrücklich auf die ursächliche Diagnose hinweisen. Dennoch führte offenbar die Kombination der Symptome Fieber mit Dyspnoe zweimal zur folgenschweren Verdachtsdiagnose Bronchopneumonie: Beide Patienten wurden nicht rechtzeitig einer operativen Revision zugeführt und verstarben.

Der charakteristische Auskultationsbefund muß hervorgehoben werden (Abb. 2): Mit Punctum maximum im Bereich der unteren rechten und linken Parasternalregion sowie im Epigastrium hört man ein leises, hochfrequentes Holodiastolikum von blasendem Charakter, welches durch die supravalvuläre Trikuspidalstenose verursacht wird. Dieses Geräusch wurde bei 7 von 9 Kindern gehört und gilt als pathognomonisch.

5 von 10 Kindern zeigten EKG- und VKG-Veränderungen im Sinne vermehrter linksventrikulärer Belastung: Zunahme der linkspräkordialen Voltage mit Erregungsrückbildungsstörung ohne sichere Zeichen der Linkshypertrophie (Abb. 3).

Hämodynamik: Die Kinder wurden 3,5 bis 20 Monate nach Korrekturoperation, in der Regel bei Auftreten der klinischen Symptome, erneut katheterisiert (Tab. 3). Das Alter bei Erstoperation lag zwischen 2 und 36 Monaten. Bis auf 2 Kinder handelte es sich um Säuglinge, wovon 4 unter Notfall-Bedingungen operiert wurden. Mit Ausnahme eines Patienten mit leichter pulmonalvenöser Obstruktion, der bisher nicht nachoperiert wurde, zeigten alle Kinder eine pulmonale Hypertension. Bei 3 Kindern lag der Mitteldruck in der Arteria pulmonalis über dem Systemdruck.

Der Nachweis der pulmonalvenösen Abflußbehinderung gelang einerseits durch den stark erhöhten Pulmonal-Kapillar-Druck, andererseits durch retrograde Sondierung des stenosierten supratrikuspidalen Vorhofbereiches: Die Rückzugskurve deckt einen

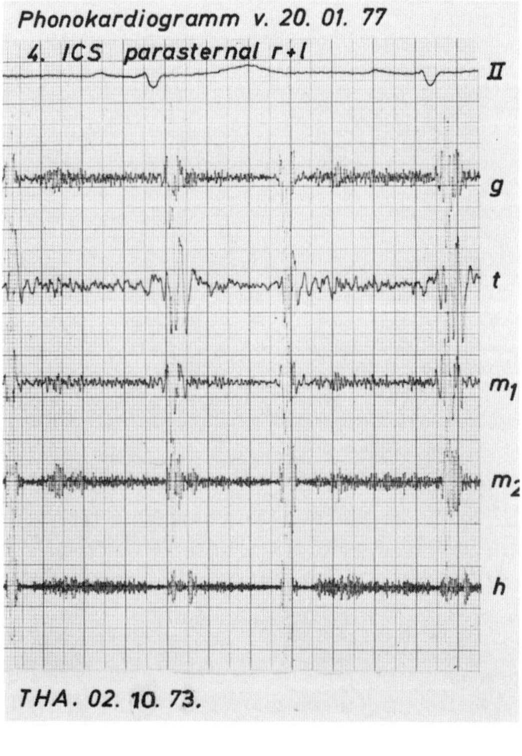

Abb. 2 Typisches holo-diastolisches Geräusch bei Patienten mit pulmonalvenöser Obstruktion nach Mustard-Korrekturoperation

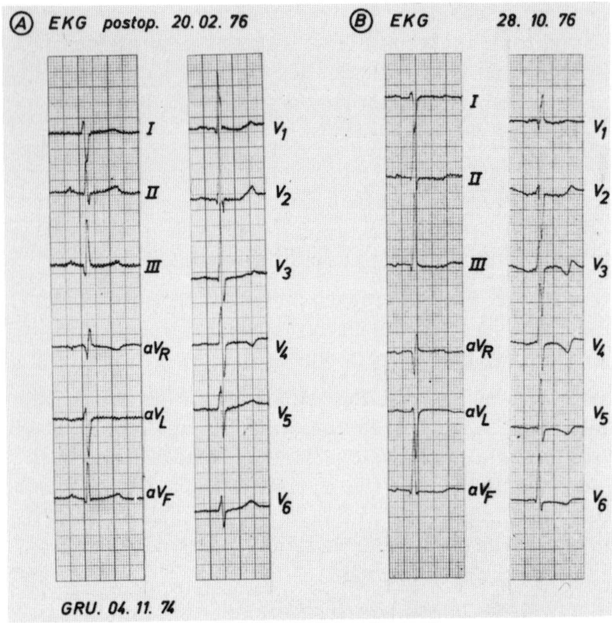

Abb. 3 Standard-EKG-Aufnahme unmittelbar nach Mustard-Korrekturoperation (A) und vor operativer Revision wegen pulmonalvenöser Obstruktion (B): Zunahme der links-prä-kordialen Voltage mit Repolarisationsstörung

Tabelle 3 TGA mit PV-Obstruktion: Präoperative Hämodynamik
A. pulm. = Arteria pulmonalis; PC-Druck = Pulmonalkapillardruck

Pat.	Alter bei 1. OP (Mon.)	A. pulm.	Mitteldruck (Torr) PC-Druck	PV-Atrium (proximal)	PV-Atrium (distal)	Zeit von Mustard-OP bis Revision (Mon.)
HI.	4	32	–	2,5	26	27
GR.	8	75	28	9	–	23
BR.	2	60	32	–	35	4
HO.	5	90	27	12	34	12
KE.	6	58	14	–	–	11
TH.	14	15	–	5,5	16	OP geplant
SL.	36	24	21	7	27	32
AB.[1]	11	55	22	6	–	23
HO.[2]	5	40	17	8	20	15 (seit Vor-OP)

[1] = TGA + VSD mit PHT
[2] = Erneute PV-Obstruktion

Gradienten im Bereich der supravalvulären Stenose auf (Abb. 4). Das Angiokardiogramm mit Injektion des Kontrastmittels in den prästenotischen Vorhofanteil zeigt stets die typische sanduhr-förmige Enge (Abb. 5).

Operation: Die operative Revision erfolgte nach rechtsseitiger Thorakotomie unter Zuhilfenahme der extrakorporalen Zirkulation: Durch Inzision des pulmonalvenösen Vorhofs bis in die Region der rechten oberen Lungenvene und Einnähen eines Perikard- oder Dacron-Patch wurde die Stenose erweitert und ein unbehinderter Abfluß geschaffen.

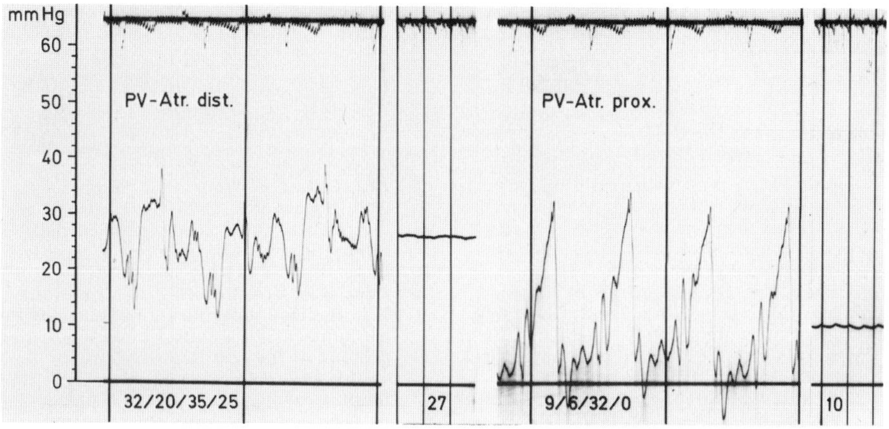

Abb. 4 Kurven des phasischen Druckes und Mitteldruckes bei Katheterlage distal und proximal der supratrikuspidalen Stenose

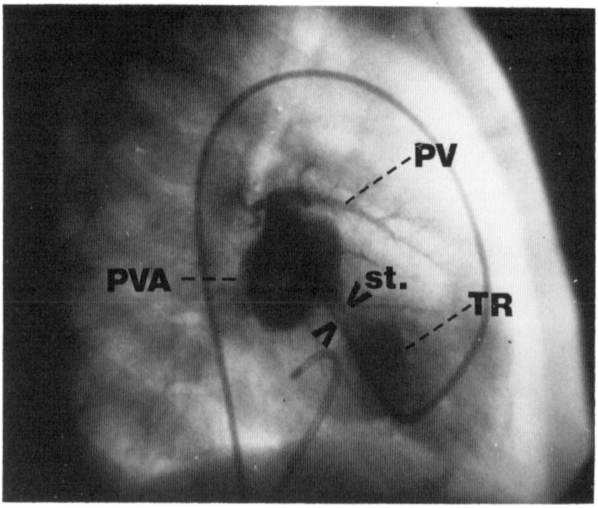

Abb. 5 Laterales Angikardiogramm: Ein Katheter ist retrograd via Aorta und rechten Ventrikel durch die Trikuspidalklappe (TR) und die supratrikuspidale Stenose (st.) in den distalen pulmonalvenösen Vorhof (PVA) eingeführt. Injektion des Kontrastmittels in den PVA, wobei dieses über die Stenose und die Trikuspidalklappe in den rechten Ventrikel abfließt. PV = Pulmonalvene. Ein zweiter Katheter ist antegrad in den linken Ventrikel eingeführt

Mit Ausnahme zweier Fälle war der postoperative Verlauf unkompliziert. Ein Kind mußte 15 Monate nach dem Zweiteingriff erneut wegen einer pulmonalvenösen Obstruktion in extrem schlechtem Allgemeinzustand mit Dystrophie unter Notfall-Bedingungen operiert werden. Dieses Kind verstarb an einer postoperativen Sepsis. Alle übrigen Kinder zeigten bisher einen guten postoperativen Verlauf.

Schlußfolgerung: Zu pulmonalvenösen Obstruktionen kann es sowohl bei Verwendung von Perikard (1, 2, 5, 7) als auch von Dacron (3, 6, 7) als Baffle-Material kommen. Eine größere Bedeutung für ein gutes hämodynamisches Ergebnis muß der Form, Größe und exakten Einpassung des Patch (3) sowie der primären Erweiterung des neuen pulmonalvenösen Vorhofanteils beigemessen werden (3, 4, 5). Seit 1976 wurde deswegen die Operationstechnik der Mustard-Korrektur geändert: Der pulmonalvenöse Vorhofanteil wird primär mit einem Perikard- oder Kunststoff-Patch erweitert (4). Seither sind keine klinischen Zeichen einer pulmonalvenösen Obstruktion aufgetreten. 10 inzwischen nachkatheterisierte Patienten zeigten bis auf 1 Baffle-Leck einwandfreie hämodynamische Ergebnisse.

Literatur

1 Berman, M.A., N.S. Talner, H.C. Stansel: Experience with Mustard's operation in infants less than one year of age: Emphasis on late complications including patch stenosis. Surgery 73 (1973) 133–140

2 Berman, M.A., P.S. Barash, W.E. Hellenbrand, H.C. Stansel, N.S. Talner: Late development of severe pulmonary venous obstruction following the Mustard operation. Circulation 56 (1977) II/91–94

3 Kirklin, J.W.: Letter to the editor: Mustard's operation in infants. Surgery 73 (1973) 800–802

4 Oelert, H., H. Laprell, S. Piepenbrock, I. Luhmer, H.C. Kallfelz, H.G. Borst: Emergency and non-emergency intraatrial correction for transposition of the great arteries in 43 infants. Thoraxchirurgie 25 (1977) 305–313

5 Park, S.C., F.H. Weiss, R.D. Siewers, W.H. Neches, J.R. Zuberbuhler, C.C. Lenox. Continuous murmur following Mustard operation for transposition of the great arteries. Circulation 54 (1976) 684–688

6 Reul, G.J., D.A. Cooley, F.M. Sandiford, G.L. Hallman: Complications following the contoured Dacron baffle correction of transposition of the great arteries. Surgery 76 (1974) 946–954

7 Stark, J., M.J. Tynan, K.W. Ashcraft, E. Aberdeen, D.J. Waterston: Obstruction of pulmonary veins and superior vena cava after the Mustard operation for transposition of the great arteries. Circulation (suppl. 1) 45 (1972) 116–120

8 Stafford, E.G., D.C. McGoon: The Mustard operation. Use of an elastic knitted Dacron patch. Mayo Clin. Proc. 48 (1973) 119

Behandlung der Niereninsuffizienz nach Herzchirurgie beim Säugling und Kleinkind

M. Goenen, R. Luwaert und D. Moulin

Akutes Nierenversagen nach offener Herzchirurgie ist bei Erwachsenen eine bekannte, relativ seltene, aber mit einer hohen Letalität verbundene Komplikation. Ihre Häufigkeit wird mit 5 bis 8% angegeben bei einer Überlebensrate von 20 bis 30% (YEBOAH u. Mitarb. 1972 (5); BHAT u. Mitarb. 1976 (2); ABEL u. Mitarb. 1976 (1), MOSKOVTCHENKO 1977 (4)). Über die postoperative Niereninsuffizienz nach palliativen oder korrigierenden Herzoperationen bei Säuglingen und Kleinkindern liegen nur wenige Veröffentlichungen vor. Dies mag daran liegen, daß Totalkorrekturen nur ausnahmsweise im Säuglingsalter durchgeführt werden. Sofern im Säuglingsalter operiert wird, geschieht dies häufig wegen des lebensbedrohenden Zustandes des Patienten, was wiederum das Risiko eines postoperativen Nierenversagens erhöht. In einer gemeinsamen Studie aus Montreal und Baltimore (1975) berichten CHESNEY u. DRUMMOND (2) über 20 Fälle (8%) von akutem Nierenversagen nach 248 Herzoperationen im Kleinkindesalter; 13 (35%) dieser Kinder überlebten. Bei kompletter Anurie fiel die Überlebensrate auf 20%.

In der folgenden retrospektiven Studie sollen die Ursachen dieser Komplikation analysiert und die therapeutischen Möglichkeiten dargestellt werden.

Krankengut

Von 1975 bis 1977 wurden auf unserer Intensivstation 127 Säuglinge nach Herzoperationen aufgenommen, davon 74 nach palliativen Eingriffen und 53 nach einer Totalkorrektur unter extrakorporaler Zirkulation, 36 davon in tiefer Hypothermie. In 16 Fällen trat ein akutes Nierenversagen auf, viermal nach Palliativ-Eingriffen und zwölfmal nach Totalkorrektur.

In Tabelle 1 sind Alter, Körpergewicht, Diagnose, Operationsmethode und intraoperativer Verlauf dargestellt.

Bei 4 dieser 16 Säuglinge bestand bereits präoperativ eine Einschränkung der Nierenleistung, bei einem dieser letztgenannten Kindern bestand eine Anurie.

Bei den Palliativ-Eingriffen benötigten 4 Kinder intraoperativ eine Adrenalin-Infusion, bei 4 anderen kam es zur akuten Herzinsuffizienz, einmal trat nach Absetzen von der Herz-Lungen-Maschine eine massive Lungenblutung auf.

Ergebnisse

Zum Nierenversagen kam es einmal bereits präoperativ, fünfmal perioperativ und zehnmal postoperativ, davon viermal akut und sechsmal schleichend.

Tabelle 1 Krankengut

Pat.	Alter (Mon)	Gewicht (kg)	Diagnose	Operation	Per-OP. Komplikation
1. R.J.	3	3,3	T.A.	Blalock-Hanlon, Waterston	Adrenalin
2. C.N.	3 Wo	2,6	TGA	Blalock-Hanlon	Adrenalin
3. L.N.	3 Wo	3,5	TGA + PS + ein Ventrikel	Blalock-Hanlon, Waterston	Adrenalin
4. L.I.*	2	4,1	TGA + PS	Blalock-Hanlon, Waterston	Adrenalin
1. U.M.	3	4,0	A.S.	Kommissurotomie	Rhythmusstörung u. Kardiogener Schock
2. F.S.	7	4,8	AV-Kanal	Totalkorr.	–
3. M.C.	9	4,0	AV-Kanal + P.D.	Totalkorr.	Prä-OP Anurie
4. S.J.	10	5,0	Mult. VSD.	Patch	Herzinsuffizienz
5. C.C.	9	6,7	TGA + VSD + P.D.	Senning-Brom	Neuro-Probl.
6. L.I.*	5	4,8	TGA + (Waterston-Blalock)	Mustard	–
7. D.V.	2	4,4	TGA + PS	Senning-Brom + Resektion PS	Kardiogener Schock
8. S.S.	3	4,4	TGA	Senning-Brom	Pulm. Hemorr.
9. R.S.	11	6,0	AV-Kanal + M.A.	Korr.	Kardiogener Schock
10. W.E.	11	8,0	4 Fallot	Korr.	–
11. L.D.	5	4,7	4 Fallot	Korr.	–
12. V.L.	11	7,6	4 Fallot	Korr.	–

*Derselbe Patient; T.A.: Trikuspidalatresia; TGA: Transposition der großen Gefäße; PS. Pulmonalstenose; A.S.: Aortenstenose, P.D.: Persistierender Ductus; AV-Kanal: Kompletter A-V Kanal

Tabelle 2 Schema der Peritonealdialyse

1.	Bauchhöhle erst mit 20–25 ml/kg Dialysat auffüllen	
2.	Katheterplazierung: (links: Externes Drittel der Ischion-Umbilikallinie)	
3.	Rhythmus:	20–25 ml/kg/30 min bei Hypervolämie, Hyperkaliämie
		20–25 ml/kg/60 min : Uremia
4.	Weder Heparin noch Antibiotika, außer bei Infektion	
5.	Genaue Wasser- und Elektrolytenbilanz	
6.	Urinsonde entfernen	
7.	Kontrolle von K^+ – Hkt. – Blutgase – Blutzucker alle 2 bis 3 Stunden	
8.	Bakt. Untersuchungen:	– Dialysat : 1 x täglich
		– Trachea-Blut : alle 2 Tage
9.	Gentamicin in Loco bei vorübergehendem Absetzen der Dialyse	
10.	Bei Atembeschwerden: Patient leicht aufsetzen	

Die Ursachen des Nierenversagens sind in Tabelle 2 zusammengestellt.

Häufigste Ursache mit 9 Fällen war der kardiogene Schock. Bei 3 Säuglingen mit einer schleichend-progressiv verlaufenden Oligo-Anurie war eine rein medikamentöse Therapie erfolgreich: Nach Ausschließen einer Hypovolämie wurden zunächst 3 ml/kg Körpergewicht Manitol 15%ig verabreicht. Anschließend erhielten diese 3 Patienten Furosemid in einer Dosis von 20 bis 30 mg/kg Körpergewicht und Tag, womit innerhalb von 48 Stunden die Diurese in Gang gebracht und die Nierenfunktion normalisiert werden konnte. Bei 13 Kindern führte diese Therapie nicht zum Erfolg, so daß eine Peritonealdialyse eingesetzt werden mußte. Die Dialysedauer betrug zwischen 2 und 14 Tagen.

Das Vorgehen bei der Dialyse ist in Tabelle 2 aufgelistet. Von diesen 13 Säuglingen überlebten 6 (46%). Bei 3 weiteren Säuglingen war die Dialyse gleichfalls erfolgreich, die Kinder starben aber später an anderen Komplikationen. Somit waren von 13 Dialysen 9 erfolgreich (70%). Die Überlebensrate aller Säuglinge mit Nierenversagen betrug 9 aus 16 (56%).

Ursachen der Niereninsuffizienz: Nach Palliativ-Eingriffen (4 Fälle) wurden als Ursache der Niereninsuffizienz bei 2 Kindern eine unkorrigierbare metabolische Azidose angesehen, bei einem weiteren Kind eine Hypovolämie nach Mediastinalblutng; bei einem Kind blieb die Ursache unklar. Bei den 12 Säuglingen mit Totalkorrekturen war in 9 Fällen ein kardiogener Schock die Ursache. Einmal bestand bereits präoperativ eine Anurie, bei 2 weiteren Kindern blieb die Ursache unklar.

Indikationen zur Peritonealdialyse: Ansteigen von Harnstoff und Kreatinin im Serum waren in keinem Fall der Anlaß zur Dialyse. Vielmehr wurde die Peritonealdialyse frühzeitig begonnen wegen fortbestehender Oligo-Anurie trotz des Einsatzes von Diuretika, bei Hyperkaliämie, bei unkontrollierbarer Azidose, oder bei Hypervolämie mit Lungenödem bei Niereninsuffizienz.

Komplikationen der Peritonealdialyse: Bei einem Säugling kam es zu einer massiven intraabdominellen Blutung nach Entfernen des Katheters. Die Laparatomie deckte eine Blutung aus einer vom Katheter verursachten Erosion an den Adnexen auf. Zweimal fanden wir eine exzessive Hyperglykämie, wahrscheinlich bedingt durch den gleichzeitigen Einsatz einer hyperosmolaren Dialyse und einer parenteralen Ernährung. Peritonitiden oder Darmperforationen wurden nicht beobachtet.

Ursachen der Mortalität (s. Tab. 3): Haupttodesursache war bei 7 Säuglingen eine Herzinsuffizienz. Hinzu kam bei einem Kind eine wahrscheinlich wegen zu spät eingesetzter Dialyse nicht mehr beherrschbare Hyperkaliämie.

Tabelle 3 Ursachen der Mortalität (7/16)

A. Kreislaufinsuffizienz	3
B. Lungeninsuffizienz	1
C. Zentralnervöse Probleme	1
D. Waterston-Thrombose und Lungenembolie :	1
E. Hyperkaliämie (verzögerte Dialyse) :	1

Diskussion

Das akute Nierenversagen ist eine relativ seltene Komplikation der operativen Korrektur angeborener Herzfehler im Kindesalter, kommt aber häufiger bei Säuglingen und Kleinkindern als bei älteren Kindern vor (8% nach CHESNEY u. DRUMMOND; 12,5% im eigenen Material). Die Überlebenswahrscheinlichkeit ist nicht hoch: 35% bei Oligurie, 20% nach Anurie (CHESNEY u. DRUMMOND). Als Hauptgründe können der die frühzeitige Operation erzwingende schlechte präoperative Zustand dieser sehr jungen Kinder sowie ein postoperativ auftretender kardiogener Schock angesehen werden. Die Folge ist eine verminderte Nierenperfusion mit renalen Natriumverlusten und Hämoglobinurie. Wichtigstes therapeutisches Ziel muß es deswegen sein, prä-, intra- und postoperativ, auch unter extrakorporaler Zirkulation, einen adäquaten Blutdruck bzw. ein ausreichendes Herzzeitvolumen aufrechtzuerhalten und für eine ausgeglichene Blut-, Elektrolyt- und Wasserbilanz zu sorgen.

Vorteilhaft scheint es zu sein, im Intervall zwischen Herzkatheterisierung und Operation die Vitalfunktionen des Kindes auf einer Intensivstation zu stabilisieren bzw. stabil zu halten.

Die Diagnose des Nierenversagens ergibt sich aus dem Ansteigen der Serumspiegel von Harnstoff und Kreatinin sowie dem Abfall der Harnstoffausscheidung und der Kreatininclearance. Abweichungen dieser Art haben wir allerdings nie abgewartet. Vielmehr stellten wir die Indikation sowohl zur medikamentösen Behandlung als auch zur Peritonealdialyse bereits bei den Anzeichen einer Entgleisung des Wasser- und Elektrolythaushaltes.

Unsere Studie scheint zu belegen, daß bei einer unter medikamentöser Therapie fortbestehenden Oligo-Anurie der frühzeitige Einsatz der Peritonealdialyse die Prognose der postoperativen Niereninsuffizienz günstig beeinflußt: Die Überlebensrate nähert sich 50%. Diurese und Nierenfunktion konnten in 70% der Fälle in Gang gebracht werden.

Unser auf diesen Erfahrungen fußendes Therapieschema ist in Tabelle 4 dargestellt.

Tabelle 4 Therapie der Niereninsuffizienz – aktuelles Schema

1. Vermeidung der Ursachen		
2. Osmotische Diurese (außer bei Hypervolämie)		
	–	Manitol 15% : 3 ml/kg
3. Wasserrestriktion und Diuretika		
	A.	Furosemid: 1 mg/kg Versuchsdosis ↓ 20 mg/kg
	B.	Ethacrin-Sr.: 1 mg/kg
4. Peritonealdialyse: Frühzeitig		
	–	einfache, relativ komfortable Methode
	–	keine großen Kreislaufschwankungen
	–	wenig Komplikationen
5. Parenterale Ernährung		

Literatur

1 Abel, R.M., M.J. Buckley, W.G. Austen, G.D. Barnett, C.H. Beck, J.E. Fischer: Etiology, incidence and prognosis of renal failure following cardiac operations. Results of prospective analysis of 500 consecutive patients. J. thorac. cardiovasc. Surg. 71 (1976) 323–333

2 Chesney, R.W., B.S. Kaplan, R.M. Freidom, J.A. Haller, K.N. Drummond: Acute renal failure: an important complication of cardiac surgery in infants. J. Pediatr. 87 (1975) 381–388

3 Ganesh Bhat, J., M.C. Gluck, J. Lowenstein, D.S. Baldwin: Renal failure after open heart surgery. Ann. int. Med. 84 (1976) 677–682

4 Moskovtchenko, J.F.: Insuffisance renale aiguë aprè chirurgie cardiaque sous circulation extra-corporelle. Ann. Anesth. franç. (1977) 94–98

5 Yeboah, E.D., Avia Petrie, J.L. Pead: Acute renal failure and open heart surgery. Brit. med. J. 415–148/1, 1972

Hämodialyse-Therapie nach Herzoperationen im Kindesalter

A. Krian, N. Jäger, L. Zumfelde und K. Falke

Obwohl das akute Nierenversagen nach herzchirurgischen Eingriffen mittels extrakorporaler Zirkulation im Kindesalter insgesamt als seltene Komplikation gilt, stellt es wegen seiner vielschichtigen, insbesondere therapeutischen Probleme, eine Herausforderung an die Intensivmedizin dar. Exakte bzw. vergleichbare Zahlenangaben zur Häufigkeit und Letalität fehlen, da Literaturangaben zur postoperativen Niereninsuffizienz sich in der Regel auf das gesamte Krankengut einer Klinik beziehen, doch kann aus Aufschlüsselungen nach Diagnosegruppen eine Frequenz von 1–10% und eine Letalität von 50–100% angenommen werden (BRUNNER u. Mitarb. 1972; YEBOAH u. Mitarb. 1972; KRIAN 1976).

Zwischen dem 1.1.75 und dem 31.12.77 beobachteten wir auf der Intensivstation der Chirurgischen Universitätsklinik Düsseldorf nach 290 Operationen, die bei Kindern im Alter von 2–10 Jahren mit Hilfe der Herz-Lungen-Maschine durchgeführt wurden, 6mal ein akutes Nierenversagen. Ausgelöst wurde es in allen Fällen durch zirkulatorische Ursachen, nämlich langdauernde extrakorporale Zirkulation und/oder postoperatives „low cardiac output-Syndrom", und in allen Fällen mußte nach Ausschöpfung der konservativen Möglichkeiten eine Dialysebehandlung eingeleitet werden. Wie der Tabelle 1 zu entnehmen ist, handelte es sich um 3 Mädchen und 3 Jungen, die 3–10 Jahre alt waren; ihr Körpergewicht lag zwischen 14 und 27 kg. Sie waren korrigierenden Eingriffen wegen Ventrikelseptumdefektes bzw. sog. Fallotscher Tetralogie unterzogen worden.

Auffällig ist, daß sich die akute Niereninsuffizienz bereits in den ersten beiden postoperativen Tagen so deutlich ausgebildet hatte, daß die Indikation zur Dialysetherapie gegeben war. Diese machen wir – wie andere (LIEBERMANN 1973; BULLA u. STOCK 1978) – weder allein von Laborwerten, noch vom Auftreten urämischer Symptome, sondern von der Beurteilung des Gesamtzustandes abhängig. Dies schließt ein, daß im Einzelfall die Dialysetherapie als Teil der Intensivtherapie auch dann begonnen werden sollte, wenn die zum Nierenversagen führende Ursache noch nicht beherrscht ist, um zusätzliche Schädigung des Organismus durch die Niereninsuffizienz zu vermeiden. Wir

Tabelle 1 Akutes Nierenversagen nach 290 offenen Herzoperationen im Kindesalter (1.1.75–31.12.77) (Chirurg. Univ.-Klinik B, Düsseldorf)

Lfd. Nr.	Patient Arch. Nr.	Alter (Jahre)	Grundkrankheit	Dialyse-Indikation	Zahl der Dialysen	Ergebnis
1.	B., A. ♂ 75/2142	7	Ventrikelseptumdefekt (n. Banding)	Azotämie	7	Exitus 11. postop. Tag, Herzinsuffizienz
2.	R., M. ♂ 75/3242	3	Fallot-Tetralogie	Überwässerung, Hirnödem	2	Exitus 7. postop. Tag, zentrales Regulationsversagen
3.	S., N. ♀ 75/3413	7	Ventrikelseptumdefekt (n. Banding)	Überwässerung Hirnödem	1	Exitus 3. postop. Tag, Herzinsuffizienz
4.	G., J. ♂ 76/5539	10	Fallot-Tetralogie	Azotämie	13	Exitus 24. postop. Tag, Herzinsuffizienz
5.	O., S. ♀ 77/2665	4	Fallot-Tetralogie	Azotämie	17	Restitution, entlassen
6.	R., A. ♀ 77/5644	7	Fallot-Tetralogie	Azotämie	12	Restitution, entlassen

dialysieren, wenn die Konzentration der harnpflichtigen Substanzen auf 6–10 mg% beim Kreatinin und etwa 200 mg% beim Harnstoff angestiegen sind oder wenn das Serum-Kalium trotz konservativer Maßnahmen 6 mval/l übersteigt. Eine etwa bestehende Überwässerung mit Beeinträchtigung der Lungenfunktion oder Hirnödem und eine beginnende urämische Symptomatik geben Anlaß zur Dialyse auch vor Erreichen dieser Laborwerte, wie bei den Fällen 2 und 3 ersichtlich.

Vier der Kinder verstarben trotz störungsfreier Dialysetherapie; Todesursachen waren die nicht behebbare myokardiale Insuffizienz und einmal ein zentrales Regulationsversagen. Bei zwei der kleinen Patienten kam es nach etwa vierzehntägiger Anurie zur Restitution der Nierenfunktion; die Kinder konnten in gutem Allgemeinzustand entlassen werden.

Aufgrund unserer Erfahrungen an einem relativ großen chirurgischen Krankengut mit akutem Nierenversagen bevorzugen wir als Dialysetechnik die Hämodialyse. Sie wird bei herzchirurgischen Patienten wegen der geringeren Kreislaufbelastung in der Regel als veno-venöse Perfusion oder in „Single-needle-Technik" angewendet (KRIAN u. Mitarb. 1975). So erfolgten 44 der 51 Hämodialysen bei den 6 Kindern in „Single-needle-Technik" und 8 als veno-venöse Perfusion (Tab. 2).

Die Tabelle 3 gibt eine Übersicht über die Art des Gefäßzuganges für die Dialyse. 9mal wurde durch Venae sectio der Vena saphena magna im Bereich des sogenannten „Venensterns" die Vena iliaca mit einem Ödman-Katheter kanüliert und dieser Katheter bis zu

Tabelle 2 Dialysetechnik bei 6 Kindern mit ANV nach Herzoperationen (1.1.75–31.12.77) (Chirurg. Univ.-Klinik B, Düsseldorf)

Technik	Anzahl der Dialysen
Single-Needle	44
Veno-venös	8
Insgesamt	52

Tabelle 3 Zugang zum Gefäßsystem bei 6 Kindern mit ANV nach Herzoperationen (1.1.75–31.12.77) (Chirurg. Univ.-Klinik B, Düsseldorf)

Gefäß	Anzahl der Zugänge
V. Iliaca (durch V.Sectio der V.Saphena magna)	9
V. Jug. Interna (Punk. mit Seldinger-Technik)	4

14 Tagen benutzt. Wir sahen weder Wundinfektionen noch Thrombosen in diesem Bereich. 4mal wurde ein Ödman-Katheter durch Seldinger-Technik in die Vena jugularis interna eingeführt. Arteriovenöse Fisteln legten wir wegen der damit verbundenen Kreislaufbelastung im beschriebenen Krankengut nicht an.

In der Abbildung 1 ist der Verlauf eines der beiden erfolgreich behandelten Kinder wiedergegeben. Es handelt sich um ein 4 Jahre altes Mädchen, bei dem eine hochgradige Fallotsche Tetralogie korrigiert worden war. Die Perfusionszeit mit der Herz-Lungen-Maschine betrug 196 Minuten, die Koronarischämie durch intermittierende Aortenabklemmung insgesamt 78 Minuten. Bereits beim Abgehen von der extrakorporalen Zirkulation waren Katecholamine erforderlich, und in den folgenden Tagen ließ sich der Kreislauf nur durch hohe Dosen Adrenalin und Dopamin stabilisieren. Es entwickelte

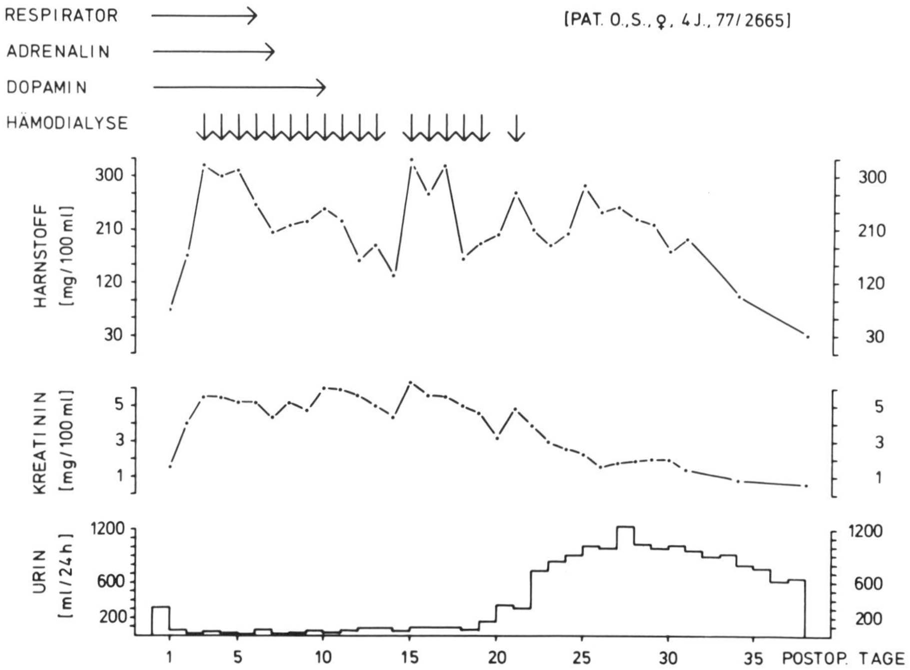

Abb. 1 Verlauf eines ANV nach Korrektur einer Fallotschen Tetralogie bei einem vierjährigen Mädchen (O., S. Arch. Nr. 77–2665)

sich ein schweres akutes Nierenversagen, welches bereits am 3. postoperativen Tag den Beginn der Dialysetherapie erforderte. Insgesamt wurden 13 Dialysebehandlungen mit der Travenol-RSP-Niere unter Benutzung des Spulensystems EX 21 der Firma Extracorporeal durchgeführt.

Alle Dialysen erfolgten über einen Ödman-Katheter in der Vena iliaca in sogen. „Single-needle-Technik" mit Hilfe des Unipuncture-Gerätes. Zur Vermeidung von Blutdruckabfällen bei Dialysebeginn und zur Besserung von Blutgerinnungsstörungen füllten wir das Spulensystem mit tagesfrischem Blut. Die Überwachung der Dialysen geschah durch kontinuierliche Registrierung von Blutdruck, ZVD und Herzfrequenz; es gelang, die präoperativ eingeführte Punktionskanüle in der Arteria radialis 13 Tage zur blutigen Druckmessung funktionstüchtig zu halten. Außerdem wurde das Körpergewicht mittels einer Bettenwaage kontrolliert; in den ersten 10 Tagen mußte die Blutgerinnung durch engmaschige Kontrollen überprüft werden. Eigentliche Störungen oder Komplikationen durch die Dialyse wurden nicht beobachtet. Im Vordergrund standen vielmehr allgemeine intensivmedizinische Probleme, die – wie auch beim zweiten erfolgreich behandelten Kind – mit der Länge der Krankheitsdauer zunahmen. Zu nennen sind neben der Kreislauflabilität vor allem Blutgerinnungsstörungen, Infektionen und psychische Alterationen. Letztlich sind es diese sekundären und tertiären Komplikationen, die den endgültigen Verlauf entscheidend beeinflussen (McLEISH u. Mitarb. 1977).

In der Tabelle 4 sind unsere Erfahrungen in der Behandlung des akuten Nierenversagens nach Herzoperationen bei Kindern noch einmal kurz zusammengefaßt:

– Die Dialysetherapie sollte frühzeitig einsetzen, die einzelnen Dialysen kurz dauernd und in engen Abständen ausgeführt werden.

– Die veno-venöse oder Single-needle-Technik hat sich bewährt.

– Der Vermeidung von Blutdruckabfällen dient eine Frischblutfüllung des Dialysators, der seinerseits ein möglichst geringes Füllvolumen haben sollte.

– Besonders in den ersten Tagen sind häufige Kontrollen der Blutgerinnung erforderlich.

– Die kontinuierliche Registrierung der Hämodynamik hat sich bewährt, da Veränderungen so frühzeitig als „Trend" erkannt und behoben werden können.

– Zur Thrombose- und Infektionsprophylaxe bedarf es sorgfältiger Pflege der Dialysekatheter, die mittels eines Perfusors zwischen den Dialysen offengehalten werden und über die keine Infusion erfolgen sollte.

– Falls im Laufe der Infektionsbehandlung nephrotoxische Antibiotika erforderlich werden, sollte deren Gabe nur unter Kontrolle der Blutspiegel erfolgen.

Tabelle 4 Empfehlungen zur Dialysebehandlung von Kindern mit ANV nach Herzoperationen (Chirurg. Univ.-Klinik B, Düsseldorf)

– Dialyse	– frühzeitig
	– kurzdauernd
	– evtl. täglich
– Single-Needle-Technik	
– Frischblutfüllung des Dialysators	
– Engmaschige Kontrollen der Blutgerinnung	
– Kontinuierliche Überwachung der Hämodynamik (blutige RR-Messung; ZVD; Herzfrequenz)	
– Gewichtskontrolle vor und nach Dialyse zusätzlich zur Bettenwaage	
– Sorgfältige Pflege der Dialyse-Katheter (zwischen Dialysen Perfusor mit Heparin; keine Infusionen über Dialysekatheter)	
– Antibiotikagabe gegebenenfalls unter Blutspiegelkontrolle	

Die geschilderten Erfahrungen verdeutlichen, daß der konsequente Einsatz der Intensivtherapie einschließlich Hämodialyse-Behandlung auch in der besonders kritischen Situation eines akuten Nierenversagens in der unmittelbar postoperativen Phase nach Herzoperationen beim Kind indiziert ist und zum Erfolg führen kann.

Literatur

1 Bulla, M., G.-J. Stock: Dialysetherapie von Kleinkindern. Dtsch. med. Wschr. 103 (1978) 447–449

2 Brunner, L., B. Heisig, F. Scheler, K. Stapenhorst, D. Tauschke, C. Baumgarten, H.E. Hofmeister, P.G. Kirchhoff, H. Rastan, D. Regensburger, R. Stunkat, R. de Vivie, J. Koncz: Die Ursachen des akuten Nierenversagens nach Herz-Lungen-Maschinen-Operation. Thoraxchirurgie 20 (1972) 26–37

3 Krian, A., B. Grabensee, R. Körfer, P. Rumpf, D. Wittenhagen, L. Zumfelde, W. Bircks: Erfahrungen in der Therapie des akuten Nierenversagens nach kardiovaskulären Operationen. Thoraxchirurgie 23 (1975) 403–407

4 Krian, A.: Incidence, prevention and treatment of acute renal failure following cardiopulmonary bypass. (Hrsg. V. Wiechmann). Little, Brown and Co., Boston 1976

5 Liebermann, E.: Management of acute renal failure in infants and children. Nephron 11 (1973) 193–208

6 McLeish, F.C. Luft, S.A. Kleit: Factors affecting prognosis in acute renal failure following cardiac operations. Surg. Gynecol. Obstet. 145 (1977) 28–32

7 Yeboah, E.D., A. Petrie, J.L. Pead: Acute renal failure and open heart surgery. Brit. Med. J. 1972/I, 415

Notfalltherapie mit Prostaglandin E_1: Bericht über die Erfahrungen mit 35 Neugeborenen

J. G. Schöber und M. Kellner

Im Jahre 1934 beschrieb VON EULER (1) eine im Sekret von menschlichen Prostatadrüsen vorkommende Substanz, welche dilatierend auf glatte Muskulatur wirkte. Er nannte diesen neuen Wirkstoff Prostaglandin. In den folgenden Jahren wurden verschiedenartige Prostaglandine in nahezu allen Geweben und Organen des menschlichen Körpers nachgewiesen und es wurde immer deutlicher, daß sie im Sinne von lokalen Hormonen bei der Regulation sämtlicher Organfunktionen eine entscheidende Rolle spielen.

Eingang in die Therapie fanden Prostaglandine vor allem in der Gynäkologie und Geburtshilfe, wo sie zum Abort und zur Geburtseinleitung verwendet wurden.

1975 erschien erstmals eine Mitteilung von ELLIOTT, STARLING u. NEUTZE (2) über den therapeutischen Nutzen von Prostaglandin E_1 (PGE_1) bei 2 zyanotischen Neugeborenen. ELLIOTT u. Mitarb. beobachteten einen Anstieg der arteriellen O_2-Sättigung während der Infusion von Prostaglandin E_1. Eines der beiden Neugeborenen hatte eine Pulmonalatresie mit intaktem Ventrikelseptum und das zweite eine Transposition der großen Arterien mit Ventrikelseptumdefekt und extremer Pulmonalstenose. Als Wirkungsmechanismus für den O_2-Anstieg im arteriellen Blut nahmen ELLIOTT u. Mitarb. eine Weiterstellung des Ductus arteriosus Botalli an.

Tabelle 1 zeigt die Diagnosen dieser Kinder und den Effekt von PGE_1 auf den arteriellen O_2-Partialdruck. Bei 24 Kindern mit Pulmonalatresie sahen wir in jedem Fall einen Anstieg des arteriellen O_2-Partialdruckes. Zu ergänzen ist, daß diese Kinder zum Teil sehr komplexe Herzmißbildungen mit Pulmonalatresie hatten. Einige hatten neben ihrer Pulmonalatresie ein univentrikuläres Herz, andere hatten zusätzlich einen Ventrikelseptumdefekt oder eine Transposition der großen Arterien. In jedem Fall bestand ein noch offener Ductus arteriosus Botalli und in jedem Fall war die Durchblutung der Lunge abhängig von der Weite des Ductus.

Tabelle 1 Prostaglandin E_1-Therapie bei 35 zyanotischen Neugeborenen. Effekt auf den arteriellen O_2-Partialdruck (p_aO_2)

Diagnosen	n	Anstieg des p_aO_2 +	(+)	–
Pulmonalatresie	24	24		
Kritische Pulmonalstenose	2	2		
Extreme Fallotsche Tetralogie	2	1	1	
Ebstein-Syndrom	3	3		
Transposition d. gr. Arterien	1		1	
PFC-Syndrom	3	1	1	1
	35	31	3	1

Bei 2 Neugeborenen mit extremer Pulmonalstenose kam es ebenfalls zu einem signifikanten Anstieg der O_2-Sättigung.
Weiterhin behandelten wir 2 Kinder mit extremer Fallotscher Tetralogie. Hier stieg die O_2-Sättigung nur in einem Fall an. Im zweiten Fall blieb sie unverändert. Wie wir angiographisch nachweisen konnten, war beim letzten Kind der Ductus bereits verschlossen und blieb auch nach Infusion von PGE_1 verschlossen.

Bei 3 Neugeborenen mit Ebstein-Syndrom fand sich ein eindeutiger Anstieg des pO_2. In einem einzigen Fall infundierten wir PGE_1 bei einem Kinde mit Transposition der großen Arterien und intaktem Ventrikelseptum. Zuvor war eine Ballon-Atrioseptostomie durchgeführt worden, welche keine Verbesserung der Blutgase erbrachte. Der Erfolg der PGE_1-Infusion war in diesem Fall nur mäßig. RICHARD ROWE (6) berichtete über günstigere Ergebnisse bei Neugeborenen mit Transposition. In jedem Fall sollte eine Rashkind-Atrioseptostomie vorausgehen.

Schließlich infundierten wir PGE_1 bei 3 zyanotischen Neugeborenen mit PFC-Syndrom. In einem Fall sahen wir einen deutlichen Anstieg der arteriellen O_2-Sättigung, in einem weiteren Fall einen mäßigen Effekt und im dritten Fall keinen Effekt.

Wir haben die Diagnosegruppen mit günstigem Prostaglandineffekt zusammengelegt und den mittleren O_2-Partialdruck und die mittlere O_2-Sättigung vor und nach Prostaglandin errechnet. Das Ergebnis zeigt Abbildung 1.

Bei 29 Neugeborenen stieg der mittlere O_2-Partialdruck von 26 Torr auf 48 Torr, entsprechend erhöhte sich die arterielle O_2-Sättigung von 45 auf 83%. Beide Zunahmen waren statistisch hoch signifikant ($P < 0{,}0005$).

Weniger ausgeprägt war der Einfluß von PGE_1 auf den pH-Wert und den Kohlendioxyd-Partialdruck. Im Mittel kam es zu einer leichten Zunahme des pH und zu einer leichten Abnahme des pCO_2, statistisch jedoch nicht signifikant (Abb. 2).

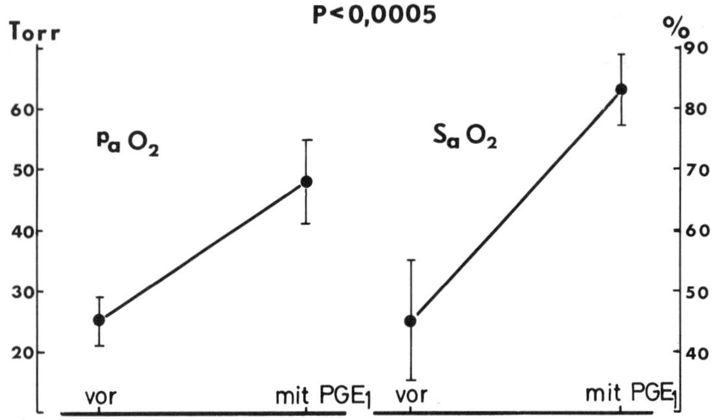

Abb. 1 Wirkung von PGE_1 auf den arteriellen O_2-Partialdruck und die arterielle O_2-Sättigung bei Neugeborenen mit Pulmonalatresie, kritischer Pulmonalstenose und Ebstein-Syndrom. (n = 29)

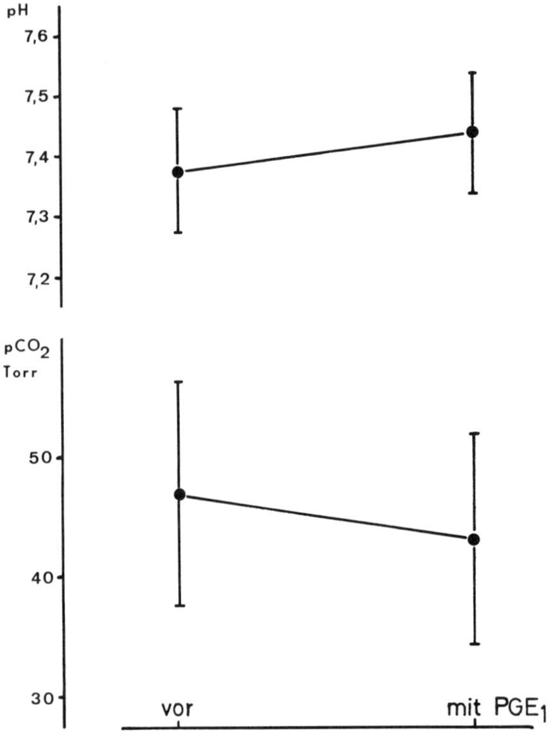

Abb. 2 Wirkung von PGE_1 auf den arteriellen pH und pCO_2 bei Neugeborenen mit Pulmonalatresie, kritischer Pulmonalstenose und Ebstein-Syndrom

Nach unseren Erfahrungen ergeben sich im wesentlichen 3 verschiedene Indikationen für die PGE_1-Therapie: 1. Überbrückung einer kritischen Phase post-partum. Hierher gehören die Kinder mit Ebstein-Syndrom.

Abbildung 3 zeigt den Verlauf bei einem Kind mit Ebstein-Syndrom. Das Kind war vor Beginn der Therapie 2 Tage alt, der arterielle O_2-Partialdruck lag unter 30 Torr. Unter

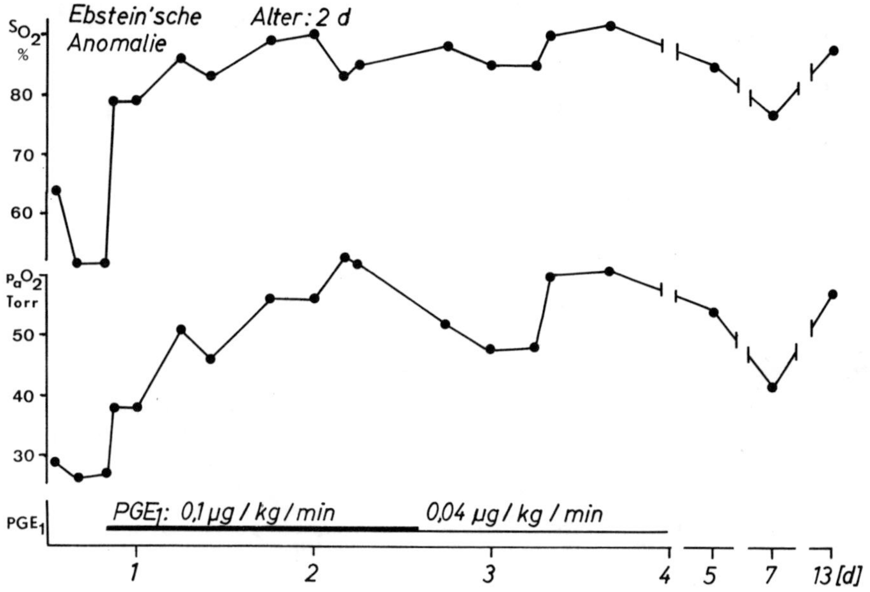

Abb. 3 Prostaglandin E_1-Therapie bei einem Neugeborenen mit Ebstein-Syndrom. Verlauf des arteriellen O_2-Partialdrucks ($p_a O_2$) und der arteriellen O_2-Sättigung (SO_2)

der Therapie mit PGE_1 stieg der O_2-Partialdruck auf über 50 Torr an; wir infundierten Prostaglandin in fallender Dosis über 3 Tage. Nach Absetzen von PGE_1 kam es zu einem leichten Rückgang der O_2-Sättigung im arteriellen Blut, sie blieb jedoch ausreichend hoch, so daß keine weitere PGE_1-Therapie mehr nötig war. Dieses Kind befindet sich jetzt in gutem Allgemeinzustand.

Der Wirkungsmechanismus des Prostaglandin beim Ebstein-Syndrom des Neugeborenen ist möglicherweise folgender:
Diese Neugeborenen sind zyanotisch aufgrund eines massiven Rechts-Links-Shunts auf Vorhofebene. Durch Weitstellen des Ductus arteriosus unter PGE_1 nimmt die Lungendurchblutung zu, und auch der lungenvenöse Rückfluß nimmt zu. Dadurch steigt der Druck im linken Vorhof an, was den Rechts-Links-Shunt auf Vorhofebene mindert.

Die 2. Indikation ist die präoperative PGE_1-Therapie von Neugeborenen mit Ductus-abhängiger Lungenminderdurchblutung.

Abbildung 4 zeigt das Beispiel eines Kindes mit Pulmonalatresie und Ventrikelseptumdefekt. Vor Beginn der PGE_1-Therapie lag der zentralvenöse pO_2 unter 20 Torr, während der PGE_1-Infusion stieg er auf 50 Torr an. Es wurde nach 20stündiger PGE_1-Therapie ein aortopulmonaler Shunt angelegt. Jetzt konnte die PGE_1-Infusion abgesetzt werden, und durch den Shunt blieb die O_2-Sättigung in einem günstigen Bereich. Dem Kind geht es jetzt nach über einem Jahr gut.

Die präoperative Therapie mit PGE_1 hat unseres Erachtens zwei Aspekte:

1. Können wir das Kind in eine günstige Ausgangsposition bringen,
2. den Chirurgen und den Anästhesisten die Arbeit erleichtern.

Den zweiten Aspekt möchte ich näher erläutern. Früher wurden diese Kinder im allgemeinen am Nachmittag auf Station aufgenommen, gegen Abend war der Herzkatheter

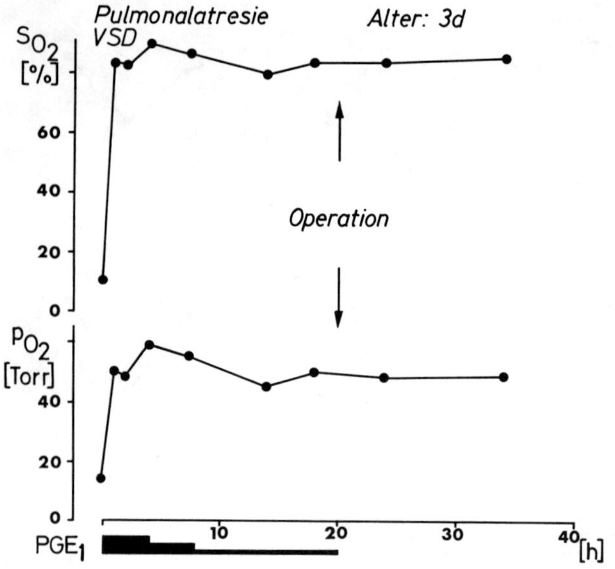

Abb. 4 Präoperative Therapie mit Prostaglandin E_1 bei einem Neugeborenen mit Pulmonalatresie und Ventrikelseptumdefekt. Der Pfeil markiert den Zeitpunkt der aortopulmonalen Shunt-Operation

beendet; da die Hypoxie dieser Kinder rasch zunahm, wurden sie noch in der Nacht operiert, und spät in der Nacht kamen sie auf die Intensivstation zurück. Jetzt brauchen wir sie nicht mehr in der Nacht zu operieren, wir lassen über Nacht PGE_1 laufen, und am Morgen werden sie von einem ausgeruhten Operations-Team operiert.

Abbildung 5 zeigt die 3. Indikation, nämlich die postoperative Therapie. Dieses Kind hatte eine Pulmonalatresie mit intaktem Ventrikelseptum und eine hypoplastische rechte Kammer. PGE_1 lief mit 2 Unterbrechungen über eine Woche, da die Eltern der Operation zunächst ablehnend gegenüberstanden. Nach Absetzen von PGE_1 kam es postoperativ zu einem Absinken der arteriellen O_2-Sättigung, so daß PGE_1 postoperativ nochmals über 2 Tage eingesetzt wurde. Ab dem 3. postoperativen Tag war keine PGE_1-Therapie mehr nötig.

Ebenso kann bei postoperativem thrombotischen Verschluß eines aortopulmonalen Shunts eine nochmalige PGE_1-Therapie nützlich sein.

Tabelle 2 zeigt die Ergebnisse bei den Kindern, die nach PGE_1-Therapie operiert wurden. Von 24 operierten Kindern haben 16, also 2/3 die postoperative Woche überstanden. Spättodesfälle ergaben sich durch thrombotischen Verschluß des Shunts oder durch zusätzliche Erkrankungen, beispielsweise Infektionen. Zumindest in unserem Patientengut sind die Ergebnisse jetzt besser als vor der Prostaglandin-Ära.

Eine weitere Gruppe von Neugeborenen, die für eine PGE_1-Therapie in Frage kommen, sind solche mit hochgradiger präduktaler Isthmusstenose oder unterbrochenem Aortenbogen. Bei diesen Neugeborenen wird die untere Körperhälfte weitgehend über den noch offenen Ductus arteriosus von der Arteria pulmonalis her durchblutet. Schließt sich der Ductus, so sinkt der Druck in der unteren Körperhälfte ab, die Niere wird nicht mehr perfundiert, und das Kind gerät in ein Nierenversagen.

Wir hatten inzwischen 2 Neugeborene mit präduktaler Isthmusstenose, die im Schock und anurisch aufgenommen wurden. Nach Einsatz von Prostaglandin E_1 kam es wieder zur Urinausscheidung, und der Allgemeinzustand besserte sich.

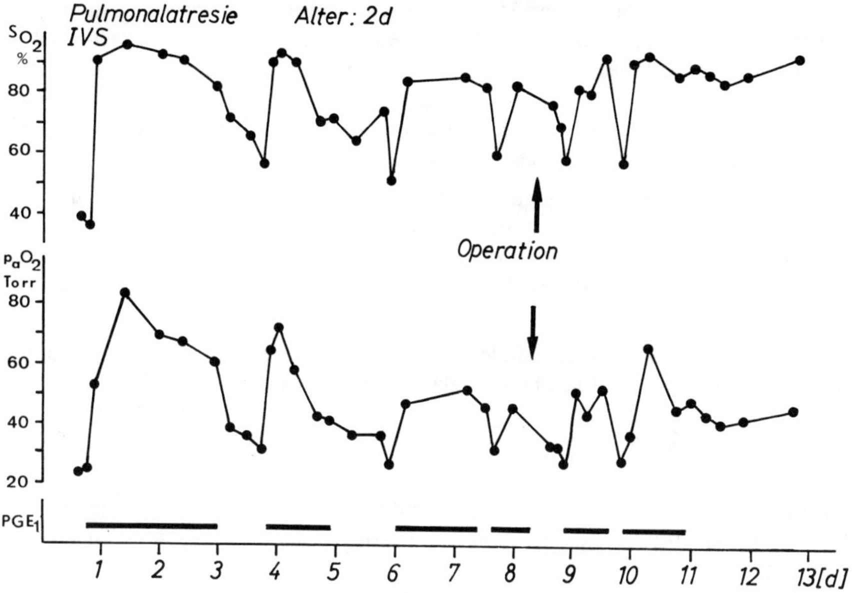

Abb. 5 Prä- und postoperative Therapie mit Prostaglandin E_1 bei einem 2 Tage alten Neugeborenen mit Pulmonalatresie und intaktem Ventrikelseptum. Der Pfeil markiert die Brocksche Sprengung

Tabelle 2 Operationsergebnisse bei Neugeborenen nach Vorbehandlung mit Prostaglandin E_1

Diagnosen	Art der Operation n	Shunt	Brock	Überlebende >1 Woche	>1 Monat	März 78
Pulmonalatresie, Cor univentriculare	6	6		3	3	2
Pulmonalatresie, intaktes Ventrikelseptum	6	1	5	2	2	2
Pulmonalatresie, Ventrikelseptumdefekt	4	4		4	3	2
Pulmonalatresie, Tricuspidalatresie	3	3		2	2	1
Pulmonalatresie, Transposition d. gr. Arterien	2	2	1	2	2	2
Kritische Pulmonalstenose	2		2	2	2	2
Extreme Fallotsche Tetralogie	1		1	1	1	1
	24	16	9	16	15	12

RADFORD u. Mitarb. (5) berichteten über ein Kind mit unterbrochenem Aortenbogen, wo nach Infusion von PGE_1 der Druck in der Bauchaorta anstieg. Ebenso berichten LANG u. Mitarb. über einen 17 Tage alten Säugling mit unterbrochenem Aortenbogen, welcher nach PGE_1-Vorbehandlung erfolgreich operiert wurde.

Theoretisch käme auch noch bei Kindern mit hypoplastischem Links-Herz-Syndrom eine PGE_1-Thrapie in Frage. Da sich jedoch keine operativen Konsequenzen ergeben, halten wir eine Therapie dieser Kinder nicht für zweckmäßig.

Zur Frage der Dosierung: Initial geben wir stets 0,1 μg/kg/min. Nach 1 Std. die Hälfte, und je nach Blutgaswerten reduzieren wir im Verlauf der nächsten Stunden auf 1/5 bis 1/10 der ursprünglichen Dosis.

Infusionsort: Bei Neugeborenen mit Pulmonalatresie infundieren wir PGE_1 in die Brustaorta nahe dem Ductus arteriosus. Wir haben aber inzwischen festgestellt, daß es bei Infusion in eine zentrale Vene ebenso wirksam ist. Notfalls infundieren wir auch in eine Skalpvene.
Bei präduktaler Isthmusstenose ist eine Infusion in die Brustaorta nicht sinnvoll. Hier infundierten wir in eine zentrale Vene.

Dauer der PGE_1-Therapie: Im allgemeinen beschränken wir uns auf eine eintägige präoperative Therapie. Nur bei Frühgeborenen, wo die Gefäße für eine Shuntoperation noch zu klein erscheinen, behandeln wir länger. Ein Frühgeborenes (1500 g – Pulmonal atresie, Single Ventrikel) behandelten wir 28 Tage lang. Leider starb es dann an einer Pneumonie.

Die Wirksamkeit des PGE_1 nimmt ab, je älter die Kinder werden. Immerhin sahen wir bei einem 77 Tage alten Kind mit Pulmonalatresie noch einen mäßigen Anstieg des pO_2 nach PGE_1 und ebenso bei einem 35 Tage alten Kind mit Pulmonalatresie und Ventrikelseptumdefekt. Die meisten unserer Kinder waren jedoch zur Zeit der PGE_1-Therapie jünger als 10 Tage.

Nebenwirkungen: Häufige Nebenwirkungen sind Fieber, Blutdruckabfall, Tachykardie und Unruhe. Gelegentlich sahen wir Apnoen, die zur Respiratortherapie zwangen, und Hauterytheme.

Bei Reduktion der Dosis traten Nebenwirkungen nur noch selten auf. Neuerdings haben MOULAERT u. Mitarb. (4) auf histologische Veränderungen der Ductuswand unter PGE_1 hingewiesen. Da auch in anderen Gefäßabschnitten entsprechende Veränderungen auftreten könnten, haben wir begonnen, die Gefäße der verstorbenen, mit PGE_1 behandelten Kinder sehr sorgfältig zu untersuchen. Eine Langzeittherapie mit PGE_1 kann man wohl erst empfehlen, wenn diese Befürchtungen sich nicht bestätigen.

Hinsichtlich der kurzzeitigen Anwendung von PGE_1 sind wir jedoch der Meinung, daß der therapeutische Nutzen bei diesen kritisch kranken Neugeborenen höher zu bewerten ist als die möglichen Nebenwirkungen.

Literatur

1 Elliott, R.B., M.B. Starling, J.M. Neutze: Medical manipulation of the ductus arteriosus. Lancet 1975/I, 140

2 von Euler, U.S.: Zur Kenntnis der pharmakologischen Wirkungen von Nativsekreten und Extrakten männlicher accessorischer Geschlechtsdrüsen. Arch. exp. Pathol. Pharmakol. 175 (1934) 78

3 Lange, P., M.D. Freed, A. Rosenthal, A.R. Castaneda, A.S. Nadas: The use of prostaglandin E_1 in an infant with interruption of the aortic arch. J. Pediatr. 91 (1977) 805

4 Moulaert, A.J., A.C. Gittenberger, E. Harnick: Prostaglandin and damage to ductus arteriosus. Lancet 1977, 703

5 Radford, D.J., K.R. Bloom, F. Coceani, R. Fariello, P.M. Olley: Prostaglandin E_1 for interrupted aortic arch in the neonate. Lancet 1976/I, 95

6 Rowe, R.: Persönliche Mitteilung. März 1977

Wirkung von Prostaglandin E_1 auf den Ductus arteriosus Botalli und auf den Kreislauf bei Neugeborenen mit Pulmonalatresie

M. Kellner, R. Mocellin, G. Schumacher und J. G. Schöber

Die Prostaglandine sind seit ihrer Entdeckung durch GOLDBLATT (1933) und VON EULER (1934) (1, 2) als gefäßaktive Substanzen bekannt. In zahlreichen Experimenten wurden ihre Wirkungen auf Blutgefäße untersucht (3).

Seit 1975 wurde das Prostaglandin E_1 bei Neugeborenen mit Pulmonalatresie oder kritischer Pulmonalstenose zur Offenhaltung des sich schließenden Ductus ateriosus Botalli eingesetzt (4, 5, 6). Durch tierexperimentelle Untersuchungen (7) wurde bereits früher nachgewiesen, daß Prostaglandin E_1 den Ductus arteriosus dilatiert. Neben der dilatierenden Wirkung auf den Ductus arteriosus ist aber auch mit weiteren Herz- und Kreislaufwirkungen zu rechnen. Exakte Untersuchungen hierüber wurden bisher noch nicht mitgeteilt. Ziel dieser Arbeit war es daher, den Einfluß von Prostaglandin E_1 auf die Systemdurchblutung, den Systemblutdruck, den Systemwiderstand, die Lungendurchblutung und die Herzfrequenz zu untersuchen.

Die Daten wurden im Rahmen von Notfallherzkatheteruntersuchungen oder während der Notfallbehandlung auf der Intensivstation ermittelt. Die Systemdruckwerte wurden z. T. durch direkte blutige Messung über Statham-Elemente, zum anderen Teil durch indirekte Messung mit der Arteriosonde (Hoffmann – La Roche) bestimmt. System- und Lungendurchblutung wurden nach dem Fickschen Prinzip berechnet. Als Grundlage für diese Berechnungen dienten der Sauerstoffgehalt in den Hohlvenen, einer der Lungenvenen und in der Aorta. Die Sauerstoffaufnahme wurde in allen Fällen mit 150 ml/min/m^2 angenommen.

Tabelle 1 zeigt die Diagnosen der Neugeborenen, bei denen im Rahmen der Herzkatheteruntersuchung die Berechnung der Minutenvolumina im großen und kleinen Kreislauf möglich war.

Abbildung 1 zeigt den Effekt von Prostaglandin E_1 auf die Lungendurchblutung und auf das Herzminutenvolumen im großen Kreislauf. Bei allen Neugeborenen stieg unter dem Einfluß von Prostaglandin E_1 die Lungendurchblutung an, während die Durchblutung des Systemkreislaufes abnahm.

Weiterhin haben wir über Statham-Elemente die arteriellen Drucke gemessen. Wie aus Abbildung 2 hervorgeht, sank der arterielle Mitteldruck in vier Fällen ab; in einem Fall – der Ausgangswert war auf Grund des schlechten Allgemeinzustandes des Kindes niedrig – stieg der Mitteldruck an.

Abbildung 3 zeigt den Effekt von Prostaglandin E_1 auf den Widerstand im Systemkreislauf; es kam zu einem Anstieg des Systemwiderstandes. Im Widerspruch zu diesen Befunden stehen die Ergebnisse der Tierexperimente (8) und der bei herzgesunden Erwachsenen durchgeführten Untersuchungen (9). Hier kam es nach Gabe von Prostaglandin E_1 zwar auch zum Abfall des Blutdrucks, aber auch gleichzeitig zu einer Abnahme des peripheren Widerstandes. Wir nehmen an, daß es auf Grund der Verschiebung einer beträchtlichen Blutmenge aus dem Systemkreislauf in den Lungenkreislauf bei unseren fünf Patienten zu einer relativen Hypovolämie im Systemkreislauf und dadurch ausgelöst zu einer Gegenregulation durch Katecholamine kam.

Tabelle 1 Diagnosen der beim Herzkatheter mit Prostaglandin E_1 behandelten Neugeborenen (Abk. ASD = Vorhofseptumdefekt, PDA = offener Ductus arteriosus, AV-Kanal = atrioventrikulärer Kanal)

Pulmonalatresie, intaktes Ventrikelseptum, PDA
Pulmonalatresie, Ventrikelseptumdefekt, ASD, PDA
Pulmonalatresie, univentrikuläres Herz, ASD, PDA
Pulmonalatresie, univentrikuläres Herz, PDA
Extreme Pulmonalstenose, AV-Kanal, ASD, PDA

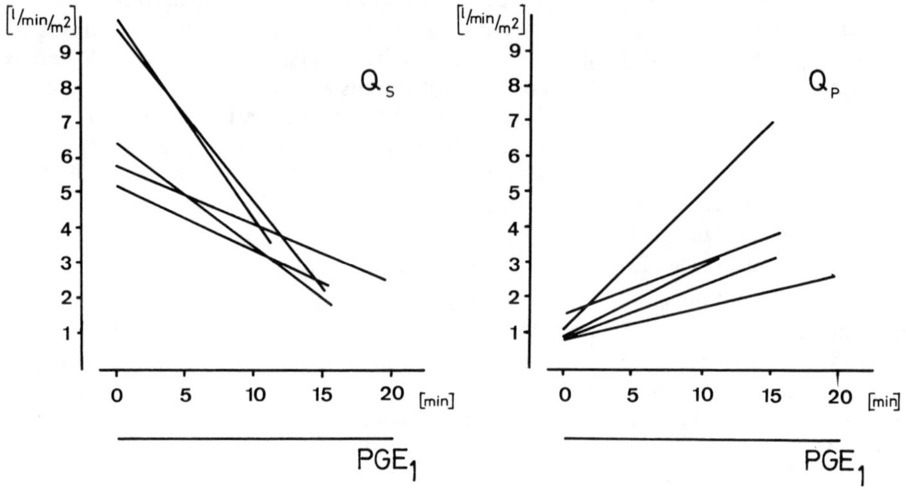

Abb. 1 Wirkung von Prostaglandin E_1 auf das Minutenvolumen im Systemkreislauf (Q_S) und auf das Minutenvolumen im Lungenkreislauf (Q_p)

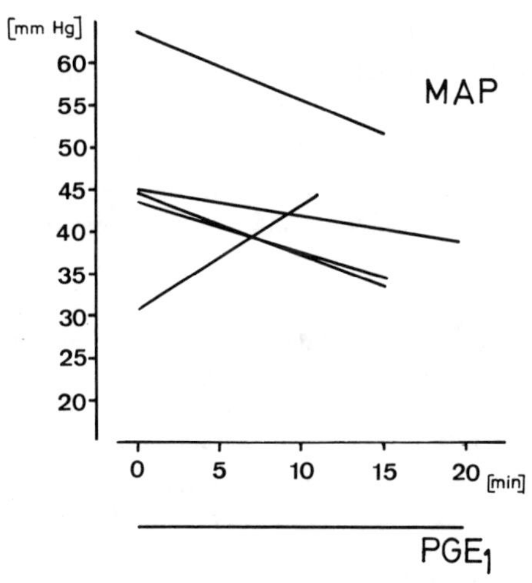

Abb. 2 Wirkung von Prostaglandin E_1 auf die arteriellen Mitteldrucke (MAP)

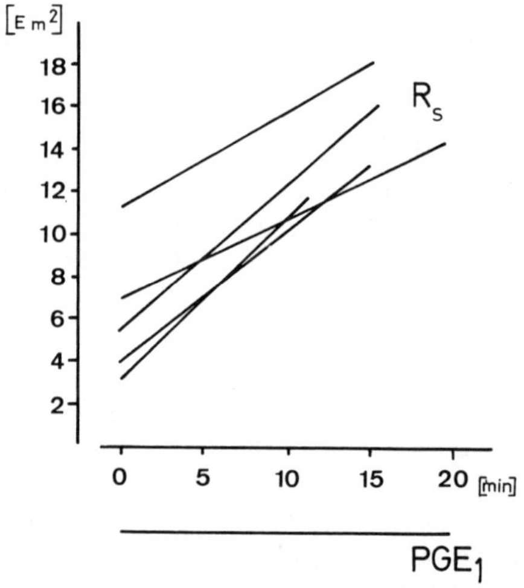

Abb. 3 Wirkung von Prostaglandin E_1 auf den Systemwiderstand (R_S)

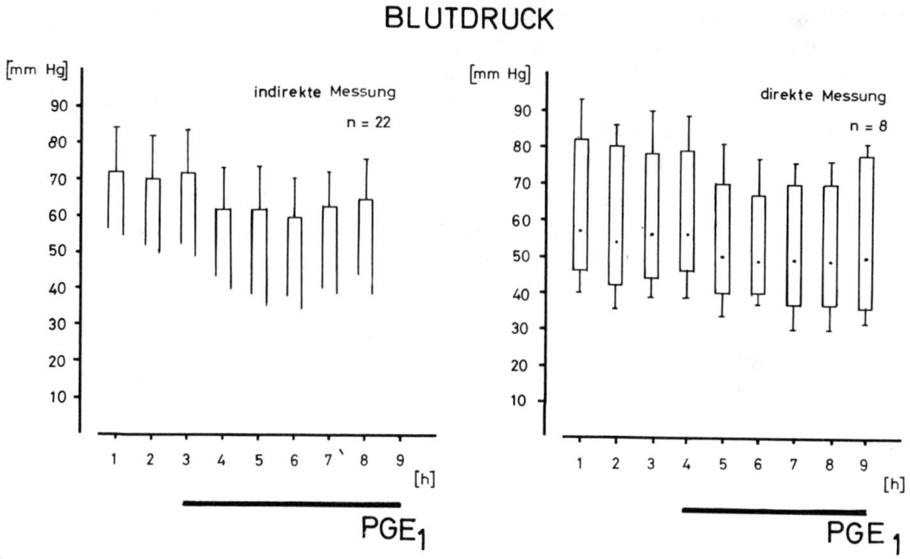

Abb. 4 Wirkung von Prostaglandin E_1 auf den Blutdruck bei indirekter Messung (links); der diastolische Wert war nicht bestimmt worden. Wirkung von Prostaglandin E_1 auf den Blutdruck bei direkter Messung (rechts); die Punkte innerhalb der Blutdrucksäule geben die Mitteldrucke an

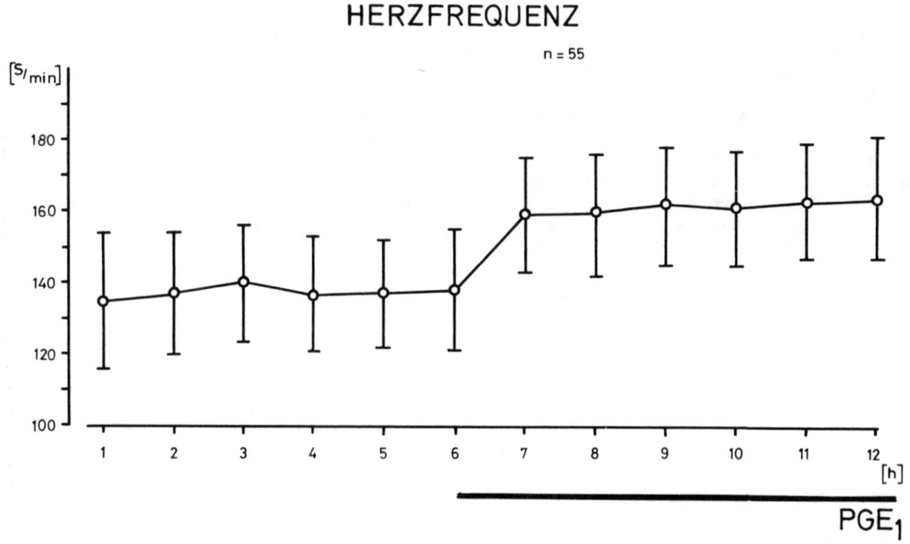

Abb. 5 Wirkung von Prostaglandin E_1 auf die Herzfrequenz

Die oben dargestellten Befunde wurden während der Herzkatheteruntersuchung bei fünf Neugeborenen gewonnen. Zusätzlich haben wir während der Prostaglandin E_1-Therapie auf der Intensivstation in 22 Fällen den Blutdruck vor und während der Prostaglandingabe gemessen. Abbildung 4 zeigt im linken Teil die mit der Arteriosonde indirekt gemessenen Druckwerte. Im rechten Teil sind die Druckwerte, die mit direkter Messung ermittelt wurden, dargestellt. Beide Kurven zeigen, daß der Blutdruck nach Gabe von Prostaglandin E_1 zunächst absinkt; nach sechs Stunden zeigt sich jedoch die Tendenz zum Wiederanstieg auf den Ausgangswert. Hierbei ist zu berücksichtigen, daß die Initialdosis (0,1 µg/kg/min) im Verlauf von zwei bis sechs Stunden auf 0,02–0,04 µg/kg/min reduziert wurde. Möglicherweise ist der Wiederanstieg des Blutdrucks auf die Dosisreduktion zurückzuführen.

Abbildung 5 zeigt die Wirkung von Prostaglandin E_1 auf die Herzfrequenz. Die Herzfrequenz steigt nach Gabe von Prostaglandin E_1 signifikant an ($2\alpha = 0{,}01$; Wilcoxon-Test) und bleibt für die gesamte Dauer der Prostaglandin E_1-Infusion erhöht.

Nach unseren Untersuchungen hat das Prostaglandin E_1 nicht nur Wirkungen auf den Ductus arteriosus, sondern darüber hinaus beeinflußt es beträchtlich das gesamte Herz- und Kreislaufsystem. Die Abnahme des Minutenvolumens im großen Kreislauf und die Zunahme der Lungendurchblutung, der Anstieg des Systemwiderstandes, das Absinken des Blutdrucks und der Anstieg der Herzfrequenz sind bei der Anwendung von Prostaglandin E_1 als Notfallmedikament zu beachten.

Literatur

1 Goldblatt, M.W.: A depressor substance in seminal fluid. J. Soc. chem. Ind. (London) 52 (1933) 1056–1057

2 von Euler, U.S.: Zur Kenntnis der pharmakologischen Wirkungen von Nativsekreten und Extrakten männlicher accessorischer Geschlechtsdrüsen. Arch. Exp. Pathol. Pharmakol. 175 (1934) 78–84

3 Karim, S.M.M.: Prostaglandins: Physiological, Pharmacological and Pathological Aspects. MTP Press, Lancaster, England 1976

4 Elliott, R.B., M.B. Starling, J.M. Neutze: Medical manipulation of the Ductus arteriosus. Lancet 1975/I, 140–142

5 Olley, P.M., F. Coceani, E. Bodach: E-Type Prostaglandins: a new emergency therapy for certain cyanotic congenital heart malformations. Circulation 53 (1976) 728–731

6 Schöber, J.G., M. Kellner, I. Christian: Prostaglandin E_1: Wirkung auf die Blutgase bei zyanotischen Neugeborenen. Klin. Pädiatrie 189 (1977) 365–369

7 Starling, M.B., R.B. Elliott: The effects of Prostaglandins, Prostaglandin inhibitors, and oxygen on the closure of the Ductus arteriosus pulmonary arteries and umbilical vessels in vitro. Prostaglandins 8 (1974) 187–203

8 Nakano, J.: Effects of Prostaglandins E_1, A_1 and $F_{2\alpha}$ on the coronary and peripheral circulations. Proc. Soc. exp. Biol. 127 (1968) 1160–1163

9 Carlson, L.A., L.G. Ekelund, L. Orö: Circulatory and respiratory effects of different doses of Prostaglandin E_1 in man. Acta physiol. scand. 75 (1969) 161–169

V. Studien zur Schockbehandlung beim Kind

Neugeborene im Schock: Heparintherapie und künstliche Beatmung – eine Doppelblindstudie

R. Pothmann, I. Sprock, P. Lemburg und U. Göbel

Im Rahmen der pädiatrischen Intensivpflege stellt die Behandlung des Schocks bei Neugeborenen außerordentliche Anforderungen an den Therapeuten. Die Prognose der Erkrankung hängt nach der primären Kreislaufreanimation in der zweiten Behandlungsphase von den Möglichkeiten zur Behebung der intravasal abgelaufenen Hämostasestörungen ab. Hierbei spielt die Verbrauchskoagulopathie eine große Rolle (2, 5). Die Diskussion um den Wert ihrer Behandlung mit gerinnungshemmenden Medikamenten hat in der Vergangenheit zu unterschiedlichen Therapieansätzen geführt (2, 3).

In den Jahren 1975–1977 wurde an der Kinderklinik Düsseldorf zur Beurteilung der klinischen Wirksamkeit von Heparin beim Neugeborenenschock eine Doppelblindstudie durchgeführt. Es sollte geprüft werden, ob durch Heparin Überlebenschance und Therapiedauer der Kinder gebessert werden können.

40 Neugeborene der Intensivstation, bei denen aufgrund klinischer Zeichen und gerinnungsphysiologischer Untersuchungen ein Schock sowie eine Verbrauchskoagulopathie diagnostiziert worden waren, wurden in die Studie aufgenommen. Ausgeschlossen wurden vier Kinder mit einer Behandlungsdauer von weniger als 6 Stunden und solche mit angeborenen Herzfehlern in der postoperativen Phase.

Die Patienten unterschieden sich statistisch nicht bezüglich ihrer Apgar-Werte und Geburtsgewichte, die in beiden Gruppen durchschnittlich bei 2400 g lagen. Die Kriterien für die Anwendung von Heparin und Placebo ergeben sich aus Tabelle 1. Als gerinnungsphysiologische Untersuchungen wurden folgende Teste herangezogen: Plasmathrombinzeit (AT II), Faktor I, Faktor V, sowie die Thrombozytenzahl; zusätzliche Teste waren

Tabelle 1

Kriterien für die Anwendung von Heparin

	AT II	I	V	Thrombozyten
Neugeborene	>30″	<100 mg-%	<60%	<100 000
Säuglinge	>18″	<120 mg-%	<60%	<120 000
Kleinkinder	>14″	<150 mg-%	<80%	<120 000

Zusatzkriterien

PTT > 75″
Differenz Faktor VII–II >10%
Thrombinkoagulasezeit > 30″
Thrombozytensturz ⩾100 000/24 Std.

Mindestens zwei der angeführten Bedingungen waren erfüllt, bevor Heparin angeordnet wurde die partielle Thromboplastinzeit (PTT), und die Thrombinkoagulasezeit (1, 5). Mindestens zwei der in Tabelle 1 angegebenen Bedingungen mußten erfüllt sein, bevor Heparin angeordnet wurde.

Die Dosierung von Heparin während der Studie ergibt sich aus Tabelle 2. Modifiziert wurden die angegebenen Werte bei Abweichung von mindestens zwei der Grenzwerte aus Tabelle 1 um mehr als 50%. In diesen Fällen wurde zusätzlich Frischplasma in einer Dosierung von 10 ml/kg/KG viermal pro Tag und initial 100 E/kg Heparin intravenös gegeben. Wurde aufgrund eines wiederholten Gerinnungsstatus oder in Notfällen aufgrund einer Verschlechterung des klinischen Zustandes die anfängliche Heparinmenge für zu niedrig gehalten, galten die erhöhten Dosen in Tabelle 2 (2).

Tabelle 2

Dosierung von Heparin

Neugeborene 500 E/kg KG/24 h
- 100 E/kg Heparin i.v. vor Frischplasma 10 ml/kg 4x/Tag bei Abweichung um mehr als 50% von den Kriteriengrenzwerten
- 750 E/kg bei Verschlechterung von klinischem Zustand und/oder des Gerinnungsstatus bei Heparintherapie

Die gleichzeitige Gabe von Vitamin K war gestattet. Die Dauer der Heparinapplikation richtete sich nach der Normalisierung des Gerinnungsstatus oder wurde durch den Tod des Patienten limitiert.

Während der Studie wurde der Therapieausgang ständig mit Hilfe des CHI-Quadrat-Testes kontrolliert. Nach Abschluß der Untersuchung fanden sich folgende Ergebnisse:

Bezüglich der Überlebensrate zeigte sich kein statistisch signifikanter Unterschied zwischen Placebo- und Verumgruppe (Tabelle 3).

34 der 36 behandelten Patienten mußten beatmet werden. Die Prüfung der Mittelwerte mit dem t-Test für unabhängige Stichproben ergab keine signifikanten Unterschiede in der Beatmungsdauer unter der Heparinbehandlung (Tabelle 4). Allerdings war die Gesamtdauer der Beatmung in der Heparingruppe signifikant kürzer als in der Placebogruppe bei Berücksichtigung aller 36 Kinder. Über die Ergebnisse der Gerinnungsuntersuchungen wird an anderer Stelle berichtet (3).

Tabelle 3

Therapieausgang unter Gabe von Heparin und Placebo

Heparingruppe (n = 19)	–	Überlebende (n = 13)
Placebogruppe (n = 17)	–	Überlebende (n = 12)

$\chi^2 = 0,05$ (nicht signifikant; p = 0,05)

Tabelle 4

Beatmungsdauer unter Heparin- und Placebogabe

Heparingruppe (n = 16)	$\bar{x}$ = 154,2 h
Placebogruppe (n = 16)	$\bar{x}$ = 194,3 h

$p > 0,05$ (nicht signifikant)

Aufgrund von Literaturberichten über klinische Untersuchungen und Tierexperimente ist der Versuch unternommen worden, die dort beschriebenen Wirkungen des Heparins bei der Verbrauchskoagulopathie auszunutzen. Der Sinn einer gerinnungshemmenden Behandlung ist es, intravasale Fibrinablagerungen unter anderem auch in der Lunge zu verhindern. Damit könnte einer Abnahme des Surfactant-Faktors und auf diese Weise einer Atelektasebildung vorgebeugt werden (4).

Bei den vorliegenden Ergebnissen konnte ein statistisch signifikanter Unterschied bezüglich einer schnelleren Behebung der respiratorischen Insuffizienz während der Heparintherapie nicht gefunden werden, obwohl eine Verkürzung der Beatmungsdauer von fast zwei Tagen unter Heparin resultierte. Bei der Berechnung unter Einbeziehung der zwei nicht beatmeten Kinder in der Verumgruppe war jedoch eine Signifikanz für die Gesamtbeatmungsdauer gefunden worden. Ob diese Kinder aufgrund einer rechtzeitig einsetzenden Heparintherapie nicht beatmet werden mußten, kann bei dem zu geringen Stichprobenumfang nicht sicher entschieden werden.

Literatur

1 Göbel, U., P. Riech: Partielle Thromboplastinzeit, Thromboplastinzeit, Fibrinogen, Thrombinzeit und Thrombozytenzahl bei gesunden und kranken Neugeborenen. Mschr. Kinderheilk. 120 (1972) 484–488

2 Göbel, U.: Zur Diagnostik und Therapie der Verbrauchskoagulopathie. Bücherei des Pädiaters, Heft 68: Pädiatrische Intensivpflege. Enke, Stuttgart 1973

3 Göbel, U., H.v. Voss, H. Jürgens, C. Petrich, R. Pothmann, I. Sprock, P. Lemburg: Effiency of Heparin in the Treatment of Nowborn Infants with Respiratory Distress Syndrome and Disseminated Intravascular Coagulation. Eur. J. Pediatr. 133 (1980) 47–49

4 Künzer, W.: Gerinnungshemmende Maßnahmen in der Pädiatrie. Tagungsbericht „Van Swieten-Tagung", 1974

5 Markarian, M., u. Mitarb.: Hypercoagulability in premature infants with special reference to the respiratory distress syndrome and hemorrhage. II. The effect of heparin. Biol. Neonate 17 (1971) 98–111

6 Mitterstieler, G., u. Mitarb.: Verbrauchskoagulopathie und isolierte Thrombozytopenie bei Sepsis im Kindesalter. Dtsch. med. Wschr. 100 (1975) 342–355

Erste klinisch-therapeutische Erfahrungen mit der Anwendung von stromafreien Hämoglobinlösungen als Sauerstofftransportmedium

P. Emmrich und W. Schneider

Die Bedeutung von sogenannten Blutersatzstoffen bei der initialen Schocktherapie bei der Primärbehandlung ausgedehnter Blutverluste nach Unfällen oder in der Initialphase der Reanimation gewinnt in den letzten Jahren immer mehr an Bedeutung. So konnte die primäre Letalität bei ausgeprägten Blutverlusten durch den Einsatz von Dextranen oder Hydroxyäthylstärke ganz entscheidend gesenkt werden. Der sog. limitierten Verdünnung des Blutes mit Volumenersatzstoffen sind doch enge Grenzen gesetzt, da die Sauerstoffaufnahmekapazität dieser Präparate nur ca. 2,2% (5 ml O_2/l) der Sauerstoffkapazität des Blutes (225 ml O_2/l) beträgt. Die unmittelbare Folge ist dann ein Zusammenbruch der Sauerstoffversorgung der Gewebe und die Einmündung in einen irreversiblen Schockzustand.

Seit vielen Jahren haben Forschergruppen in allen Ländern (RELIHAN u. LITWIN, MOSS, DeWOSKIN, LEVINE, RABINER, UNSELD, BURCK u. a.) nach Stoffen gesucht, die einmal einen intravasalen Sauerstofftransport und eine Sauerstoffabgabe in das Gewebe ermöglichen, zum anderen die Bedingungen erfüllen, die man heute an einen Volumenersatzstoff stellen muß (ausreichender Volumenersatz, Senkung der Viskosität des Blutes, keinen Einfluß auf Blutgerinnung und Osmolalität, Metabolisierung und Elimination, keine Beeinflussung der Nierenfunktion und des Säurebasenhaushaltes). Nachdem es den Arbeitsgruppen von RABINER, BONHARD und SCHNEIDER gelang, eine Hämoglobinlösung zu entwickeln, die sowohl völlig stroma- und lipidfrei war und die oben angeführten Bedingungen weitestgehend erfüllte, sind viele tierexperimentelle Untersuchungen an Ratten (FÖRSTER u. HOOS, SCHNEIDER u. Mitarb.), Kaninchen (BURCK u. Mitarb.), Minipigs (UNSELD), Hunden (SUNDER-PLASSMANN) aber auch Primaten (MOSS u. Mitarb.) unternommen worden, um vor allem die Toxizität, den Sauerstofftransport und die Sauerstoffabgabekapazität sowie mögliche, bislang unbekannte Nebenwirkungen zu überprüfen.

Aufgrund der vorliegenden günstigen tierexperimentellen Ergebnisse sahen wir uns daher veranlaßt, erstmals beim Mensch unter klinischen Bedingungen stromafreie Hämoglobinlösungen als Sauerstofftransportmedium und Volumenersatzmittel einzusetzen. Es soll hier ausdrücklich betont werden, daß die von uns gewählte 5%ige Hb-Lösung nur bei solchen Kindern eingesetzt wurde, bei denen ein dissoziierter Hirntod festgestellt und gesichert war. Wir möchten darüber hinaus ausdrücklich betonen, daß wir unsere gewonnenen Meßdaten zunächst nur als eine Bestandsaufnahme sehen; vor einer generellen Anwendung von stromafreier Hämoglobinlösung möchten wir zunächst ausdrücklich warnen, da doch noch vieles ungeklärt erscheint und weiterer sorgfältiger Untersuchungen bedarf.

Bei unseren Patienten handelte es sich um fünf Kinder im Alter zwischen 11 Monaten und 12 Jahren. Vier Kinder hatten einen schweren Verkehrsunfall erlitten, während das fünfte an einem therapieresistenten Reye-Syndrom erkrankt war. Bei allen Kindern war, wie schon erwähnt, bereits ein dissoziierter Hirntod eingetreten (Tab. 1).

Tabelle 1 Anwendung von stromafreier Hb-Lösung bei 5 Kindern mit dissoziiertem Hirntod

Patientengut:		
	Alter	Diagnose
Patient I	8 Jahre	Verkehrsunfall Dissoziierter Hirntod
Patient II	11 Monate	Reye-Syndrom Dissoziierter Hirntod
Patient III	12 Jahre	Verkehrsunfall Dissoziierter Hirntod
Patient IV	12 Jahre	Verkehrsunfall Dissoziierter Hirntod
Patient V	10 Jahre	Verkehrsunfall Dissoziierter Hirntod

Zur Anwendung gelangte eine 5%ige Hb-Lösung, die folgende Zusammensetzung aufwies: pH-Wert 7,0, Osmolarität 320 mosmol/l, Elektrolyte: Natrium 70 mval/l, Kalium 0,2 mval/l, Calcium 0,1 mval/l, Glukose 2,5 g%, HBsAg (RIA) neg.; Gerinnungsfaktoren I, II, VII, VIII, IX, X und XIII neg. bzw. unterhalb der Nachweisgrenze und damit gerinnungsphysiologisch nicht aktiv (Tab. 2).

Alle Patienten wiesen eine teils mittelgradige, teils sehr ausgeprägte Anämie auf. Der niedrigste Hb-Wert lag bei 4,7 g%; die infundierte Menge von stromafreiem Hämoglobin schwankte zwischen 12,5 bis 25 Gramm (Tab. 3).

Während der erste Patient stromafreie Hämoglobinlösung nach Vorschrift erhielt, modifizierten wir bei den anderen Patienten den Versuchsablauf z. T. erheblich.

Tabelle 2 Zusammensetzung der infundierten 5%igen stromafreien Hämoglobinlösung

Human Hb-Lösung 5%	
Proteingehalt	5,1 g%
pH-Wert	7,0
Osmolalität	320 mosmol/l
Elektrolyte	Na 70,0 mval/l
	K 0,2 mval/l
	Ca 0,1 mval/l
	Cl 24,0 mval/l
Glukose	2,5 g%
Hb	5100 mg%
Hb_sAg (RIA)	ϕ
Faktor I ϕ, Faktor VIII ϕ, Faktor XIII ϕ	
Faktor II < 1,0%, Faktor VII < 1,0%	
Faktor IX < 1,0%, Faktor X < 1,0%	
Pyrogen ϕ, Sterilität ϕ	

Tabelle 3 Infundierte Menge Hb in g bei 5 Patienten mit dissoziiertem Hirntod. Stromafreie Hb-Lösung

Patientengut	Gewicht in kg	Ausgangs-Hb in g%	infundierte Menge Hb in Gramm
Patient I	27,0	6,2	25,0
Patient II	8,1	4,7	12,5
Patient III	37,8	8,0	25,0
Patient IV	40,0	10,4	25,0
Patient V	35,6	7,6	25,0

Tabelle 4 Stromafreie Hb-Lösung: Versuchsablauf bei 5 Patienten

Patient I:	Stromafreie Hb-Lösung nach Vorschrift
Patient II:	Stromafreie Hb-Lösung + 1000 mg Vitamin C i.v.
Patient III, IV, V:	Stromafreie Hb gelöst in HÄS + 1000 mg Vitamin C i.v.

Aufgrund des noch zu zeigenden sehr starken Methämoglobinanstieges gaben wir bei den Patienten zwei bis fünf zusätzlich 1000 mg Vitamin C i. v. während der Infusionsdauer. Bei den Patienten drei, vier und fünf lösten wir das Hämoglobin nicht in Aquadest pro injectione, sondern in 6%iger HÄS, um dadurch eine Verbesserung der intravasalen Verweildauer zu erreichen (Tab. 4).

Der Versuchsablauf gestaltete sich folgendermaßen: Zunächst wurden die Null-Werte der in der Abb. 1 dargestellten Parameter bestimmt. Danach erfolgte unter Lichtschutz über 60–90 Minuten Dauer die Infusion der stromafreien Hämoglobinlösung. In jeweils 30minütigen Abständen wurden dann die entsprechenden Blutabnahmen durchgeführt. Kontinuierlich wurde $tcPo_2$, Atemtiefe, Atemfrequenz, Herzfrequenz und Temperatur aufgezeichnet.

Untersucht man zunächst die Frage, ob stromafreie Hämoglobinlösung beim Mensch überhaupt zu einer Verbesserung der Oxygenisierung führt, so muß diese Frage uneingeschränkt bejaht werden.

Unmittelbar nach Infusionsbeginn kommt es zu einem langsamen aber stetigen Anstieg der $tcPo_2$-Kurve. Die Kurve stabilisiert sich dann auf einem Plateau, dessen Höhe von

Versuchsablauf:

0 - Werte

Infusion 5 % Hb-Lösung	60′ - 90′	- 30′	Hb, Ery, HK, HbE Thrombo, Leuko
		- 60′	Laktat, Pyruvat Methaemoglobin
		- 90′	Quick, PTT, TZ Reptilasezeit
		- 120′	Fibrinogen Osmolarität
		- 180′	pH-Status PaO_2

Kontinuierlich: $tcPo_2$
Atemtiefe
Atemfrequenz
Herzfrequenz
Temperatur

Abb. 1 Stromafreie Hämoglobinlösung: Versuchsablauf bei 5 Patienten

dem Ausgangs-Sauerstoffdruckniveau abhängt. Nach Beendigung der Infusion fällt die $tcPo_2$-Kurve wieder in die Ausgangsdruckhöhe ab. Schließt man eine zweite Infusionsperiode an, so läßt sich dieser Vorgang in gleicher Weise wiederholen. Auffallend ist bei diesen Patienten, daß während der Infusion von stromafreier Hämoglobinlösung die Herzfrequenz keinen Anstieg zeigt, sondern nahezu konstant bleibt und damit eher dem Typ des sogenannten silenten Herzfrequenzmusters ähnelt (Abb. 2).

Variiert man die Infusionsgeschwindigkeit der infundierten Lösung, so lassen sich unterschiedliche Sauerstoffdruckanstiege hervorrufen, deren Höhe ganz offensichtlich mit der infundierten Menge Hb-Lösung pro Zeiteinheit in einem direkten Zusammenhang steht. Das Verhalten der Herzfrequenz dieses Kindes zeigt das auch aus vielen Tierversuchen bekannte physiologische Verhalten. Sofort nach Infusionsbeginn kommt es zu einem kräftigen Anstieg der Herzfrequenz auf Werte, die zwischen 30–50% über den Ausgangsfrequenzen liegen. Erreicht die Sauerstoffdruckkurve ein Plateau, so stabilisiert sich die Herzfrequenz sofort (Abb. 3).

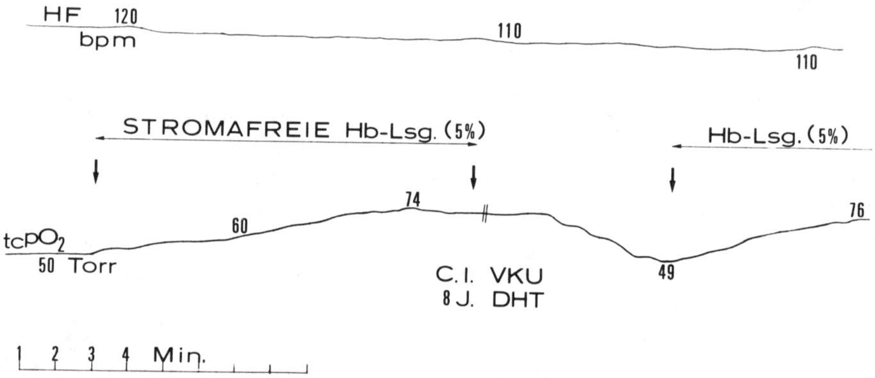

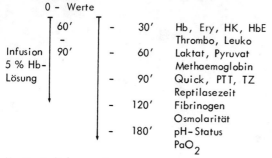

Abb. 2 Verlauf der $tcPo_2$-Kurve während der Infusion von stromafreier Hb-Lösung

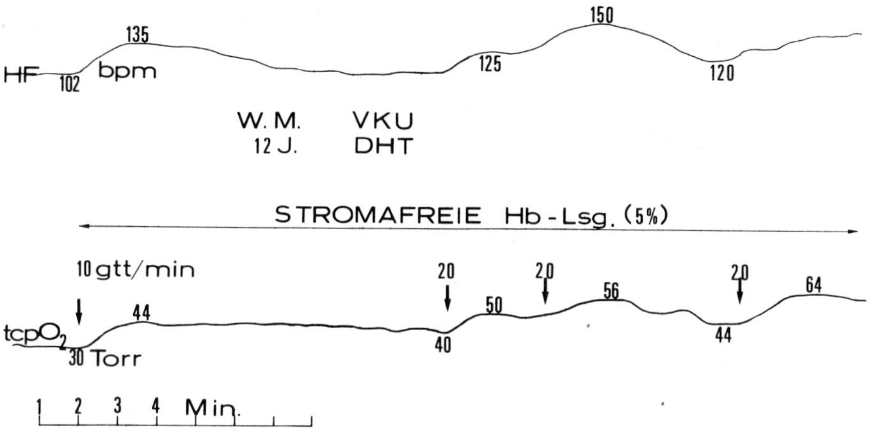

Abb. 3 Verlauf der $tcPo_2$-Kurve während der Infusion von stromafreier Hb-Lösung; verschiedene Infusionsgeschwindigkeiten

Diese Herzfrequenzanstiege sind jederzeit reproduzierbar und stehen in direktem Zusammenhang mit der Infusionsgeschwindigkeit der Hb-Lösung.

Tabelle 5 Stromafreie Hb-Lösung: Nebenwirkungen unter klinischen Bedingungen

Patient I	T/2 zu kurz Ascites: ++ Laktat: ↑↑ Met-Hb: ↑↑ PTT: ↑↑
Patient II	T/2 zu kurz Ascites: ++ Laktat: n – ↑ Met-Hb: n PTT: n – ↑
Patient III, IV, V	T/2 befriedigend Ascites: ϕ Laktat: n Met-Hb: n PTT: n

Ob für diese Herzfrequenzanstiege allein die Hämodilution und Abnahme der Viskosität, Besserung der Fließeigenschaften des Blutes oder Änderung des Herzzeitvolumens dafür verantwortlich sind, kann noch nicht sicher gesagt werden. Wie bereits angedeutet, kommt es während der Infusion von stromafreier Hämoglobinlösung zu einigen Nebenwirkungen (Tab. 5). Auf einen Teil soll noch kurz eingegangen werden. Übersichtsartig betrachtet läßt sich folgendes feststellen: Beim ersten Patienten beginnt bereits nach 30 Minuten die Hämoglobinausscheidung über den Urin. Es entwickelt sich bei ihm zunehmend ein Aszites, der Laktatspiegel steigt stark an, es werden hohe Methämoglobinwerte sowie eine Erhöhung der PTT und TZ registriert. Dieser Versuch bestätigt die Ergebnisse von MESSMER, SUNDER-PLASSMANN (1975) sowie von MOSS, RELIHAN u. Mitarb. (1970–1976), die zeigen konnten, daß Hb-Lösung dank der verbesserten Präparation zwar nicht mehr toxisch wirkt, jedoch eine rasche Ausscheidung, Extravasation, ungenügende Sauerstofftransportleitung sowie eine Hemmung der Blutgerinnung bewirken kann.

Einige dieser unerwünschten Auswirkungen lassen sich jedoch mehr oder minder gut beeinflussen. Injiziert man – wie bereits erwähnt – gleichzeitig 1000 mg Vitamin C, so bleibt der starke Methämoglobinanstieg völlig aus, ja die gemessenen Werte liegen z. T. noch unter den Ausgangswerten. Nach Beendigung der Hb-Infusion steigt dann das Met-Hb wieder langsam an (Abb. 4).

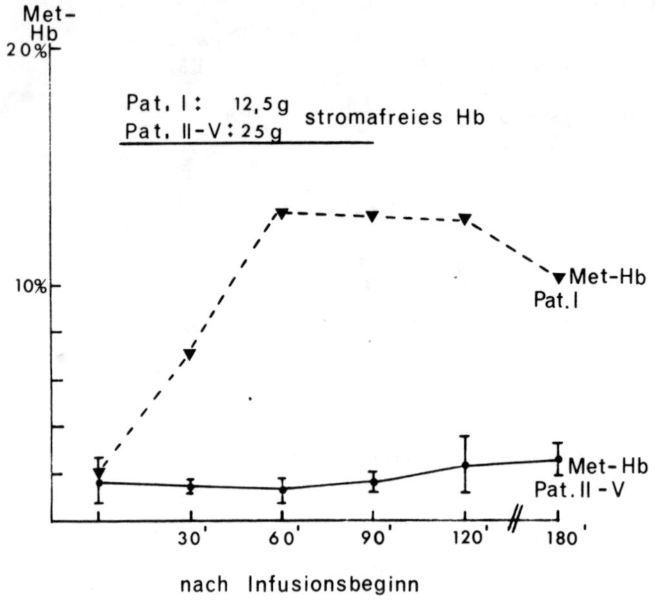

Abb. 4 Stromafreie Hb-Lösung: Verlauf der Met-Hb-Konzentration bei 5 Patienten

Löst man das stromafreie Hb in HÄS, dann kommt es erst nach 60 Minuten zur Ausscheidung von Hb im Urin, die Halbwertszeit ist also befriedigend, Aszites wird nicht mehr registriert.

Schwieriger sind die Veränderungen des Laktats einerseits als auch des Laktat/Pyruvat-Quotienten andererseits zu interpretieren, da die Ausgangslaktatkonzentrationen zum einen sehr unterschiedlich sind, andererseits die Patientenzahl noch zu gering ist, als daß Analogieschlüsse vor allem mit den in vitro-Versuchen von FÖRSTER u. HOOS zulässig sind. Es hat jedoch den Anschein, als daß bei Vorliegen normaler Laktat/Pyruvat-Spiegel vor der Infusion stromafreier Hämoglobinlösung (drei von fünf Patienten) die Veränderungen des Laktat/Pyruvat-Quotienten zwar prinzipiell den FÖRSTERschen Versuchen entsprechen, graduell jedoch deutliche Unterschiede bestehen, andererseits ist es jedoch auch möglich, daß der Laktat/Pyruvat-Quotient absinkt und somit auch eine Normalisierungstendenz bei primär hohen Werten möglich ist. Ob diese Änderungen im zytoplastischen Redoxpotential der Leberparenchymzellen klinisch relevante Auswirkungen bedeuten, läßt sich nicht mit Sicherheit ausschließen.

Auch die beim ersten Patienten beobachteten Änderungen einzelner globaler Gerinnungsparameter sind bei den anderen vier Patienten nicht registriert worden. Sie würden zwar gut mit den von MOSS u. De WOSKIN im Tierversuch gewonnenen Ergebnissen korrespondieren. Diese Autoren fanden die gleichen Veränderungen und führen sie auf einen gerinnungshemmenden Effekt eines sehr kleinen Moleküles zurück, das jedoch noch nicht näher zu charakterisieren ist. Man weiß bisher nur, daß es ein Globulin ist, durch 0,01 μm Filter geht und an Al OH_3-Gel absorbiert werden kann.

Auch hier müssen zunächst größere Erfahrungen gesammelt werden, um diesen Effekt näher aufzuklären.

Ohne näher auf die anderen Ergebnisse im einzelnen eingehen zu können, läßt sich abschließend folgendes bemerken:

1. Stromafreie Hb-Lösung ist, nachdem die Präparationsprobleme weitgehend gelöst sind, auch beim Menschen als Sauerstofftransportmedium geeignet.

2. Die Halbwertszeit und biologische Verfügbarkeit vom stromafreiem Hb, gelöst in Aquadest, ist zu kurz, um auch in der Initialphase einer Behandlung befriedigende Ergebnisse vor allem hinsichtlich der Sauerstofftransportkapazität zu erhalten.

3. Es ist notwendig, das stromafreie Hb an kolloidale Substanzen zu koppeln, um vor allem die intravasale Verweildauer zu verlängern und die Extravasation zu verhindern.

4. Durch medikamentöse Zusätze gelingt es, einen Teil der zunächst beobachteten Nebenwirkungen aufzuheben oder zu mindern.

5. Auch wenn unsere Patientenzahl noch sehr klein ist, so läßt sich doch vorsichtig der Schluß ziehen, daß eine stromafreie Hämoglobinlösung in der Lage ist, in der Primärphase einer Wiederbelebung oder bei der initialen Versorgung von Verletzten mit ausgedehnten Blutverlusten sowohl als Volumenersatz als auch als befriedigendes Sauerstofftransportmedium zu dienen.

Sollten sich unsere Versuche bestätigen, so würden sich damit bisher ungeahnte neue therapeutische Maßstäbe in der Intensivmedizin eröffnen.

Literatur

Bonhard, K.: Acute oxygen supply by infusion of hemoglobin solutions. Federation Proceedings 34 (1975) 1466–1467

Burck, H.C., G. Eichner, T. Sedlaczek: Das akute Nierenversagen nach Hämoglobin-Infusion mit und ohne Erythrozytenstromata am Kaninchen. Res. exp. Med. 166 (1975) 79–94

Förster, H., I. Hoos: Stoffwechseluntersuchungen bei Verwendung stromafreier Hämoglobinlösungen als Sauerstoffträger. Infusionstherapie 1 (1973/74) 455–462

Moss, G.S., R. DeWoskin, A. Cochin: Stromafree hemoglobin. I. Preparation and observations on in vitro changes in coagulation. Surgery 74 (1973) 198–203

Moss, G.S., R. DeWoskin, A.L. Rosen, H. Levine, K. Palani: Transport of oxygen and carbon dioxide by hemoglobin-saline solution in the red cell-free primate. Surgery Gynec. Obstet. 142 (1976) 357–362

Relihan, M., M.S. Litwin: Clearance rate and renal effects of stroma-free hemoglobin on acidotic dogs. Surgery, Gynec. Obstet. 137 (1973) 73–79

Schneider, M., H. Hauk, H. Förster, K. Hübner: Lyosomen und ihre Bedeutung für die Pathologie. Tierexperimentelle morphologische Untersuchungen über die Auswirkungen stromafreier Lösungen einfachen und polymerisierten Hämoglobins auf Leber und Niere.

Sunder-Plassmann, L., E. Sinagowitz, R. Rink, R. Dieterle, K. Meßmer, M. Kessler: The local oxygen supply in tissure of abdominal viscera and of skeletal muscle in extreme hemodilution with stromafree hemoglobin solution.

Sunder-Plassmann, L., R. Pfeiffer, F. Jesch, K. Meßmer: Sauerstofftransport und Hämodynamik nach Blutersatz durch stromafreie Hämoglobinlösung. Langenbecks Arch. Chir. Suppl. Chir. Forum (1973) 329–334

Sunder-Plassmann, L., R. Dieterle, S. Seifert, F. Jesch, K. Meßmer: Stromafree haemoglobin solution as a blood replacement fluid actual state and problems. Europ. J. Intensive Care Medicine 1 (1975) 37–42

Unseld, H.: Der Einfluß einer stromafreien Hämoglobin-Lösung auf den Kreislauf und die Nierenfunktion im hämorrhagischen Schock. Langenbecks Arch. Chir. Suppl. Chir. Forum (1972) 403–406

Unseld, H., F. Brezger, R. Schorer: Vor- und Nachteile der stromafreien Hämoglobinlösung beim hämorrhagischen Schock. Ergebnisse tierexperimenteller Untersuchungen im Vergleich mit Albumin und Bluttransfusion. Anästhesiologie und Wiederbelebung 94 (1975) 256–261

Unseld, J.M.: Blutersatz durch stromafreie Hämoglobinlösung. Anästhesiologie und Wiederbelebung 85 (1974) 1–90

VI. Intensivtherapeutische Probleme aus der Kinderchirurgie

Postoperative Komplikationen nach Operationen von Lippen-, Kiefer-Gaumenspalten

H. Dähn, I. Podlesch und I. Schwieger

In der Klinik für Kiefer- und plastische Gesichtschirurgie der Universität Düsseldorf wurden in der Zeit von 1969 bis Ende 1977 insgesamt 1293 Kinder an Lippen-, Kiefer- und Gaumenspalten operiert. In Tabelle 1 sind die Kinder aufgeschlüsselt nach Operationen und postoperativen Komplikationsraten.

Tabelle 1 Zahl der operierten Kinder, Begleiterkrankungen und postoperative Komplikationen

		Begleitmißbildungen und -krankheiten	p.o. Komplikationen
Gesamtzahl	1293	19,2%	14,6%
Lippen-, Kieferspaltplastiken	638	12,5%	13,0%
Gaumenplastiken	655	25,7%	16,2%

Begleitmißbildungen und -krankheiten

19,2% der Kinder hatten außer den Spaltbildungen im Lippen-, Kiefer- und Gaumenbereich Mißbildungen anderer Organe oder Körperteile und Begleiterkrankungen (Tab. 2 u. 4). Postoperative Komplikationen wurden bei insgesamt 14,6% der operierten Kinder registriert. Bei 42 der Kinder (3,2%) bestanden Anomalien des Herzens oder der großen Gefäße (Tab. 3). Die verschiedenen Syndrome in Tabelle 2 umfaßten: Pierre-Robin-Syn-

Tabelle 2 Übersicht von Begleitmißbildungen bei Kindern mit Lippen-, Kiefer-Gaumenspalten

Lokalisation der Anomalie	Zahl	% der Gesamtzahl	% der Anomalien
Herzfehler	42	3,2	23,6
verschiedene Syndrome	34	2,6	19,1
Kopf und Hals	33	2,6	18,5
Extremitäten und Rumpf	21	1,6	11,8
ZNS	28	2,8	15,7
Magendarmtrakt	5	0,4	2,8
Urogenitalsystem	5	0,4	2,8
Blut	3	0,2	1,7
Chromosomen	2	0,2	1,1
Haut	2	0,2	1,1
multiple Mißbildungen	2	0,2	1,1
Mukoviszidose	1	0,1	0,6

Tabelle 3 Angeborene Herzfehler bei Kindern mit Lippen-, Kiefer-Gaumenspalten

Herzfehler	Zahl
Vitium nicht genau diagnostiziert	21
VSD	12
Pulmonalklappenstenose	4
Fallotsche Tetralogie	2
Aortenisthmusstenose	1
Aortenklappenstenose	1
Offener Ductus arteriosus	1

Tabelle 4 Präoperativ bestehende Erkrankungen bei Kindern mit Lippen-, Kiefer-Gaumenspalten

	Zahl	% der Gesamtzahl	% der Begleitkrankheiten
Krankheiten der Atmungsorgane	19	1,5	27,2
Infektionen (ohne Atmungsorgane)	15	1,2	21,4
Hauterkrankungen	11	0,9	15,7
Krankheiten des ZNS	6	0,5	8,6
Dystrophie	5	0,4	7,1
Stoffwechselstörungen	5	0,4	7,1
Übrige	9	0,7	12,9

drom (28 Patienten), Down-Syndrom (3 Patienten), Franceschetti-Syndrom (2 Patienten), Smith-Lemmli-Opitz-Syndrom (1 Kind).

Mißbildungen des Kopfes bezogen teilweise auch das ZNS und die Sinnesorgane mit ein. Wir registrierten Hypertelorismus (5 Kinder), Mikrozephalus (4 Kinder), Mikrophthalmus (4 Kinder), multiple Gesichtsmißbildungen (4 Kinder), Hydrozephalus (3 Kinder), Ohrdysplasie (2 Kinder), Choanalatresie (2 Kinder), Strabismus (2 Kinder), Katarakt (1 Kind), Turmschädel (1 Kind), Gehörgangsatresie (1 Kind), subglottische Stenosen (2 Kinder).

Die Mißbildungen der Extremitäten bestanden in: Hüftgelenksluxationen (8 Patienten), Klumpfüßen (3 Patienten) und jeweils 1–2 Fällen von Minderwuchs, Kyphoskoliose, Chondrodystrophie, Nabelhernie, epigastrischer Hernie, Sichelfuß, überzähligen Fingern und Mißbildungen an Händen und Füßen.

Anomalien des ZNS fanden wir in Form von geistiger Retardierung (20 Kinder), Meningomyelozele (2 Kinder), Meningozele (1 Kind), infantiler Zerebralparese (4 Kinder) und Hirnatrophie (1 Kind).

Die Mißbildungen des Magendarmtraktes waren Analprolaps und -atresie, Zöliakie, Ösophagusatresie. Die Mißbildungen des Urogenitalsystems bestanden in Harnleitererweiterung, Nierenmißbildungen und Kryptorchismus. Die Bluterkrankungen umfaßten Morbus Willebrand-Jürgens und Elliptozytose.

Tabelle 4 enthält präoperativ diagnostizierte Erkrankungen bei Kindern mit Lippen-, Kiefer-Gaumenspalten. Die Krankheiten der Atmungsorgane umfaßten Bronchitis mit und ohne spastischer Komponente (15 Kinder). Jeweils 1 Kind litt an Asthma und rezidivierenden Pneumonien. Ein Kind kam tracheotomiert in die Klinik. Infektionen außerhalb der Atmungsorgane betrafen: Otitis media (9 Kinder), Harnwegs- und Nierenbeckeninfektionen (3 Kinder), Darminfektionen (2 Kinder) und rezidivierende Konjunktivitiden (1 Kind). Erkrankungen des ZNS äußerten sich in Krampfneigung (2 Kinder), Epilepsie (2 Kinder), Zustand nach Meningitis im Rahmen einer Sepsis und psychomotorischer Retardierung. Die Stoffwechselstörungen gliedern sich wie folgt auf:

Myxödem (2 Kinder), Rachitis (2 Kinder) und eine undefinierte Stoffwechselstörung. Die übrigen Begleiterkrankungen umfaßten Hautkrankheiten, Herzrhythmusstörungen, Gerinnungsstörungen, Zustand nach maligner Hyperthermie, allgemeine Lymphadenitis, Muskelschwäche undefinierter Genese und gestörte Sinnesfunktionen. Insgesamt wiesen 70 Kinder (5,4% aller Kinder mit Lippen-, Kiefer-Gaumenspaltoperationen) Begleiterkrankungen auf.

Postoperative Komplikationen

Nach dem operativen Verschluß der Lippen-, Kiefer-Gaumenspalten zeigten 14,6% aller Kinder Komplikationen, die in Tabelle 5 aufgeschlüsselt sind. Die häufigsten Komplikationen betrafen in Form von Nachblutung und Wundinfektion das Operationsgebiet. 40 Kinder aquirierten eine Kinderkrankheit bzw. gerieten in eine Inkubationsphase von Masern, Scharlach, Röteln, Mumps, Pertussis oder Windpocken. Die Erkrankungen der Atmungsorgane sind in Tabelle 6 im einzelnen aufgeführt. Es dominiert die Bronchitis, gefolgt von Glottisödem, das in der Regel auf die Anwendung eines zu großlumigen Endotrachealtubus bei der Operation zurückzuführen war. Bronchitiden und Pneumonien entwickelten sich nicht bei den Kindern, bei denen diese Erkrankungen bereits präoperativ diagnostiziert und behandelt wurden. Die Atmung sistierte postoperativ bei

Tabelle 5 Postoperative Komplikationen nach Operationen von Lippen-, Kiefer-Gaumenspalten

	Zahl	% der Gesamtzahl	% der Komplikationen
Nachblutung	45	3,5	23,8
Kinderkrankheiten	40	3,1	21,1
Erkrankung der Atmungsorgane	37	2,9	19,6
Exanthem	15	1,2	7,9
Wundinfektionen	10	0,8	5,3
Otitis media	5	0,4	2,6
Rhinitis	5	0,4	2,6
Maligne Hyperthermie	3	0,2	1,6
Harnwegsinfekte	3	0,2	1,6
Krämpfe	2	0,2	1,1
Herzstillstand	2	0,2	1,1
Tachyarrhythmie	1	0,1	0,6
Sonstige Komplikationen	21	1,6	11,6

Tabelle 6 Komplikationen von seiten der Atmungsorgane

	Zahl	% der Gesamtzahl	% der Komplikationen
Bronchitis	14	1,1	7,4
Glottisödem	9	0,7	4,7
Pneumonie	4	0,3	2,1
Atemstillstand	3	0,2	1,6
Bronchospasmus	1	0,1	0,5
Lungenödem	1	0,1	0,5

3 Kindern aus ungeklärter Ursache. Ein Lungenödem trat bei einem Kind mit einer Kyphoskoliose auf. Exantheme traten meist im Gefolge der Gabe von Medikamenten auf.

Die Otitis media muß in engem Zusammenhang mit der gestörten Funktion der Tuba Eustachii bei Gaumenspalten gesehen werden. Die Fälle von maligner Hyperthermie konnten durch pathologisch erhöhte Werte der Kreatininphosphokinase, Rigor der Muskulatur und exzessive Temperatursteigerungen verifiziert werden.

Krämpfe traten ohne erkennbare Ursache auf bei 2 Kindern, bei denen eine Krampfneigung oder Epilepsie nicht bekannt war. In 2 Fällen ereigneten sich Herzstillstände. Ein Kind konnte erfolgreich reanimiert werden. Das 2. Kind verstarb vierzehn Tage nach dem Herzstillstand in dezerebriertem Zustand. Der Herzstillstand war bei diesem Kind aus Wohlbefinden am ersten postoperativen Tag aufgetreten. Die Sektion ergab keinen auffälligen Befund, so daß es sich möglicherweise um einen sogenannten plötzlichen Tod im Kindesalter mit ungeklärter Ursache gehandelt haben kann. In die Rubrik „Sonstige Komplikationen“ wurden folgende Krankheitsbilder eingeordnet:

Psychomotorische Unruhe, Schwarzmann-Sanarelli-Phänomen, Pyodermie, Sinusitis maxillaris, Erythema exsudativum multiforme, Schock infolge Blutverlust, Exsikkation, Purpura anaphylactica Schönlein-Henoch.

Diskussion und Schlußfolgerungen zur Verhütung von Komplikationen

SCHETTLER (2) zitiert Komplikationsraten nach Lippen-, Kiefer-Gaumenspaltplastiken zwischen 5–40,5% und fand selbst am Krankengut unserer Klinik zwischen 1953–1967 in 23% der Fälle Komplikationen. Im internationalen Maßstab liegen unsere Ergebnisse an der unteren Grenze, verglichen mit früheren Jahren (2) zeigen sie eine sinkende Tendenz. Da die meisten Komplikationen in keinem Zusammenhang zu präoperativ bestehenden Leiden standen, müßte eine weitere Senkung der Komplikationsrate möglich sein.

Nachblutungen kamen vorwiegend nach Gaumenspaltplastiken vor und standen in keinem Zusammenhang mit präoperativ diagnostizierten Anomalien des Blutgerinnungssystems. Größere chirurgische Sorgfalt müßte deshalb eine Reduzierung bringen. Die Infektionsgefahr intraoraler Eingriffe ist wegen der Keimbesiedlung der Mundhöhle besonders hoch. Da die Wundheilungsstörungen kosmetisch und funktionell geringe Auswirkungen hatten oder in einigen Fällen nachkorrigiert werden konnten, erscheint eine allgemeine oder gezielte Antibiotikaprophylaxe aus dieser Indikation nicht gerechtfertigt.

Die Inkubation mit üblichen infektiösen Kinderkrankheiten, die in keinem Falle Anlaß zu lebensbedrohlichen Situationen waren, dürfte schwierig zu vermeiden sein. Günstige Ansatzpunkte für die Prophylaxe sehen wir bei den Erkrankungen der Atmungsorgane, die in Übereinstimmung mit anderen Autoren (3, 4) einen großen Anteil an den Komplikationen hatten.

Das Glottisödem ist nach unserer Erfahrung nahezu ausnahmslos auf den Gebrauch zu großlumiger Endotrachealtuben zurückzuführen. Da der Atemwiderstand in Narkose durch die endotracheale Intubation nur unwesentlich beeinflußt wird (1), benutzen wir bei normalen Kehlkopfverhältnissen im 2. Lebenshalbjahr (Zeitpunkt des Lippen- und Kieferspaltverschlusses) Tuben mit einem Außendurchmesser von 4–5 mm und im 2. Lebensjahr (Zeitpunkt der Gaumenplastik) Tuben mit 6–7 mm Außendurchmesser.

Die Ursachen von Bronchitiden und Pneumonien liegen wahrscheinlich in Aspiration beim Füttern, Kreuzinfektionen, Keimeinschleppung durch Anästhesiezubehör (Endotrachealtuben, Masken, Narkosesysteme) und anästhesiebedingter Immunosuppression. Subtile Fütterungstechnik (evtl. über Magensonde), Verwendung sterilen Anästhesiezubehörs, Vermeidung von Kreuzinfektionen durch kurze präoperative Liegedauer und flache Narkose sind deshalb indiziert.

Atemstillstand, Herzstillstand, maligne Hyperthermie, Krämpfe und Herzrhythmusstörungen haben eine geringe Frequenz. Quoad vitam erlangen sie jedoch eine große Bedeutung. Da die Ursachen vielschichtig oder derzeit nicht erkennbar sind, liegt hier das Schwergewicht auf einer Früherkennung und rasch einsetzenden Therapie. Sorgfältiges Registrieren der vitalen Funktionen intra operationem und in den ersten postoperativen Tagen auf einer speziell ausgestatteten Überwachungseinheit dürfen hier Abhilfe schaffen. Prinzipiell erscheinen uns alle ernsthaften Komplikationen vermeidbar zu sein.

Literatur

1 Podlesch, I., D. Schettler: Der Einfluß der Narkose auf die Lungenfunktion und den Säure-Basen-Haushalt des Säuglings. III. Visköse Atemwiderstände und Atemarbeit. Anaesthesist 22 (1973) 100–105

2 Schettler, D.: Untersuchungen der Ventilation, der Atemmechanik, der Blutgase und des Säure-Basen-Haushaltes bei Säuglingen mit Lippen-, Kiefer-Gaumenspalten. Habilitationsschrift Universität Düsseldorf 1970

3 Whalen, J.S., A.W. Conn: Anesthetic management for repair of cleft lips and cleft palates. Canad. Anaesth. Soc. J. 10 (1963) 584–597

4 Whalen, J.S., A.W. Conn: Improved technics in anesthetic management for repair of cleft lips and cleft palates. Anesth. Analg. Curr. Res. 46 (1967) 355–361

Diagnostische und therapeutische Probleme bei den Zwerchfelldefekten im Neugeborenenalter

J. Waldschmidt, A. Mielfried und G. Eilers

Verlaufsformen und klinisches Bild

Bei den angeborenen Defekten des Zwerchfells können wir aufgrund des klinischen Bildes im wesentlichen drei Verlaufsformen unterscheiden (Tab. 1) (4, 23, 27, 35):

Der fatale Verlauf

Meist mit tödlichem Ausgang in den ersten Lebensstunden bevor operative Hilfe möglich ist. Fast immer liegen übergroße Defekte des Zwerchfells vor, begleitet von anderen schweren Mißbildungen, vor allem am Herzen bzw. an den herznahen Gefäßen und am Gehirn (8, 24, 31, 37, 40). Auch bei zusätzlicher Beeinträchtigung der Atmung infolge von Aspirationspneumonien, hyalinen Membranen oder durch einen Pneumothorax der

Tabelle 1 Verlaufsformen bei kongenitalen Zwerchfelldefekten

Fataler Verlauf
*pH < 7,00 *pCO_2 > 100 mmHg *$AaDO_2$ > 560 mmHg
meist tödlicher Ausgang in den ersten Lebensstunden, bevor operative Korrektur möglich ist
– oft Begleitmißbildungen an Herz, Gehirn und Lungen –

Akuter Verlauf
Besserung der Hypoxie und Hyperkapnie durch O_2-Beatmung, Operation innerhalb der ersten 24 Stunden nötig

Asymptomatischer bzw. symptomenarmer Verlauf
kleine Defekte, meist Hernien, keine anderen Mißbildungen

kontralateralen Seite ist dieser therapeutisch nicht zu beeinflussende Verlauf zu beobachten (12). Als besonders verhängnisvoll wirkt sich zudem eine Persistenz der fetalen Zirkulation mit einem Rechts-Links-Shunt bei offenem Foramen ovale und offenem Ductus Botalli und gleichzeitiger Zunahme des pulmonalen Gefäßwiderstandes aus (5, 13, 33, 39, 48). Oft ausschlaggebend für das Schicksal der Kinder ist schließlich der Grad der Hypoplasie der Lungen und deren Ausreifung (1, 2, 3, 16, 19, 28, 34, 36, 43, 46, 47, 50, 51, 52).

Der akute Verlauf

Die ersten Stunden werden überlebt und die Hypoxie bessert sich nach Gabe von Sauerstoff. Die Atmung wird aber infolge Blähung der intrathorakal gelegenen Darmschlingen mit Luft zunehmend stärker behindert und die Herzfunktion durch die Mediastinalverlagerung immer mehr beeinträchtigt. Schließlich können sich die Zeichen der Strangulation der Intestinalorgane mit einer zunehmenden Ileussymptomatik manifestieren. Die Operation muß daher unverzüglich innerhalb des ersten Lebenstages vorgenommen werden.

Der asymptomatische bzw. symptomarme Verlauf bei kleineren Zwerchfelldefekten

Es liegen kleine Defekte vor, meist in Form von Hernien mit einem dünnen Bruchsack. Sie werden erst im späteren Kindesalter oder beim Erwachsenen zufällig entdeckt und dann operativ korrigiert.

Der kongenitale Zwerchfelldefekt stellt, lassen wir die Gruppe 3 im folgenden unberücksichtigt, immer eine Notsituation dar, die schnelles Handeln erfordert (7, 11, 14, 17, 21, 23, 32, 37, 38, 41). Durch die typische Symptomatik gekennzeichnet, bereitet die Diagnostik bei den Zwerchfelldefekten der Gruppe 1 und 2 im allgemeinen keine Schwierigkeiten (Tab. 2). Es liegt eine paradoxe Atmung vor, der Thorax ist asymmetrisch, die Atemexkursion einseitig geringer, die Ventilation wird zunehmend stärker beeinträchtigt, und die Zyanose der anfangs sehr oft noch rosigen Neugeborenen wird schnell zu-

Tabelle 2 Symptomatik beim kongenitalen Zwerchfelldefekt

Atemnot bei paradoxer Atmung
Zyanose
Schocksymptome
Verlagerung des Herzens
einseitig fehlendes Atemgeräusch, Tympanie, Dämpfung
evtl. Darmgeräusche im Thorax
evtl. Ileussymptomatik
evtl. eingefallenes Abdomen

nehmend stärker. Dabei können als unmißverständliche Hinweise auf eine solche Mißbildung die einseitige Dämpfung der Thoraxhöhle bei fehlendem Atemgeräusch und die Mediastinalverlagerung zur Gegenseite gelten.

Röntgendiagnostik

Die hochgradige, u. U. sogar von Minute zu Minute sich verstärkende Atemnot und Zyanose mit der bedrohlichen Schnappatmung und den paradoxen Atemexkursionen von Thorax und Abdomen sind so beeindruckend, daß es der Feststellung eines verlagerten Herzens und des einseitig fehlenden Atemgeräusches im allgemeinen nicht bedarf, um die klärende Röntgenuntersuchung zu veranlassen. Das sollte – wenn technisch möglich – sofort nach der Geburt noch im Kreißsaal erfolgen (26, 31). Man erkennt dann die Verdrängung des Mediastinums, die eine Kompression der kontralateralen Lunge zur Folge hat. Die gleichseitige Lunge ist dabei vollständig kollabiert, und die betroffene Thoraxhöhle ist mit den Intestinalorganen angefüllt. Die Ileussymptomatik durch Einklemmung von Baucheingeweiden steht dabei noch völlig im Hintergrund (Abb. 1). Bei der Röntgendiagnostik muß auf Kontrastmittelgaben verzichtet werden, da es infolge der Hyperosmolarität der KM schnell zu einer Flüssigkeitsüberfüllung der Darmschlingen kommt und das Mediastinum noch stärker verdrängt wird.

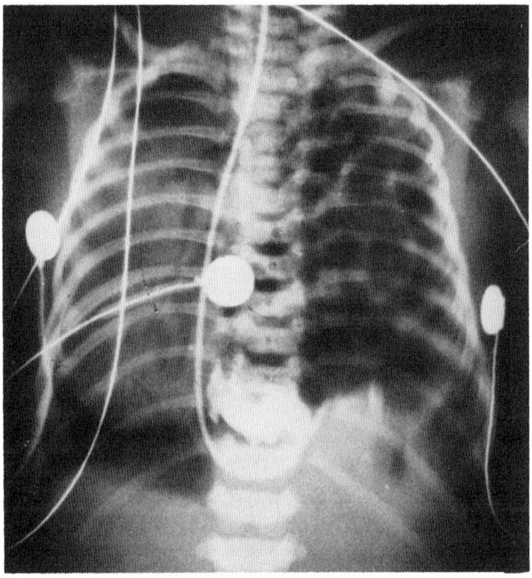

Abb. 1 K. A. ♂, 1. Lebenstag. Typischer Röntgenbefund bei einem Neugeborenen mit einem linksseitigen Defekt des Zwerchfells: Verlagerung der Baucheingeweide in den linken Hämithorax, die Magenverweilsonde liegt vor der Cardia, das li. Zwerchfell ist nicht sicher abzugrenzen, das Mediastinum mit dem Herzen ist stark nach rechts verlagert, das re. Zwerchfell ist durch Überblähung der re. Lunge nach kaudal gedrängt

Differentialdiagnostische Schwierigkeiten

Obwohl dieses charakteristische Bild keine diagnostischen Schwierigkeiten zu bieten scheint, ist die Zahl der Fehldiagnosen und damit auch die Zahl der Fehlbehandlungen sehr groß und bedeutet bei den Gruppen 1 und 2 immer den tödlichen Ausgang (18, 38, 42, 52).

Von 1972 bis 1978 wurden in der Abteilung für Kinderchirurgie im Klinikum Steglitz 36 Kinder mit Defekten des Zwerchfells operiert, 25mal bei Neugeborenen in den ersten

Tabelle 3 Defekte des Zwerchfells (April 1972 bis März 1978)

Gesamtzahl		45
operierte Fälle		36
am 1. Lebenstag	25	
älter als 24 Std.	11	
nicht operierte Fälle		9
irrtümlich operierte Neugeborene ohne Zwerchfelldefekt		2

24 Lebensstunden (Tab. 3). Im gleichen Zeitabschnitt wurde die Erkrankung bei 9 Neugeborenen, das ist fast bei einem Drittel aller Fälle, nicht erkannt, sondern erst nach dem Tode der nicht operierten Kinder durch Autopsie diagnostiziert. Ähnliche Zahlen wurden auch von GROSS (16), MOORE (31) u. a. mitgeteilt.

So gelang es z. B. bei einem 1400 g schweren Mädchen weder durch wiederholte Röntgenuntersuchungen der Thorax- und Abdominalorgane mit Kontrastmitteldarstellung des Intestinaltraktes noch durch eine Angiographie der Lungen, den linksseitigen posterolateralen Zwerchfelldefekt nachzuweisen (Abb. 2). Die Diagnose wurde erst post mortem durch die Sektion des im Alter von 3 Monaten gestorbenen Kindes gestellt (45). Vergleichbare Mitteilungen liegen in der Literatur von CANINO (10), DAY FAURE, FORSHALL, GLASSON (zit. bei 15), HISLOP (19) u. a. vor.

Andererseits kann die Abgrenzung einer multizystisch veränderten einseitigen Lunge mit Verlagerung des Herzens oder eines Zwerchfellhochstandes mit Ergußbildungen und Verdrängung des Mediastinums zur Gegenseite (Abb. 3), seltener auch einer Pneumatozele bzw. eines gekammerten Pleuraergusses bei chronischer Pneumonie, sehr schwierig sein (Abb. 4). Bei diesen Kindern unseres Krankengutes sind Hernierungen durch das Zwerchfell vorgetäuscht und irrtümlicherweise operiert worden.

Besondere Schwierigkeiten bereitet gelegentlich die Abgrenzung eines Spannungspneumothorax, vor allem dann, wenn durch die schnelle Verschlechterung der Atmung unverzüglich eine Entlastung durch Punktion geschaffen werden muß. Die Gefahr einer Verletzung der Darmschlingen oder von Leber und Milz ist dann sehr groß und wiederholt in der Literatur beschrieben worden. Wir konnten eine solche Komplikation bei zwei Neugeborenen beobachten. Bei dem einen Neugeborenen lag eine tödliche Blutung aus der verletzten Milz und Leber vor, bei dem zweiten Neugeborenen war das Jejunum perforiert worden. Bei diesem zuletzt genannten Kind ist eine Bülau-Drainage gelegt worden. Der korrekterweise im 2. ICR links ventral eingeführte Drainageschlauch lag jedoch nicht in der Pleurahöhle, sondern im Dünndarm. Dieser war dabei zweifach perforiert worden (Abb. 5). Bemerkenswerterweise lag zusätzlich eine ältere, schon intrauterin aufgetretene Perforation des Dünndarmes vor. Es bestand eine Atresie des Jejunums mit einer starken Erweiterung der vor der Atresie gelegenen Dünndarmschlinge, welche offenbar den Pneumothorax vorgetäuscht hatte (Abb. 6). Diese Ruptur muß – wie die histologische Untersuchung ergab – bereits mehr als eine Woche vor dem Entbindungstermin eingetreten sein. Das Kind hat den Eingriff, bei dem das Jejunum reseziert und der Zwerchfelldefekt verschlossen worden ist, überlebt.

Zu einer solchen Punktion kann man fälschlicherweise auch dann veranlaßt werden, wenn nicht das gewohnte Bild der mit Luft überfüllten Darmschlingen im Thorax angetroffen wird, sondern wenn eine homogene Verschattung besteht. So erkennt man in

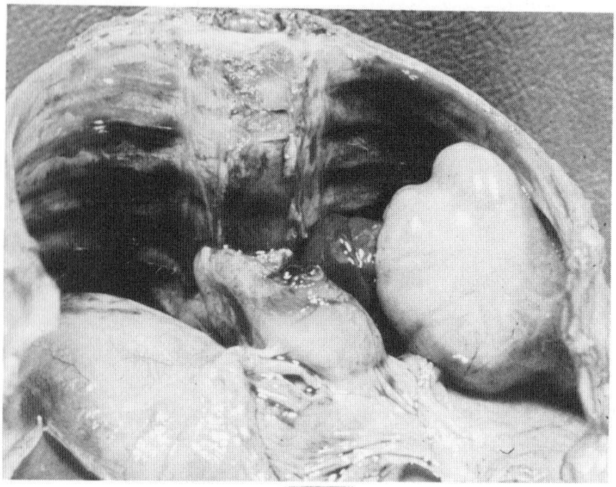

a

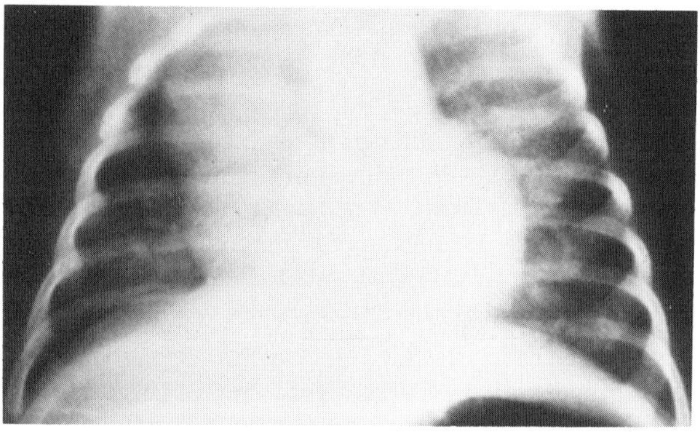

b

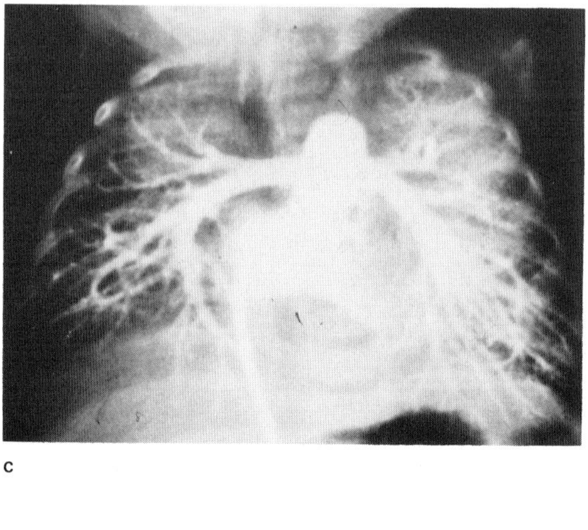

c

Abb. 2 B., ♀, Geburtsgewicht 1400 g. Obduktionspräparat des in der 14. Lebenswoche gestorbenen und bis zum Zeitpunkt des Todes maschinell beatmeten Mädchens. Aufsicht auf das Zwerchfell von thorakal. Es ist der linksseitige randständige Zwerchfelldefekt mit dem in die Thoraxhöhle verlagerten Dickdarm und der Milz zu erkennen.
Darunter ist eine von zahlreichen gleichartig aussehenden Thoraxübersichtsaufnahmen und ein Bild von einer angiographischen Darstellung der Lungengefäße abgebildet worden. Die Lunge erschien in allen Röntgenbildern vollständig entfaltet und das Zwerchfell intakt. Eine Operation war daher nicht vorgenommen worden.

Anmerkung: ausführliche Kasuistik durch Priv.-Doz. Dr. H. *Schachinger,* FU-Kinderklinik Berlin im KAVH (45), der uns die Abbildung zur Verfügung gestellt hat

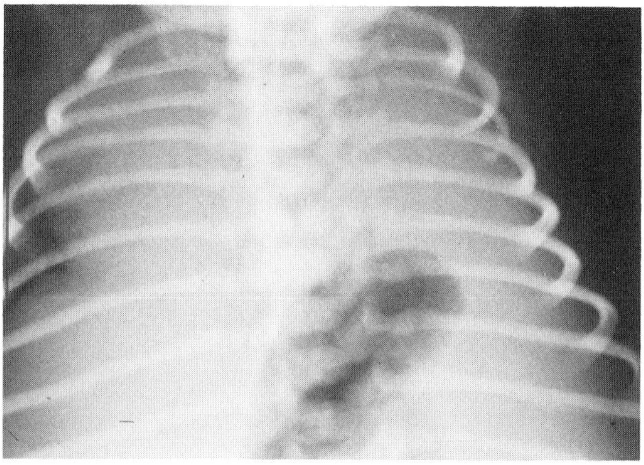

Abb. 3 B., ♂, 1. Lebenstag. Laparotomie: kein Zwerchfelldefekt, linksseitige Hydronephrose, Pleuraerguß mit Verdrängung des Herzens nach rechts

Abbildung 7 die starke Verlagerung des Mediastinums zur Gegenseite duch eine große inhomogene Verschattung, welche als Tumor angesehen worden war. In diesem Falle konnte ein für das Kind verhängnisvolles Abwarten dadurch vermieden werden, daß unmittelbar nach Anfertigen der ersten Röntgenaufnahme ausnahmsweise eine geringe Menge eines wasserlöslichen Kontrastmittels über eine Magenverweilsonde instilliert und eine weitere Röntgenaufnahme angefertigt wurde. Dann war schließlich das typische Röntgenbild des kongenitalen Zwerchfelldefektes mit Verlagerung der Baucheingeweide in den Brustkorb zu erkennen, so daß unverzüglich operiert werden konnte (Abb. 8).

Der Nachweis eines Zwerchfelldefektes mit der Verlagerung von Baucheingeweiden in die Thoraxhöhle kann durch verschiedene Umstände erschwert bzw. unmöglich werden (15, 45, 52):

1. Der Defekt ist so klein, daß er durch Anteile der Leber oder der Milz bzw. durch die Magenwand zeitweilig abgedeckt wird.

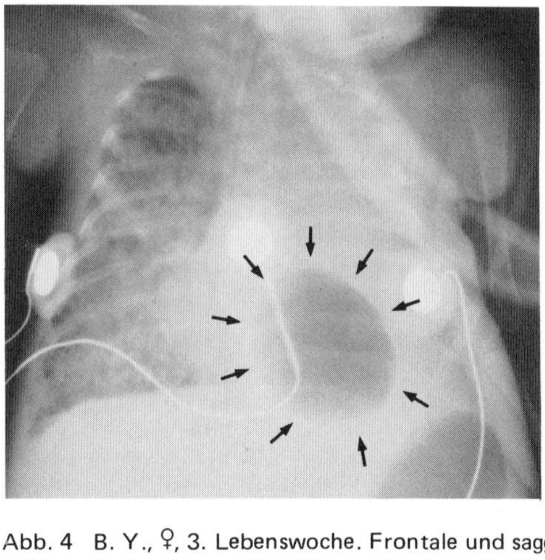

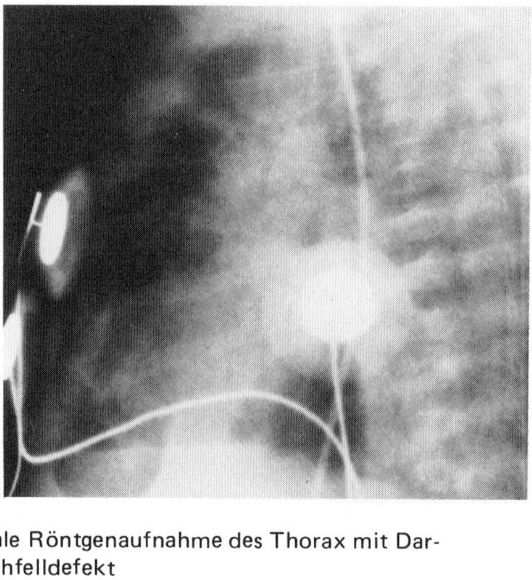

Abb. 4 B. Y., ♀, 3. Lebenswoche. Frontale und saggitale Röntgenaufnahme des Thorax mit Darstellung eines gekammerten Pneumothorax, kein Zwerchfelldefekt

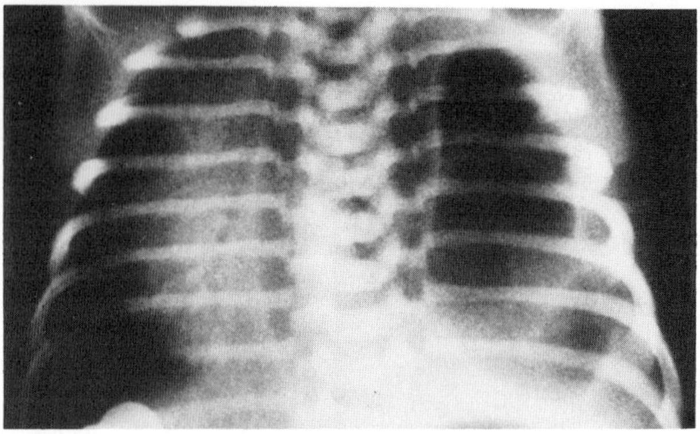

Abb. 5 E. ♀, Geburtsgewicht 1900 g, 1. Lebenstag. Linksseitige Zwerchfellhernie mit überblähter Jejunumschlinge bei Atresie im Bereich des mittleren Jejunums. Fehlgedeutet als Spannungspneumothorax und drainiert. Die Drainage lag im Darmlumen

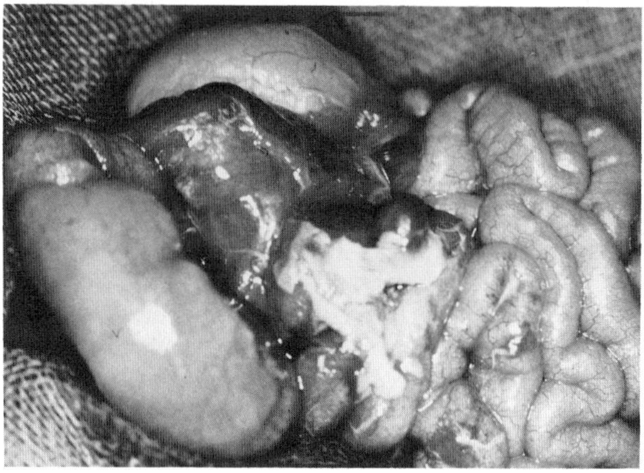

Abb. 6 Patient wie in Abb. 5. Zusätzlich bestand eine mehrere Wochen alte, bereits intrauterin eingetretene Perforation der sackartig erweiterten präatretischen Jejunumschlinge. Nach Jejunumteilresektion und Defektverschluß vollständige Genesung des Mädchens

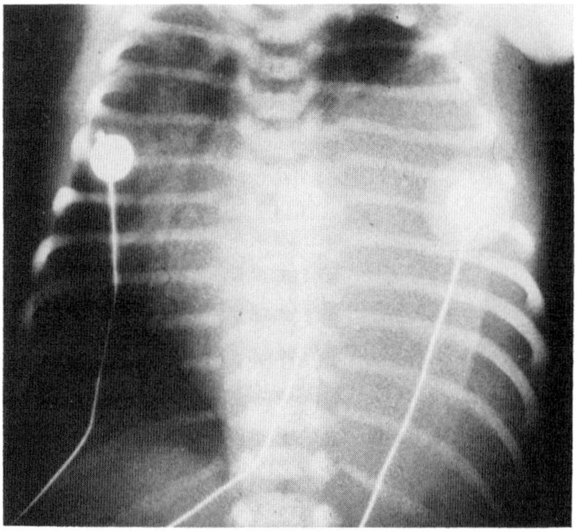

Abb. 7 R. S., ♂, 1. Lebenstag. Röntgenaufnahme des Thorax 3 Stunden nach der Geburt: homogene Verschattung im linken Hämithorax mit Verdrängung des Herzens nach rechts

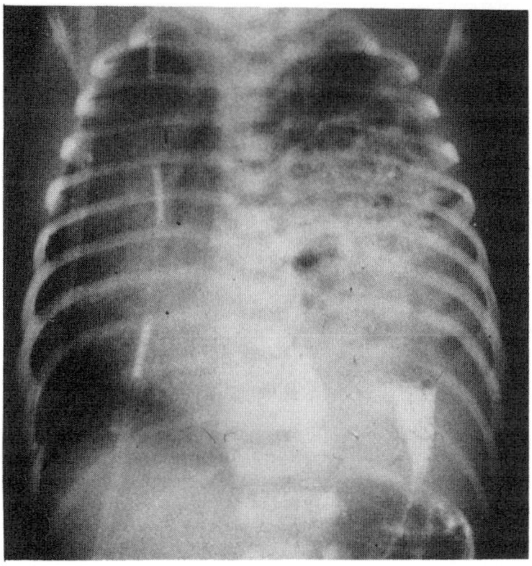

Abb. 8 Patient wie in Abb. 7.
1 Stunde später nach Instillation von einigen ml Gastrografin in die Magenverweilsonde: durch den Lufteintritt sind jetzt eindeutig Darmschlingen zu erkennen, die Rechtsverlagerung des Herzens hat zugenommen.

2. Die Atembehinderung ist so groß, daß eine maschinelle Beatmung nötig wird. Durch die meist sehr hohen Beatmungsdrucke, die beim Vorliegen eines Zwerchfelldefektes angewandt werden müssen wird der prolabierte Darm durch den Zwerchfelldefekt zurück ins Abdomen gepreßt.
3. Eine Hochlagerung des Oberkörpers bei einem Neugeborenen kann das Zurücksinken der prolabierten Baucheingeweide in die Bauchhöhle noch begünstigen.

Die Atemtechnik bleibt aber auch in diesen Fällen stark gestört, da ein Druckausgleich bei der In- bzw. Exspiration eintritt, so daß die paradoxe Atmung mit dem Mediastinalpendeln resultiert. Bei gleichzeitigem Bestehen anderer Fehlbildungen oder eines Atemnotsyndroms kann eine solche, durch den Defekt verursachte gestörte Atemmechanik ausschlaggebend für den Tod des Kindes sein. WISEMANN spricht von der akquirierten Form der kongenitalen Zwerchfellhernie und stellte 14 durch Röntgenverlaufsserien bewiesene Fälle aus der Literatur (52) zusammen.

Therapeutische Probleme

Neben den oft erheblichen diagnostischen Problemen bestehen eine Reihe von Besonderheiten bei der prä- und postoperativen Betreuung der Neugeborenen mit einem Zwerchfelldefekt, die sehr genau beachtet werden müssen.

Größte Schwierigkeiten bereitet beispielsweise die *Beatmung.* Am besten ist es, so lange wie möglich ohne jede Atemhilfe auszukommen und lediglich die Luft mit Sauerstoff anzureichern. Muß beatmet werden, dann soll intubiert werden. Eine Maskenbeatmung birgt große Gefahren in sich, da Luft in größeren Mengen in die Speiseröhre und damit in den Magen und in den intrathorakal verlagerten Darm gelangt (28, 41). Die Blähung des Magens bzw. Dünn- und Dickdarmes durch die Beatmungsluft kann extreme Ausmaße annehmen. Die Mediastinalverschiebung nimmt rapide zu und gefährdet das Kind in zusätzlicher Weise. Die Beatmung darf nur mit den gerade eben noch ausreichenden niedrigsten Drucken und Beatmungsvolumina bei hoher Atemfrequenz erfolgen, damit nicht neben dem Trachealtubus Luft entweicht und auf diese Weise in den Magen gelangt (30, 41, 44, 47). Deswegen muß grundsätzlich eine *Magenverweilsonde* gelegt werden. In der Regel kann diese jedoch nicht bis in den Magen vorgeführt werden, da sie vor der Cardia liegen bleibt, so daß ein Entweichen oder Absaugen der Luft aus dem Magen nicht gelingt. Andererseits bietet das Entweichen der Luft neben dem Tubus aber eine gewisse Sicherheit, da Druckspitzen bei der Beatmung ausgeglichen werden (Tab. 4). Gefürchtete Folge eines zu hohen Atemdruckes ist bei den Neugeborenen vor allen Dingen die Ruptur der gesunden Lunge mit der Ausbildung eines Pneumothorax bzw. Spannungspneumothorax auf der Seite des intakten Zwerchfells. Folge ist ein kompletter Kollaps auch dieser Lunge. Eine Beatmung ist nicht mehr möglich, so daß das Kind innerhalb weniger Minuten stirbt (Abb. 9). RICKHAM und andere Autoren empfehlen daher auch für den Transport der Kinder den Einbau eines Ventils, das einen Maximaldruck von 20–30 cm H_2O zuläßt (20, 29, 31, 39).

Tabelle 4

a) *Präoperative therapeutische Maßnahmen*

Gabe von Sauerstoff
evtl. Intubation (niedrige Beatmungsdrucke bei hoher Frequenz, Gefahr der Lungenruptur)
keine Maskenbeatmung! (Gefahr der Darmüberblähung)
Legen einer Magenverweilsonde
Lagerung auf die betroffene Seite, evtl. Oberkörper erhöhen
vorsichtiger Azidose-Ausgleich (Alkalose!)
Wärmeverlust verhüten
kontralateralen Pneumothorax drainieren

b) *Intra- bzw. postoperative therapeutische Maßnahmen*

bei ipsilateraler Lungenruptur zusätzliche Drainagen, evtl. Pneumonektomie der dysplastischen Lunge
bei Persistenz der fetalen Zirkulation
Ductusligatur und Gabe von Acetylcholin oder Dopamin

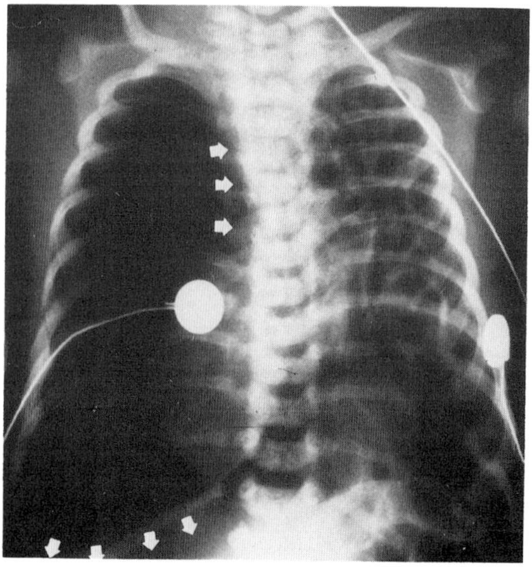

Abb. 9 Patient wie in Abb. 1. Röntgenbild der Thoraxorgane wenige Minuten nach dem in Abb. 1 angefertigten Bild. Kind jetzt intubiert, Kollaps der rechten Lunge, Tiefstand des rechten Zwerchfells, Rückverdrängung des Mediastinums in die Mittellinie durch Spannungspneumothorax auf der re. Seite. Herzstillstand bereits bei Beginn der Operation

Auf andere Schwierigkeiten sei in diesem Rahmen nur kurz verwiesen: Nicht selten ist die Lungenblutung bei den längerfristig hypoxischen und mit hohen Drucken beatmeten Kindern, die Ausbildung von hyalinen Membranen und schließlich der große Rechts-Links-Shunt infolge Atelektase der ipsilateralen Lunge. Sehr bedrohlich und ohne adäquate Therapie stets tödlich ist eine Persistenz der fetalen Zirkulation mit einem großen Rechts-Links-Shuntvolumen bei offenem Ductus Botalli und Foramen ovale und gleichzeitig erhöhtem pulmonalen Gefäßwiderstand (9, 22). Auch mit einer Ruptur der dysplastischen Lunge muß bei diesen Neugeborenen gerechnet werden (25, 43).

Versuche, einen derartigen Zustand zu beeinflussen, sind:

Zusätzliche *Drainage* des Thorax. Der große Abstrom von Beatmungsgasen über diese Drainageschläuche läßt dann im allgemeinen aber eine ausreichende Ventilation der übrigen Lunge nicht mehr zu (Tab. 4). Deswegen wurde die *Pneumonektomie* der rupturierten hypoplastischen bzw. atelektatischen Lunge vorgeschlagen und auch bereits mehrfach durchgeführt. Dadurch wird nicht nur die Bronchusfistel verschlossen, sondern auch der Rechts-Links-Shunt durch die atelektatische Lunge behoben. Bei Persistenz der fetalen Zirkulation muß zur Unterbrechung des großen Rechts-Links-Shunt der in diesen Fällen weit offene *Ductus Botalli ligiert* werden. Gleichzeitig müssen Medikamente verabreicht werden, mit denen eine effektive *Drucksenkung im kleinen Kreislauf* erzielt werden kann: Dopamin, Chlorpromazin, Acetylcholin in Verbindung mit Methylprednisolon (9, 12, 31). Tolazoline wird dagegen als weniger effektiv bezeichnet. Darüber hinaus erscheint die Infusion von Dextran 40 zur Herabsetzung der Blutviskosität als eine sinnvolle Ergänzung zur Therapie (9, 49). RAPHAELY erwägt für diese Fälle sogar die extrakorporale Membranoxygenierung (39).

Ergebnisse

Die Prognose der Neugeborenen mit großen Zwerchfelldefekten der Gruppe 1 und 2 ist auch heute noch sehr schlecht. Im allgemeinen läßt sich die Prognose allein aufgrund des pH-Wertes von unter 7,0 und der PCO_2-Werte bzw. der hohen alveolar-arteriellen Sauerstoff-Druckdifferenzen festlegen und die Erfolglosigkeit der therapeutischen Bemühungen voraussehen. Da eine wirksame Beeinflussung des Befindens der im höchsten Grade bedrohten Neugeborenen nur durch eine Verbesserung der Beatmung nach Entlastung der Thoraxorgane zu erreichen ist, sollten die präoperativen Maßnahmen auf das Notwendigste beschränkt bleiben, damit so bald wie möglich operiert werden kann. Diese beschränken sich auf die Gabe von Sauerstoff, Legen einer Magensonde, Lagerung auf die kranke Seite und Vermeiden von Wärmeverlusten. Eventuell muß intubiert und ein vorsichtiger Azidoseausgleich vorgenommen werden. Unter Umständen muß auch präoperativ noch ein kontralateraler Pneumothorax drainiert werden (6). Dagegen darf in vielen Fällen das Legen eines Venenkatheters und die Bereitstellung einer ausgekreuzten Blutkonserve nicht mehr vor dem dringlichen chirurgischen Eingriff, sondern erst nach der entlastenden Laparotomie vorgenommen werden. Denn erst nach Reposition der in den Thorax verlagerten Baucheingeweide sind die Voraussetzungen für eine ausreichende Ventilation der Kinder und für die weiteren Behandlungsmaßnahmen gegeben.

Literatur

1 Altmann, F.: Zur Kenntnis der Lungenhypoplasien. Z. Anat. Entwicklungsgesch. 88 (1929) 500

2 Areechon, W., L. Reid: Hypoplasia of lung with congenital diaphragmatic hernia. Brit. med. J. 1963/1, 230

3 Berdon, W.E., D.H. Baker, R. Amoury: The role of pulmonary hypoplasia in the prognosis of newborn infants with diaphragmatic hernia and eventration. Amer. J. Roentgenol. 103 (1968) 413

4 Boix-Ochoa, J., G. Peguero, G. Seijo, A. Natal, J. Canals: Acid-base balance and blood gases in prognosis and therapy of congenital diaphragmatic hernia. J. ped. Surg. 9 (1974) 49

5 Boix-Ochoa, J., A. Natal, J. Canals, G. Seijo, G. Peguero: The important influence of arterial blood gases on the prognosis of congenital diaphragmatic hernia. World J. Surg. 1 (1977) 783

6 Boles, Th., M. Schiller, M. Weinberger: Improved management of neonates with congenital diaphragmatic hernias. Arch. Surg. 103 (1971) 344

7 Butler, N., A.E. Claireaux: Congenital diaphragmatic hernia as a cause of perinatal mortality. Lancet 1962/I, 659

8 Cerelli, G.J.: Foramen of Bochdalek hernia: A review of the Experience at the Children's Hospital of Denver, Colorado. Ann. Surg. 159 (1964) 385

9a Collins, D.L.: Invited commentary. World J. Surg. 1 (1977) 787

9b Collins, D.L., J.J. Pomerance, K.W. Travis, S.W. Turner, St. J. Pappelbaum: A new approach to congenital posterolateral diaphragmatic hernia. J. Pediatr. Surg. 12 (1977) 149

10 Canino, C.W., J. Eichman, C.J. Rominger, J.J. Ryan: Congenital right diaphragmatic hernia. Radiology 82 (1964) 249

11 Dennison, W.M.: Surgery in Infancy and Childhood. II. Ed. Livingstone, Edinburgh 1967 (p 395)

12 Dibbins, A.W., E.S. Wiener: Mortality from neonatal diaphragmatic hernia. J. Pediatr. Surg. 9 (1974) 653

13 Dibbins, A.W.: Neonatal diaphragmatic hernia: A Physiologic Challenge. Amer. J. Surg. 131 (1976) 408

14 Duhamel, B.: Technique chirurgicale infantile. Masson & Cie., Paris 1975 (p 109)

15 Glasson, M.J., W. Barter, D.H. Cohen, J.D. Bowdler: Congenital left posterolateral diaphragmatic hernia with previously normal chest X-Ray. Pediat. Radiol. 3 (1975) 201

16 Gross, R.E.: Surgery of Infancy and Childhood. Philadelphia: W.B. Sunders, 1953

17 Hecker, W.Ch.: Elementare Kinderchirurgie. Urban & Schwarzenberg, München 1975 (S. 47)

18 Hedblom, C.A.: Diaphragmatic hernia. A study of 378 cases in which operation was performed. J. Amer. med. Ass. 85 (1925) 947

19 Hislop, A., L. Reid: Persistent hypoplasia of the lung after repair of congenital diaphragmatic hernia. Thorax 31 (1976) 450

20 Johnson, D.G., R.M. Deaner, C.E. Koop: Diaphragmatic hernia in infancy: Factors affecting the mortality rate. Surgery 62 (1967) 1082

21 Jones, P.G.: Clinical paediatric surgery. II. Ed. Blackwell, Oxford 1976 (p. 412)

22 Kent, G.M., P.M. Olley, R.E. Creighton, T. Dobbinson, M.H. Bryan, P. Symchych, W. Zingg, J.N. Cummings: Hemodynamic and pulmonary changes following surgical creation of a diaphragmatic hernia in fetal lambs. Surgery 72 (1972) 427

23 Kerstien, A., W. v. Ekesparre: Angeborene extrahiatale Zwerchfelldefekte und Relaxatio diaphragmatica. Bremer Ärzteblatt 20 (1967) 47

24 Kiesewetter, W.B., I.Z. Gutierrez, W K. Sieber: Diaphragmatic hernia in infants under one year of age. Arch. Surg. 83 (1961) 561

25 Kitagawa, M., A. Hislop, E.A. Boyden, L. Reid: Lung hypoplasia in congenital diaphragmatic hernia. Brit. J. Surg. 58 (1961) 342

26 Konrad, R.M.: Zwerchfellmißbildungen als Ursache von Hernien im Bereich des Hiatus oesophageus. Thoraxchir. 5 (1958) 484

27 Krumhaar, D., M. Zinsmeister: Beitrag zur Klinik angeborener Zwerchfellfehlbildungen. Dtsch. Ärztebl. 25 (1968) 1437

28 Lister, J.: Recent advances in the surgery of the diaphragmatic in the newborn. Progr. ped. Surg. 2 (1971) 29

29 de Lorimier, A.A., D.F. Tierney, H.R. Parker: Hypoplastic lungs in fetal lambs with surgically produced congenital diaphragmatic hernia. Surgery 62 (1967) 12

30 Merin, R.G.: Congenital diaphragmatic hernia: from the Anesthesiologist's Viewpoint. Anesth. Analg. Curr. Res. 45 (1966) 44

31 Moore, Th.C., J.St. Battersby, M.W. Roggenkamp, J.A. Campbell: Congenital posterolateral diaphragmatic hernia in the newborn. Surg. Gynec. Obstet. 104 (1957) 675

32 Morris, J.J., F.O. Black, H.E. Stephenson: The fate of the unexpanded lung in congenital diaphragmatic hernia. Dis. Chest 48 (1965) 649

33a Murdock, A., M. Sutton, K. Linsao: Operational experience of a large urban neonatal referral unit. Canad. med. Assoc. J. 101 (1969) 351

33b Murdock, A.L., J.B. Burrington, P.R. Swyer: Alveolar to arterial oxygen tension difference and venous admixture in newly born infants with congenital diaphragmatic herniation through the foramen of Bochdalek. Biol. Neonate 17 (1971) 161

34 McNamara, J.J., A.J. Eraklis, R.E. Gross: Congenital posterolateral diaphragmatic hernia in the newborn. J. thorac. cardiovasc. Surg. 55 (1968) 55

35 Nicole, R.: Zur Klinik und operativen Behandlung der angeborenen Zwerchfellücken. Schweiz. med. Wschr. 87 (1957) 1415

36 Ohi, R., H. Suzuki, T. Kato, M. Kasai: Development of the lung in fetal rabbits with experimental diaphragmatic hernia. J. Pediat. Surg. 11 (1976) 955

37 Pagès, R.: Sur les hernies diaphragmatiques congénitales de lénfant. Considérations anatomiques, embryologiques, cliniques et thérapeutiques. Ann. Chir. infant. 7 (1966) 195

38 Rakower, J., H. Milwidsky, P. Wayl: Hypoplasia of the lung in congenital diaphragmatic hernia. J. thorac. Surg. 31 (1956) 527

39 Raphaely, R.C., J.J. Downes: Congenital diaphragmatic hernia: Prediction of survival. J. Ped. Surg. 8 (1973) 815
40 Reale, F.R., J.R. Esterly: Pulmonary hypoplasia: a morphometric study of the lungs of infants with diaphragmatic hernia, anencephaly, and renal malformations. Pediatrics 51 (1973) 91
41 Rickham, P.P., J.H. Johnston: Neonatal surgery. Butterworths, London 1970 (p 176)
42 Reitter, H., W. Sienkiewicz: Zwerchfellmißbildungen und angeborene Zwerchfellbrüche. In K. Kremer: Die chirurgische Behandlung der angeborenen Fehlbildungen. Thieme, Stuttgart 1961 (S. 122)
43 Roe, B.B., B. Stephens: Congenital diaphragmatic hernia and hypoplastic lung. J. thorac. Surg. 32 (1956) 279
44 Rowe, M.I., F.L. Uribe: Diaphragmatic hernia in the newborn infant: Blood gas and pH considerations. Surgery 70 (1971) 758
45 Schachinger, H., H.J. v. Lengerke, J. Waldschmidt: Ist die angeborene Zwerchfellücke klinisch immer leicht diagnostizierbar? 13. Tagung der Deutschen Gesellschaft für Kinderchirurgie, München, 8.–10. September 1975
46 Schnaufer, L.: Discussion mortality from neonatal diaphragmatic hernia. J. ped. Surg. 9 (1974) 661
47 Snyder, W.H., E.M. Greaney Congenital diaphragmatic hernia; 77 consecutive cases. Surgery 57 (1965) 576
48 Sultana, Z., V.H. Talib, S.D. Patil, M.S Deshpande, K.D. Sharma: Hypoplasia of the lung in the newborn. Indian J. Ped. 40 (1973) 419
49 Tyson, K.R.T., H.R. Fender: Direct influence of blood viscosity on pulmonary vascular resistance. J. ped. Surg. 10 (1975) 779
50 Vielhaber, K., U. Mennicken, H.-O. Bützler, Ch. Franz, P. Hofmann: Das Krankenbild der Lungenhypoplasie und Lungenaplasie. Mschr. Kinderheilk. 125 (1977) 153
51 Wohl, M.E.B., N.T. Griscom, S.R. Schuster. Lung growth and function following repair of congenital diaphragmatic hernia. Pediatr. Res. 7 (1973) 424
52 Wiseman, N.E., R.I. MacPherson: „Acquired" congenital diaphragmatic hernia. J. ped. Surg. 12 (1977) 657

Milzruptur beim Neugeborenen

M. Bauer, E. Heiming und V. Freudenberg

Die Milzruptur ist ein in der Neonatalphase seltenes Ereignis. Zumeist handelt es sich dabei um Kinder mit einem relativ hohen Geburtsgewicht; jedoch ein spezielles, auf die Milz direkt einwirkendes Trauma konnte praktisch nie gefunden werden. Bis auf Kinder mit Morbus haemolyticus neonatorum und Lues connata wurde über keine Besonderheiten berichtet.

Rupturen parenchymatöser Bauchorgane (Leber, Milz, Niere, Nebenniere) führen in der Regel nach einem freien Intervall von 2 bis 3 Tagen zu einer massiven Ansammlung von Blut in der freien Bauchhöhle oder im Retroperitonealraum mit Zeichen des Volumenmangelschocks. Gedeckte Rupturen der genannten Organe führen zur tastbaren Organvergrößerung. Klinisch imponieren die Zeichen des Volumenmangelschocks, evtl. eine periumbilikale Blaufärbung oder ein bläuliches Skrotum bei offenem Processus vaginalis. Bei der Punktion der Bauchhöhle ist Blut zu aspirieren. Röntgenologisch fallen die schwimmenden Därme bei Blutansammlung im Abdomen, die Verdrängung der Magenblase und eine Verschattung im linken Oberbauch bei Milzruptur auf (BEITZKE u. MUTZ 1974). Eine gedeckte Ruptur parenchymatöser Organe läßt sich durch die Technik der „total body opacification" nachweisen.

Kasuistik: Wir fanden bei einem jetzt 10 Monate alten Kind eine Milzruptur unter der Geburt.

Es handelt sich um das 2. Kind gesunder Eltern. Es kommt nach in den ersten Monaten durch Blutungen komplizierter Schwangerschaft termingerecht zur Spontangeburt eines 5320 g schweren männlichen Neugeborenen. Die Plazenta sitzt tief und die Nabelschnur marginal. Der Sofortapgar beträgt 5, 5 Minuten später 8 und 10 Minuten später ebenfalls 8 Punkte. Da das Kind ausgesprochen blaß ist, wird es der Kinderklinik ca. 2 Stunden nach der Entbindung unter dem Verdacht des Blutverlustes unter der Geburt verlegt.

Dort wird es mit beginnender Schocksymptomatik aufgenommen. Der Hämoglobinspiegel liegt bei 11,3 g%, HK 32% (Abb. 1). Die Verdachtsdiagnose lautet zunächst „Blutverlust bei Placenta praevia". Im Verlauf der nächsten Tage kommt es wiederholt zum Hämoglobinabfall, der mit Bluttransfusionen behandelt werden muß.

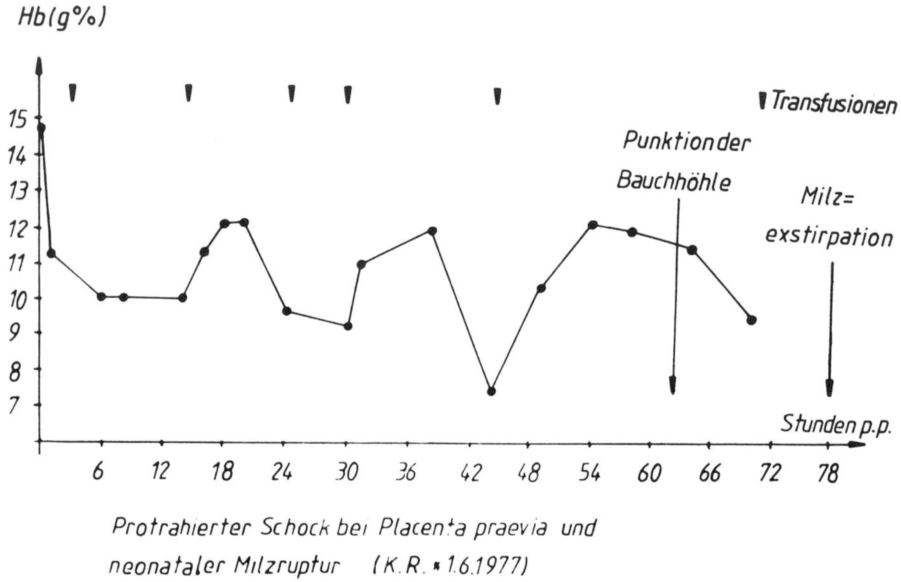

Abb. 1 Verlauf des Hämoglobinspiegels in der präoperativen Phase und notwendige Bluttransfusionen

Aus dem Magen-Darm-Kanal entleert sich kein Blut, durch das klinische Bild und die Lumbalpunktion wird eine Hirnblutung ausgeschlossen. Es wird jedoch eine Zunahme des Bauchumfanges beobachtet. Wir vermuten zunächst klinisch eine Leberruptur, bei einer Probepunktion des Abdomens kann reines Blut gewonnen und die Vermutungsdiagnose bestätigt werden. Das Kind wird anschließend in das Kinderkrankenhaus Park Schönfeld verlegt und von Frau Dr. HEIMING laparotomiert. Die Leber ist intakt, es findet sich jedoch eine Milzruptur.

Diese muß exstirpiert werden. Patho-histologisch findet sich ein kavernöses Hämangiom (Abb. 2).

Postoperativ stiegen die Thrombozyten auf Werte zwischen 400 000 und 800 000/mm^3 an. Thromboembolische Komplikationen traten nicht auf.

Im weiteren Verlauf zeigt sich durch die mehrfach präoperativ aufgetretenen Schocksituationen ein akutes Nierenversagen mit massivem Elektrolytverlust. Die Behandlung mit bilanziertem Flüssigkeits- und Elektrolytersatz wird im Kinderkrankenhaus Park

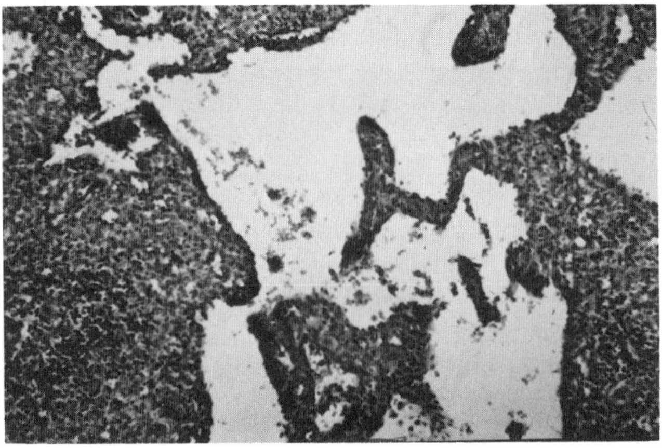

Abb. 2 Endothelausgekleidete Hohlräume des kavernösen Hämangioms der Milz (das Diapositiv wurde uns freundlicherweise von Herrn Prof. *Klinge,* Patholog. Insitut des Stadtkrankenhauses Kassel, zur Verüfung gestellt)

Schönfeld begonnen und von uns später nach Rückverlegung fortgesetzt. Innerhalb von ca. 6 Wochen kommt es zur vollständigen Normalisierung der harnpflichtigen Substanzen und der Elektrolyte.

Infolge des für die Flüssigkeitsbilanzierung notwendigen Blasenkatheterismus war es jedoch zu einer Harnwegsinfektion mit einer Mischflora von Pseudomonas, Enterokokken und Bakterien der Klebsiella aerobacter-Gruppe gekommen. Die Therapie erfolgte mit Gentamicin, Cotrimoxazol und Amoxycillin. Es wurde damit Keimfreiheit des Urins erreicht.

Genau 3 Monate nach der Geburt wurde der Junge in gutem somatischen und neurologischen Zustand nach Hause entlassen. Als Dauermedikation waren 50 000 E Penicillin G pro kg Körpergewicht verordnet worden.

Zwei Tage später schon wurde der Säugling wieder in die Klinik gebracht mit einer fieberhaften Erkrankung. Im Bereich der oberen Luftwege und der Harnwege fand sich keine Ursache für die Temperaturerhöhung, so daß wir uns trotz fehlender klinischer Hinweise auf eine Meningitis zu einer Lumbalpunktion entschlossen. Dabei fand sich eine erhöhte Zellzahl auf 560/3 Zellen, davon 57% nicht rundkernige und 43% rundkernige. Eiweiß 83 mg%, Glukose 38 mg%. Kulturell konnte Candida albicans nachgewiesen werden. Bis zum Erhalt des Ergebnisses stiegen Zellzahl und Eiweißgehalt weiter an (1760/3 Zellen und 238 mg%). Wir therapierten mit 5-Fluorcytosin. Es zeigte sich ein gutes Ansprechen auf die Therapie. Im Alter von 4 1/2 Monaten wurde das Kind erneut entlassen und ambulant mit 5-Fluorcytosin weiterbehandelt. Bei einer Nachuntersuchung im Alter von 5 Monaten waren Serum und Liquor frei von Candida albicans. Nach Erhalt des Befundes wurde 5-Fluorcytosin abgesetzt, ein Rezidiv trat nicht auf. Nach diesem Ergebnis wurde keine Penicillinprophylaxe mehr durchgeführt, sondern antibiotisch nur bei fieberhaften Infekten behandelt. Seither ist der Säugling nicht mehr ernsthaft erkrankt, der zunächst noch zu verzeichnende statomotorische Rückstand konnte vollständig aufgeholt werden.

Diskussion

Eine Milzruptur in der Perinatalphase als Folge eines Hämangioms ist bisher in der Literatur noch nicht beschrieben worden. Wir wurden durch die Mitteilung über eine

Placenta praevia zunächst auf eine falsche Fährte geführt, konnten verspätet, aber noch rechtzeitig am 3. Tage postpartum die richtige Diagnose stellen. Die Operation wurde erfolgreich durchgeführt. Das durch das Schockgeschehen entstandene akute Nierenversagen konnten wir beherrschen. Die derzeitige Nierenfunktion ist unauffällig. Die Niereninsuffizienz und eine iatrogen bedingte Harnwegsinfektion gehen direkt oder indirekt auf die verspätete Diagnosestellung zurück.

Nach Beendigung der Therapie des Harnwegsinfektes begannen wir die Dauerprophylaxe mit Penicillin G. Diese Dauerprophylaxe wird teils allgemein empfohlen, teils aber auch abgelehnt. Das Kind ohne Milz soll ein unverhältnismäßig hohes Risiko tragen, an einer schwerwiegenden Infektion (insbesondere mit Pneumokokken oder Haemophilus influenzae) zu erkranken.

Die Ursache der erhöhten Anfälligkeit für Infektionen soll zwei Gründe haben:

1. den Ausfall der Phagozytosefunktion der Milz
2. den Ausfall der Opsoninbildung der Milz.

Weiterhin ist in letzter Zeit berichtet worden (CONSTANTOPOULOS u. Mitarb. 1972) über einen Mangel an Tuftsin, einem Tetrapeptid, das in hormonähnlichen Konzentrationen in der Milz hergestellt wird. Dieses Tuftsin ist die eigentliche wirksame Gruppe des Leukokinins, das mit Hilfe der Leukokininase aus dem Leukokinin abgespalten wird. Das Tuftsin aktiviert die Phagozytose der polymorphkernigen Granulozyten, insbesondere der neutrophilen Granulozyten im Blut.

Wegen der oben geschilderten Gefahren bei bakteriellen Infekten nahmen wir Rücksprache wegen einer Antibiotika-Dauerprophylaxe mit einzelnen Immunologen und Hämatologen. In der Literatur wird überwiegend eine Penicillin-Dauerprophylaxe mit ca. 50 000 IE Penicillin G pro kg Körpergewicht empfohlen. Die Empfehlungen der befragten Kollegen gingen von totaler Ablehnung der Penicillin-Medikation bis zur unbedingten Durchführung derselben. Wir wurden dadurch nicht sicherer in unserer Entscheidung und entschlossen uns schließlich doch zur Penicillin-Dauermedikation mit 50 000 IG/kg Körpergewicht.

Es besteht die Frage, ob die Antibiotika-Therapie und Dauerprophylaxe in ursächlichen Zusammenhang mit der Entwicklung der Candida-Meningitis zu bringen sind, zumal nach Antibiotika-Therapie Candida albicans im Urin nachgewiesen wurde.

Die Candida-Meningitis ist für den Säugling eine lebensbedrohende Erkrankung. In der Literatur wird bisher über 12 Kinder unter einem Jahr berichtet, bei denen die Candida-Meningitis vor dem Tode diagnostiziert wurde (LILIEN u. Mitarb. 1978).

Wir begannen die Antibiotika-Prophylaxe nach Abheilung der Meningitis nicht wieder, sondern haben uns jetzt entschieden, bei allen hochfieberhaften evtl. bakteriellen Infekten eine Behandlung mit Penicillin durchzuführen. Inzwischen ist das Kind 10 Monate alt und nicht mehr ernsthaft erkrankt. Die statomotorische und geistige Entwicklung nimmt einen normalen Verlauf.

Literatur

Ammann, A.J., J. Addiego, D.W. Ware: Polyvalent pneumococcal-polysaccharide immunization of patients with sickle-cell anemia and patients with splenectomy. New Engl. J. Med. 297 (1977) 987

Beitzke, A., J. Mutz: Zur Röntgendiagnostik der geburtstraumatischen Milzruptur. Z. Kinderchir. 14 (1974) 339–343

Constantopoulos, A., V.A. Najjar, J.W. Smith: Tuftsin deficiency, A new syndrome with defective phagocytosis. J. Pediat. 80 (1972) 564–572

Constantopoulos, A., V.A. Najjar, J.B. Wish: Defective phagocytosis due to tuftsin deficiency in splenectomized subjects. Amer. J. Dis. Child 125 (1973) 663–665

Delta, B.G., E.M. Eisenstein, A.M. Rothenberg: Rupture of a normal spleen in the newborn: Report of a survival and review of the literature. Clin. Pediat. 7 (1968) 373

Ellis, E.F., R.T. Smith: The role of the spleen in immunity with special reference to the post-splenectomy-problem in infants. Pediatrics 37 (1966) 111–119

Giedion, A.: Die geburtstraumatische Ruptur parenchymatöser Bauchorgane mit massivem Blutverlust. Helv. paediat. Acta 4 (1963) 349–370

Halter, J.A.: Role of the spleen in experimental neonatal infections and transplantation. J. Pediat. Surg. 5 (1970) 172–175

Klein, J.O., E.A. Mortimer jr.: Use of pneumococcal vaccine in children. Pediatrics 61 (1978) 321–322

Kuczewski, E.: Eitrige Meningitis durch Mischinfektion mit Pneumokokken- und Tuberkelbazillen nach Splenektomie. Mschr. Kinderheilk. 125 (1971) 800–801

Leape, L.L., M.D. Bordy: Neonatal rupture of the spleen. Pediatrics 47 (1971) 101–104

Lehner, M., P.P. Rickham: Geburtstraumatische Rupturen parenchymatöser Abdominalorgane. Z. Kinderchir. 14 (1974) 265 271

Lilien, L.D , R.S. Ramamurthy, R.S Pildes: Candida albicans meningitis in a premature neonate successfully treated with 5-Fluorocytosine and Amphotericin B. A case report and review of the literature. Pediatrics 61 (1) (1978)

Matsuyama, S., N. Suzuki, Y. Nagamachi: Rupture of the Spleen in the newborn. Treatment without Splenectomy. J. Pediat. Surg. 11 (1975) 115–116

Rumlova, E., A F. Schärli: Pränatale traumatische Milzruptur. Z. Kinderchir. 11 (1972) 479

Sullivan, J.L., H.D. Ochs, G. Schiffman, M.R. Hammerschlag, J. Miser, E. Vichinsky, R.J. Wegwood. Immune response after splenectomy. Lancet 1978/I, 178–181

Enterostomata im Rahmen der dringlichen Chirurgie des Neugeborenen- und Säuglingsalters

H. Nüllen und E. Müller

Die Fortschritte in der Pädiatrie, Kinderchirurgie und Anästhesie erlauben es im Rahmen der dringlichen Chirurgie im Neugeborenen- und Säuglingsalter in zunehmendem Maße, primäre Rekonstruktionen im Gatrointestinaltrakt, auch bei schwerwiegenden Veränderungen, mit guten Erfolgen durchzuführen. Bei Fehlbildungskombinationen, Peritonitis und reduziertem Allgemeinzustand ist es aus anatomischen und operationstechnischen Gründen oft sinnvoll, den primären Eingriff so klein wie möglich zu halten und als Erstversorgung die Stuhlentleerung durch eine Enterostomie sicherzustellen. Andere Krankheitsbilder erfordern im Behandlungsplan die passagere Anlage eines Enterostomas, so z. B. der Mekoniumileus, aber auch Nahtinsuffizienzen nach vorausgegangenen Operationen.

Indikationen zur Enterostomie

Allgemein ergeben sich somit für die Anlage einer Enterostomie im Neugeborenen- und Säuglingsalter 3 Indikationsbereiche (Tab. 1).

Tabelle 1 Enterostomata im Neugeborenen- und Säuglingsalter

Allgemeine Indikationen
A) Erstversorgung bei angeborenen Mißbildungen
B) Bei erworbenen Erkrankungen
C) Bei Komplikationen vorausgegangener Darmoperationen

Bei den angeborenen Störungen stellt sich die Indikation zur Enterostomie hauptsächlich bei 6 Krankheitsbildern (Tab. 2). Die unter den Punkten 4–6 angeführten Diagnosen machen zahlenmäßig einen kleinen Anteil aus.

Tabelle 2 Indikationsbereich A

Indikationen zur Anlage einer Enterostomie bei angeborenen Störungen
1. Anorektale Atresien
2. Morbus Hirschsprung
3. Mekoniumileus
4. Kolonatresie
5. Kolon- und Rektumstenosen
6. Andere

Bei den Kolonatresien ist die primäre Anastomose nur selten anzustreben. Die Anlage einer Kolostomie ist um so eher indiziert, je weiter aboral die Atresie liegt. Bei den Kolon- und Rektumstenosen stellt sich die Indikation bei einem Ileus oder bei einer die Naht gefährdenden Kolitis. Es sei der Hinweis gestattet, daß diese Stenosen in der Neugeborenenperiode nicht selten als Morbus Hirschsprung verkannt werden. Unter Punkt 6 fallen schwere Mißbildungskombinationen. Als Beispiel sei ein Fall aus unserem Krankengut angeführt, bei dem eine Omphalozele, multiple Mißbildungen des Urogenitalsystems und eine Kolonagenesie mit Persistenz der Kloake bestanden. Hier wurde eine palliative Ileostomie angelegt. Beim Mekoniumileus hat sich in den letzten Jahren die Ileostomie nach Bishop-Koop als Vorgehen der Wahl durchgesetzt (2, 4, 9).

Beim Morbus Hirschsprung sind wir mit der primären Resektion in der Neugeborenenperiode zurückhaltend. Die Ansichten über die Indikation zur Kolostomie gehen in diesem Fall weit auseinander. So plädiert BISHOP (1) für eine frühzeitige Kolostomie, da auch lange Zeit konservativ gut zu führende Verläufe plötzlich durch eine Kolitis kompliziert werden können, die dann eine notfallmäßige Kolostomie erforderlich macht. NIXON (7) sieht keine Indikation zur Kolostomie, wenn mit konservativen Maßnahmen eine ausreichende Stuhlentleerung zu erreichen ist. Auch REHBEIN (8) lehnt diese Maßnahme als Routineeingriff ab und führt zunächst Darmspülungen durch. Es ist jedoch bemerkenswert, daß auch in seinem großen Krankengut eine Kolostomie in über 50% der Fälle erforderlich wurde. Alle genannten Autoren sind sich jedoch darüber einig daß beim Ileus und bei der komplizierenden Kolitis eine Kolostomie unumgänglich notwendig ist (1, 5, 7, 8).

Zwar kann die Kolostomie einen positiven Einfluß auf den Verlauf der Kolitis haben, worauf zuletzt LIVADITIS (5) hinweis, wir können jedoch aus eigenen Erfahrungen die Ausführungen von NIXON bestätigen, wonach bei der Kolitis sehr schnell ein Stadium erreicht werden kann, in dem die Grenzfunktion der Dickdarmschleimhaut soweit geschädigt ist, daß die großen Wasser- und Elektrolytverluste das Leben der Kinder trotz aller intensivtherapeutischer Bemühungen hochgradig gefährden. Wir selbst befürworten daher beim Morbus Hirschsprung eine frühzeitige und großzügige Indikationsstellung zur Kolostomie auch ohne Vorliegen von Komplikationen, dies insbesondere bei langen aganglionären Segmenten.

Die Indikationsstellung zur Kolostomie bei den hohen und intermediären anorektalen Atresien ist abhängig von der Einstellung des jeweiligen Chirurgen zur primären Durchzugoperation. Bei allen Risikokindern ist der primäre Durchzug kontraindiziert (1, 7, 8) und es besteht eine absolute Indikation zur Kolostomie (Tab. 3). REHBEIN (8) vertritt

Tabelle 3 Kontraindikationen zur primären Durchzugsoperation bei anorektalen Atresien. Gleichzeitig absolute Indikation zur Kolostomie

1. Frühgeburt
2. Small for date
3. Geburtsschäden (Perinatale Asphyxie etc.)
4. Schwerwiegende begleitende Mißbildungen
5. Pulmonale Fehlbildungen bzw. Funktionsstörungen
6. Hämodynamisch bedeutendes Vitium cordis
7. Bereits vorliegende Komplikationen (Ileus, Perforationen, Peritonitis etc.)

die Ansicht, daß bei ausreichender Durchgängigkeit einer vaginalen oder vestibulären Fistel beim weiblichen Säugling auf eine Kolostomie verzichtet werden kann.

Wir selbst haben nach einigen Mißerfolgen den primären Durchzug weitgehend verlassen und legen bei den hohen und intermediären Atresien prinzipiell eine Kolostomie an.

Bei den Indikationsbereichen B und C (Tab. 4) kommt es für die Indikationsstellung wesentlich auf den intraabdominellen Befund, wie Stadium der Peritonitis und Zustand der Darmwand an, sowie auf die persönliche Erfahrung des Operateurs. Grundsätzlich gilt hier, daß ein gut funktionierendes Stoma einer unsicheren oder gefährdeten Anastomose oder Übernähung vorzuziehen ist.

Tabelle 4

Indikationsbereich B

Indikationen bei erworbenen Erkrankungen (z. B.)
1. Iatrogene Darmperforationen
2. Perforationen und Peritonitis bei Nekrotisierender Enterokolitis
3. Perforationen bzw. Peritonitis nach Volvolus, Invagination etc.

Indikationsbereich C

Indikationen bei Komplikationen nach Op. (z. B.)
1. Nahtinsuffizienz nach Darmanastomosen oder Übernähungen
2. Ileus etc.

Operationsmethoden

Als Beispiel seien zwei für die Kinderchirurgie typische Formen der Enterostomata kurz angeführt.

Das Ileostoma nach Bishop-Koop

Diese Form des Dünndarmstomas gilt heute als Methode der Wahl bei Mekoniumileus. Hier wird die am stärksten veränderte, ektatische Dünndarmschlinge reseziert; der Darm wird danach in Form einer Y-Anastomose nach Roux-End-zu-Seit anastomosiert, und das verbleibende Darmende wird in die Bauchdecken als prominentes Stoma eingenäht (Abb. 1).

Die Kolostomie nach Nixon

Bei der Anlage einer doppelläufigen Kolostomie sollte die Nixon-Technik bevorzug werden. Hierbei wird im Bereich des Kolon transversum oder des Sigmas durch doppelflintenförmige Adaptation eine Kolonschlinge gebildet, die über einer Hautbrücke reitend vorgelagert wird (Abb. 2 und 3).

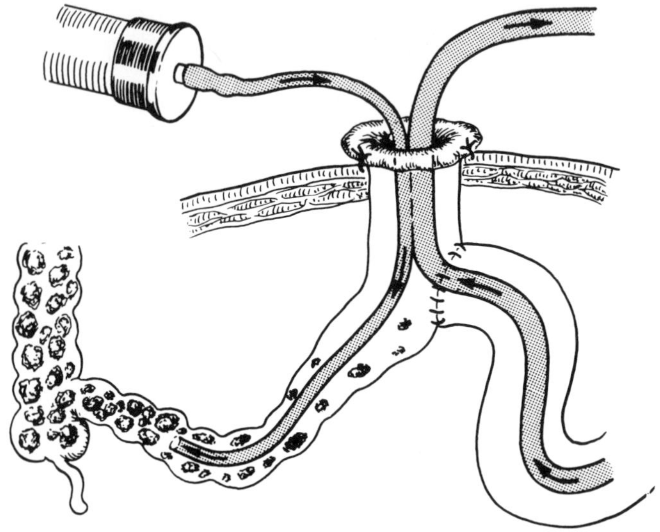

Abb. 1 Ileostoma nach Bishop-Koop. Aus *H. Kunz:* Operationen im Kindesalter. Bd. 1. Thieme, Stuttgart 1973

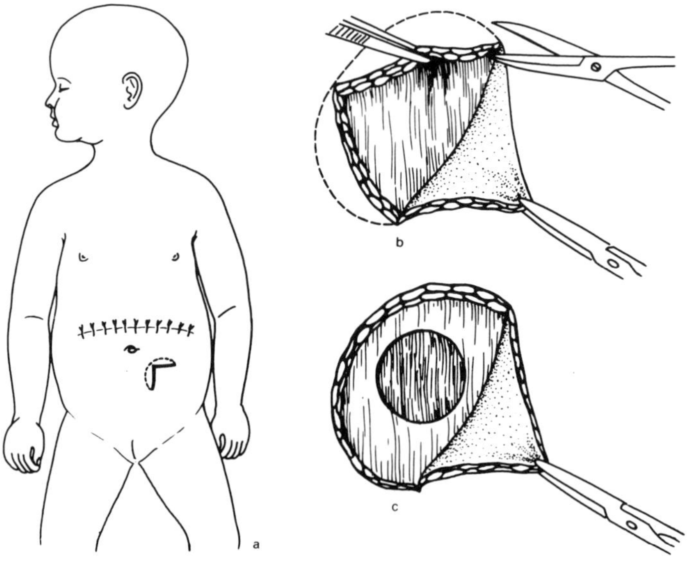

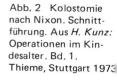

Abb. 2 Kolostomie nach Nixon. Schnittführung. Aus *H. Kunz:* Operationen im Kindesalter. Bd. 1. Thieme, Stuttgart 1973

Andere Techniken sind von einer größeren Komplikationsrate belastet (6, 7). Die Verwendung von Reitern aus Gummi, Kunststoff etc., wie sie in der Erwachsenenchirurgie verwendet werden, birgt neben anderen Nachteilen die Gefahr des Durchschneidens in sich und muß heute als obsolet gelten.

Eigene Erfahrungen

An unserer Abteilung wurden in den Jahren 1971 bis 1977 insgesamt 55 Enterostomien im Neugeborenen- und Säuglingsalter angelegt (Tab. 5). Dabei überwog bei weitem die

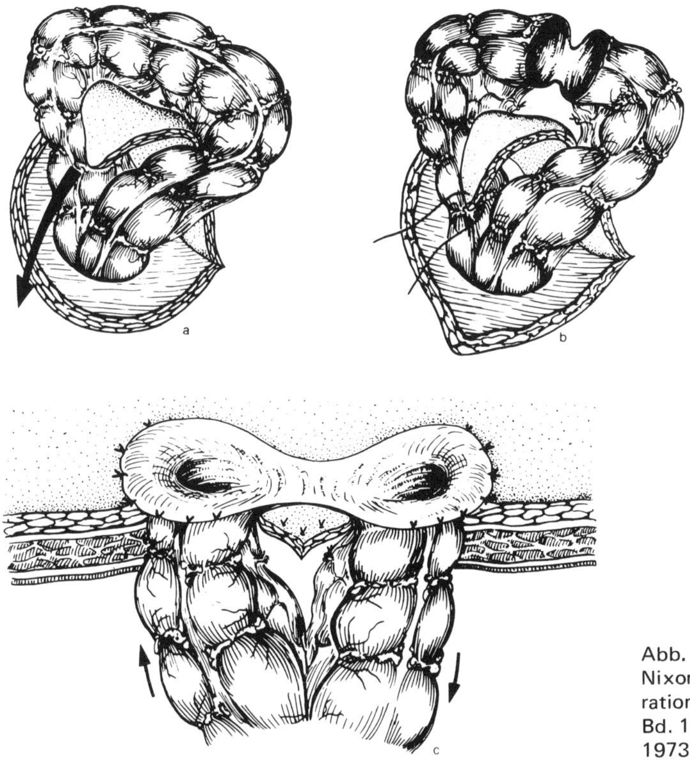

Abb. 3 Kolostomie nach Nixon. Aus *H. Kunz:* Operationen im Kindesalter. Bd. 1. Thieme, Stuttgart 1973

Tabelle 5 Kinderchirurgische Abteilung der Chirurgischen Universitätsklinik Düsseldorf

Enterostomata im Neugeborenen- und Säuglingsalter 1971 bis 1977	(n = 55)
Allgemeine Indikationen	
A) Erstversorgung bei angeborenen Mißbildungen	44
B) Bei erworbenen Erkrankungen	5
C) Bei Komplikationen vorausgegangener Darmoperationen	6

Tabelle 6 Enterostomata im Neugeborenen- und Säuglingsalter 1971 bis 1977 (n = 55). Kinderchirurgische Abteilung der Chirurgischen Universitätsklinik Düsseldorf

Art der Stomata		
1. Kolostomie		44
a) Kolostomie nach *Nixon*	38	
b) Andere Techniken	5	
c) Zökostomie	1	
2. Ileostomie nach *Bishop-Koop*		4
3. Endständiges Ileo- + Kolostoma		4
4. Doppelläufiges Ileostoma		2
5. Endständiges Ileostoma		1

Tabelle 7 Enterostomien im Neugeborenen- und Säuglingsalter 1971–1977 (n = 55). Kinderchirurgische Abteilung der Chirurgischen Universitätsklinik Düsseldorf

Spezielle Indikationen	
A)	
1. Anorektale Atresien	26
2. Morbus Hirschsprung	9
3. Mekoniumileus	4
4. Mekoniumpfropf-Syndrom	2
5. Gastroschisis, Ileumatresie, Kolonatresie	1
6. Angeborene Rektumstenose	1
7. Multiple Mißbildungen u. a. Dickdarmagenesie	1
B)	
1. Sog. spontane Dickdarmperforation	2
2. Sog. spontane Dünndarmperforation	1
3. Ileus und Peritonitis bei N. E.	2
C)	
1. N. E. nach Korrektur einer Duodenalatresie	1
2. Nahtinsuffizienz nach Ileoaszendostomie (Invagination)	1
3. Nahtinsuffizienz nach Ileoaszendostomie (Kolonatresie)	1
4. PB und Ileus nach primärem Durchzug	1
5. Ausriß des Neoafters nach primärer perinealer Korrektur	1
6. Ileus nach Ileumresektion und Sigmaübernähung	1

doppelläufige Kolostomie mit 43 Eingriffen (Tab. 6 und 7). Der therapeutische Wert einer Methode mißt sich nicht zuletzt an den Komplikationen. Dabei ist zwischen den typischen Komplikationen, die durch die technische Formierung eines Stomas und dessen Rückverlagerung entstehen und solchen, die zum schicksalhaften Ablauf der Grunderkrankung zu rechnen sind zu unterscheiden. Zu den methodisch-typischen Komplikationen zählen Prolaps, Retraktion, Stenose und Nekrose des Stomas, Ileus, Darmadhäsionen und schließlich Nahtinsuffizienz bei der Rückverlagerung. Die Problematik summarischer Beurteilung von Komplikationen zeigt sich an der Zusammenstellung von MACMAHON u. Mitarb. (6) aus dem Jahre 1963, wo 129 Kolostomien ohne Differenzierung nach Methode, Indikation präoperativen Voraussetzungen etc. analysiert wurden. Die Komplikationsrate war beträchtlich und führte zu der Feststellung, daß Anlage und Rückverlagerung einer Kolostomie im Kindesalter eine erhebliche Mortalität und Morbidität aufweisen. In der postoperativen Nachsorge werden Diarrhöen mit ihren Wasser- und Elektrolytverlusten oft zum zentralen Problem. Grundsätzlich werden Kolostomien besser toleriert als Ileostomien. Bei der Analyse unseres Krankengutes zeigt sich jedoch, daß nicht so sehr die Lokalisation des Stomas den Schweregrad bestimmt, sondern vielmehr der Zustand des Kindes zum Zeitpunkt der Anlage des Stomas. Die schwersten Verläufe im Hinblick auf die Störungen des Wasser- und Elektrolythaushaltes finden sich in den Fällen, bei denen zum Zeitpunkt der Anlage bereits eine Enterokolitis bestand. Bei den letalen Verläufen infolge nicht korrigierbarer Störungen der Homöostase, bestand zum Zeitpunkt der Operation bereits ein erheblich reduzierter Allgemeinzustand; der Zeitpunkt der Stomaanlage lag hier in allen Fällen mehr als 1 Woche nach der Geburt.

Die direkt auf die Kolostomie zurückzuführenden Komplikationen liegen mit nur 22% in der Gruppe A und mit insgesamt 21% sehr günstig (Tab. 8). Betrachtet man allein die Kolostomien, die in der Technik nach Nixon ohne Exploration der Bauchhöhle angelegt wurden, so sinkt die Komplikationsrate auf 18% (Tab. 9).

Tabelle 8 Komplikationen nach doppelläufiger Kolostomie (n = 43)
Kinderchirurgische Abteilung der Chirurgischen Universitätsklinik Düsseldorf

	A	B	C	A+B+C
Prolaps	3	–	–	3
Stenose	1	–	–	1
Ileus	3	1	–	4
Drohende Durchschneidung bei atyp. Anlage	1	–	–	1
Summe	8 = 22%	1	–	9 = 21%
Keine Komplikationen	28	3	3	34
Total	36	4	3	43
Verstorben	11	–	2	13

Tabelle 9 Kolostomie nach *Nixon;* gezielte Kolostomie ohne Exploration der Bauchhöhle (n = 22)
Kinderchirurgische Abteilung der Chirurgischen Universitätsklinik Düsseldorf

Komplikationen	
Prolaps	1
Stenose	1
Ileus	2
Total	4 = 18%

Wir glauben, daß dieses Ergebnis eine großzügige Indikationsstellung rechtfertigt. In keinem der insgesamt 19 Fälle, bei denen ein letaler Ausgang zu beklagen war, ließ sich ein unmittelbarer Zusammenhang mit der Anlage oder Rückverlagerung der Enterostomie nachweisen.

Bei der Rückverlagerung der Kolostomie wird der vorgelagerte Teil des Kolons reseziert und präperitoneal eine End-zu-End Anastomose angelegt. Von allen doppelläufigen Kolostomien wurden bislang 31 rückverlegt. Dabei ergaben sich als Komplikationen 2 Nahtinsuffizienzen und einmal war eine zusätzliche Dünndarmresektion notwendig. Alle Patienten überlebten. Die Hautveränderungen in der Umgebung der Enterostomata haben wir nicht als Komplikation bewertet. Es muß hierbei jedoch konzidiert werden, daß wir in der Vergangenheit diesem wichtigen Pflegeproblem nicht die ihm gebührende

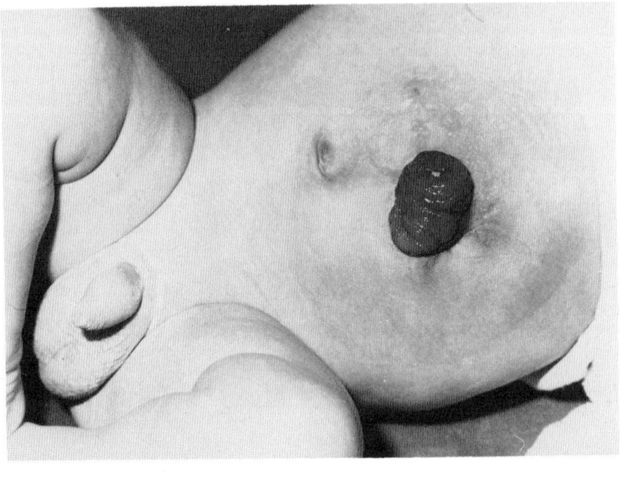

Abb. 4 Kolostomie nach Nixon, 4 Monate nach der Anlage

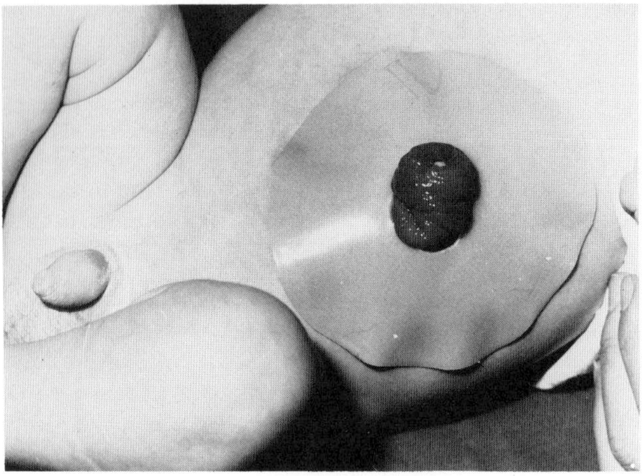

Abb. 5 Kolostomie mit Adhäsionsplatte

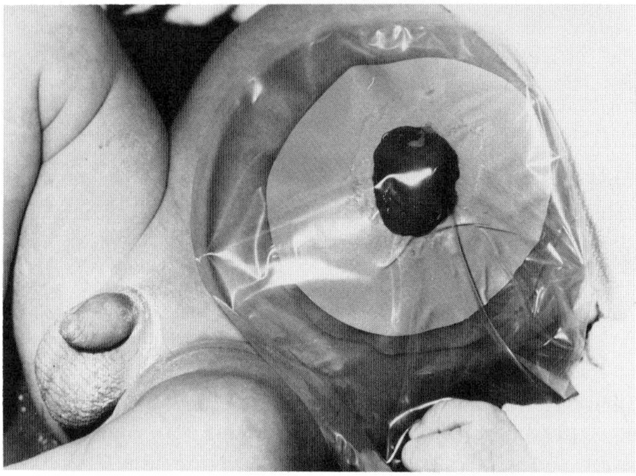

Abb. 6 Kolostomie mit Klebebeutel versorgt

Aufmerksamkeit geschenkt haben. So sind wir erst in letzter Zeit dazu übergegangen, eine primäre Versorgung des Stomas mit Adhäsionsplatte und Klebebeutel vorzunehmen. Die betreuenden Schwestern und auch die Eltern werden von unserer Stomatherapeutin in der Pflege des Stomas unterwiesen und beraten. Die nächsten Abbildungen zeigen ein Kolostoma (Nixon) 4 Wochen nach der Anlage mit Adhäsivplatte und schließlich mit Beutel versorgt (Abb. 4, 5 und 6).

Literatur

1 Bishop, H.C.: Colostomy in the newborn. Amer. J. Surg. 101 (1961) 642

2 Bishop, H.C., C.E. Koop: Management of mekonium ileus. Ann. Surg. 145 (1957) 410

3 Devens, K., H.J. Pompino: Der Anus prätematuralis beim Kind. Langenbecks Arch. 325 (1969) 135

4 Krejci, A., A. Rosenkranz, F. Helmer: Pädiatrische und chirurgische Problematik des Mekoniumileus beim Neugeborenen. Z. Kinderchir. 9 (1970) 200

5 Livaditis, A.: Emergency colostomie in enterocolitis of Hirschsprung's disease. Z. Kinderchir. 19 (1976) 145

6 Macmahon, R.A., S.J. Cohen, H.B. Eckstein: Colostomies in infancy and childhood. Arch. Dis. Childh. 38 (1963) 114

7 Nixon, H.H.: Colostomy. Z. Kinderchir. 3 (1966) 98

8 Rehbein, F.: Kinderchirurgische Operationen. Hippokrates-Verlag, Stuttgart 1976

9 Schennach, W., G. Menardt, U.G. Stauffer: Zur Prognose des Mekoniumileus. Z. Kinderchir. 18 (1976) 161

Die postoperative Behandlung der Gastroschisis (paraumbilikaler Bauchwanddefekt)

H. Truckenbrodt, G. Willital und K. Richter

Die Behandlung der Gastroschisis erfordert eine enge Zusammenarbeit von Kinderchirur gen und Pädiatern. Verlauf und therapeutisches Vorgehen sollen an 16 Kindern veranschaulicht werden.

Eigene Beobachtungen

Wir haben seit 1971 16 Kinder mit einer Gastroschisis behandelt, 12 Jungen und 4 Mädchen. Dabei handelt es sich um 3 Früh-, 4 Frühmangel- und 4 Mangelgeborene sowie 5 ausgetragene normalgewichtige Neugeborene mit einem Geburtsgewicht zwischen 1700 und 3300, im Mittel 2360 g.

Die Bauchspalte war bei 14 Kindern re., bei 2 auf der li. Seite lokalisiert. Nur 2 Kinder wiesen eine zusätzliche Begleitmißbildung auf. Dabei handelt es sich um eine ausgeprägte Relaxatio diaphragmatica und eine Hypospadia glandis.

Der operative Verschluß des Bauchwanddefektes gelang bei 4 Kindern ohne Fremdmaterial; bei 5 weiteren wurde der Defekt zunächst mit lösungsmittelgetrockneter Dura gedeckt und die mobilisierte Bauchhaut darüber verschlossen. Bei den restlichen 7 Patienten war das Mißverhältnis von ektopischem Intestinum und der präformierten Bauchhöhle so groß, daß die ausgedehnte Bauchdeckenerweiterungsplastik mit lösungsmittelgetrockneter Dura nicht durch Haut gedeckt werden konnte und offenbleiben mußte. Bei 12 Kindern wurde zusätzlich eine Gastrostomie angelegt.

Postoperativ bildeten rezidivierende Passagestörungen des Magendarmtraktes und generalisierte Infektionen die meisten Probleme. Besondere Geduld erforderten die rezidivierenden subakuten Obstruktionen, die sich häufig bis zum Bild eines mehr oder weniger kompletten Ileus steigerten. Sie waren bei allen Kindern in unterschiedlicher Ausprägung vorhanden. Die Ernährung mußte daher in den ersten 5–10 Tagen ausschließlich parenteral erfolgen. Sobald der Magenrückfluß deutlich abnahm, wurden kleine Mengen Nahrung über eine offene Spritze durch die Gastrostomie oder Magensonde zugeführt. Insgesamt dauerte es meist 4–8, im Einzelfall 2–10 Wochen, bis die Ernährungsschwierigkeiten überwunden waren. Die Kinder nahmen dann gut zu und bereiteten während der Folgezeit keinerlei Transportprobleme von seiten des Magen-Darmkanals.

Unter den bedrohlichen Komplikationen standen Infektionen, insbesondere die Sepsis im Vordergrund. So haben 12 unserer 16 Patienten trotz postoperativer Therapie mit einem Breitbandpenicillin in Kombination mit einem Aminoglykosid eine Sepsis erlitten, 3 von ihnen sogar 2 bzw. 3 Schübe. Die Altersverteilung und mögliche Begünstigung durch einen zentralen Venenkatheter sind in Abb. 1 dargestellt. Als Erreger wurden vor allem Keime der Klebsiella-Enterobacter-Marcescens-Gruppe und Pseudomonas aeruginosa isoliert.

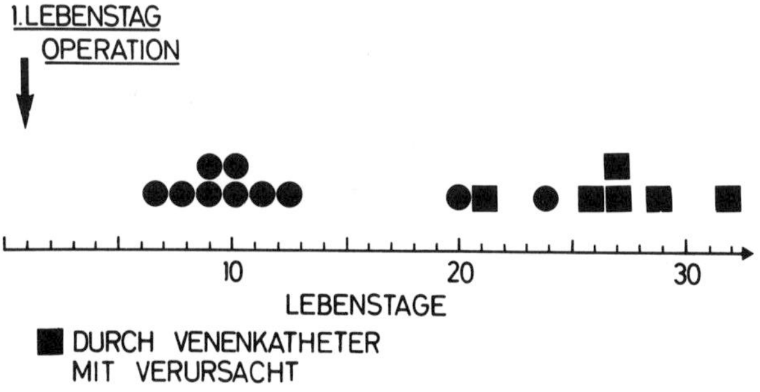

Abb. 1 Altersverteilung und möglicher Einfluß eines zentralen Venenkatheters bei septischen Infektionen im Gefolge einer Gastroschisis. Paraumbilikaler Buchwanddefekt (12 von 16 Patienten)

Von den 16 Kindern konnten wir 11 am Leben erhalten. Unter den verstorbenen 5 Patienten war die Sepsis bei 3 Kindern ein wesentlicher Faktor für den ungünstigen Ausgang (Tab. 1). Es bestand jedoch

Tabelle 1 Todesursachen. 5 Patienten Gastroschisis

Geburtsgew. g	Infektion	andere Ursachen	Alter (Tage)
1. 1800	–	Hirnblutung	1
2. 1750	Peritonitis, Sepsis	Subarachnoidalblutung	9
3. 2500	Peritonitis, Sepsis	Subarachnoidalblutung	13
4. 2000	Sepsis	Darmresektion (Traumatisierung bei BEL)	40
5. 1950	–	Darmresektion (mehrere Perforat.)	185

immer eine zusätzliche lebensbedrohliche Komplikation; bei 2 Kindern eine ausgedehnte Subarachnoidalblutung bis in die basalen Zisternen. Bei dem 3. Kind ging eine ausgedehnte Resektion von Dünn- und Dickdarmanteilen voraus, die wegen einer schweren Traumatisierung bei Entbindung aus Beckenendlage unumgänglich war. Ein weiteres Kind haben wir am 2. Lebenstag an einer Hirnblutung mit Ventrikeleinbruch verloren. Wegen mehrerer primärer Darmperforationen und rezidividierender Magen- und Darmfisteln mußte ein Kind insgesamt 7mal laparotomiert werden, wobei immer neuerliche Resektionen erforderlich wurden.

Besprechung

Die Gastroschisis ist durch folgende *Anomalien und Sekundärschäden* charakterisiert:

1. Die *Lücke* in der Bauchwand liegt *neben dem Nabel* und zwar überwiegend auf der re. Seite. Das Krankheitsbild wird daher zutreffend als paraumbilikaler Bauchwanddefekt bezeichnet (5).

2. Zwischen der normal ansetzenden Nabelschnur und der Bruchpforte ist stets eine schmale *Hautbrücke* vorhanden.

3. *Ausgetreten* sind meist der größte Teil des *Dünn- und Dickdarms,* oft auch Magen und Duodenum.

4. Regelmäßig besteht ein *Mesenterium ileocolicum commune* mit einer Rotationsstörung, überwiegend eine *Nonrotation.*

5. Der *Darm ist in unterschiedlichem Ausmaß oft um ein bis zwei Drittel* verkürzt.

6. *Bruchsackhüllen fehlen.*

7. Die *vorgelagerten Darmschlingen* sind durch den ständigen Kontakt mit der Amnionflüssigkeit *erheblich geschädigt.* Sie sind dilatiert, livide verfärbt und mehr oder weniger zu einem Konglomerat verbacken. Ihre Oberfläche ist durch eine chronische Entzündung ödematös verdickt und induriert sowie oft von einer gallertartigen, grünlichen Schicht bedeckt. Dem Dickdarm, der meist das gleiche Kaliber wie der Dünndarm aufweist, fehlt die Haustrierung. Der Übergang von Dünn- zu Dickdarm ist oft nur an der ebenfalls veränderten Appendix zu erkennen (Abb. 2).

8. *Zusätzliche Fehlbildungen,* die bei der rupturierten Omphalozele in 60–70% zu erwarten sind (9), werden nur in 15–20% beobachtet (Tab. 2). Unter den lebensbedrohlichen Anomalien ist die Jejunalatresie wohl am häufigsten (2).

Die embryonale Störung ist noch nicht endgültig geklärt. Es besteht einmal die Möglichkeit, daß die Gastroschisis wie die Omphalozele zu den Verschlußstörungen der Mittellinie zu zählen ist (7). Demgegenüber wird eine unvollkommene Ausdifferenzierung der Somatopleura gestellt. Dem Ektoplast würde dabei in einem umschriebenen Bezirk der Bauchdecken die Mesenchymunterlage fehlen. Die Lücke selbst könnte durch Resorption oder Einreißen des darüberliegenden Ektoderms entstehen (5).

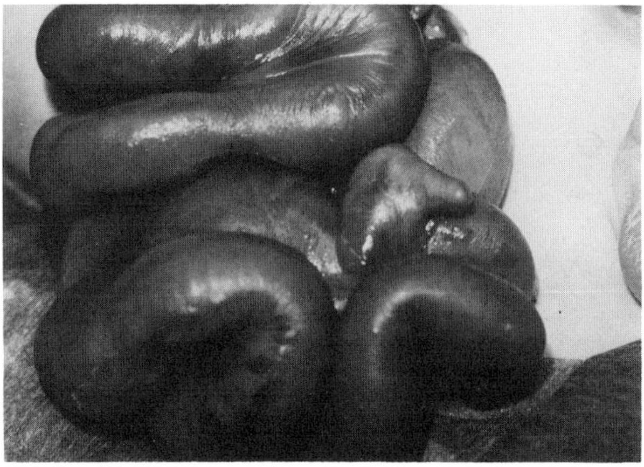

Abb. 2 Gastroschisis mit Eventeration vom Magen bis zum Dickdarm. Dünn- und Dickdarm zeigen gleiches Kaliber, Übergang durch Appendix zu erkennen

Tabelle 2 Paraumbilikaler Bauchwanddefekt (Gastroschisis). Zusätzliche Fehlbildungen

	Anzahl Patienten	davon zusätzliche Fehlbildungen
Hasse u. *Bauer* (1969)	18	4
Martin u. *Käufer* (1975)	4	keine
Thomas u. *Atwell* (1976)	13	2
Eigene Beobachtungen	16	2
Zusammen:	51	8

Operativer Verschluß

Um das Risiko der Infektion so gering wie möglich zu halten, muß frühzeitig operiert werden. Der eventerierte Darm wird durch Kompressen mit steriler warmer isotoner Kochsalzlösung abgedeckt. Eine Aluminiumfolie schützt das Kind insgesamt vor Wärme- und Flüssigkeitsverlust. Die Verlegung zur Operation soll im Intensiv-Transport-Inkubator erfolgen.

Bei der operativen Versorgung muß *ausreichend Raum für den vorgeschädigten Darm* geschaffen werden. Dadurch bleibt eine ausreichende Zwerchfellbeweglichkeit erhalten, der Darm kann sich besser erholen. Wir haben daher relativ großzügig die Indikation zur Erweiterung des Bauchraumes mittels lösungsmittelgetrockneter Dura gestellt, die weit mobilisierte Bauchhaut nach Möglichkeit darüber verschlossen. Bei 7 Patienten mußten Duraabschnitte ohne Hautbedeckung bleiben (Abb. 3a).

Als Fremdmaterial zur Vergrößerung des Bauchraumes wird heute am häufigsten *lyophilisierte* oder *lösungsmittelgetrocknete Dura* verwendet (3, 10). Die Dura wird innerhalb von Wochen und Monaten in körpereigenes, faszienähnliches Gewebe umgewandelt und führt durch eine zusätzliche Schrumpfung in der Regel zu einem sicheren und festen Bauchdeckenverschluß (Abb. 3b). Von anderen Autoren wird der Defekt mit geburtseigenen Eihäuten gedeckt (1). Silastikfolie, Teflonfilz oder Dacronprothese erscheinen wegen des höheren Infektionsrisikos weniger geeignet.

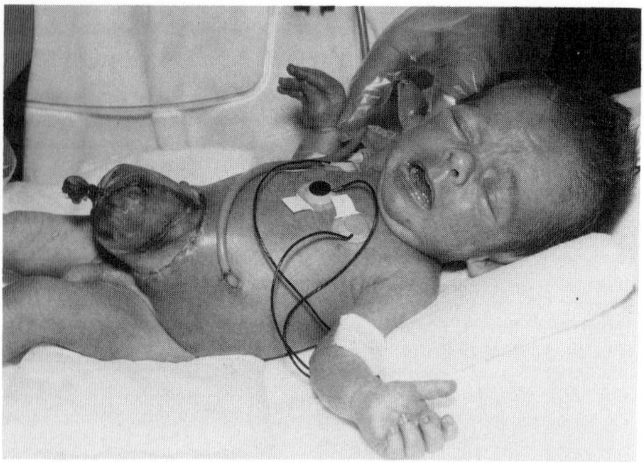

a

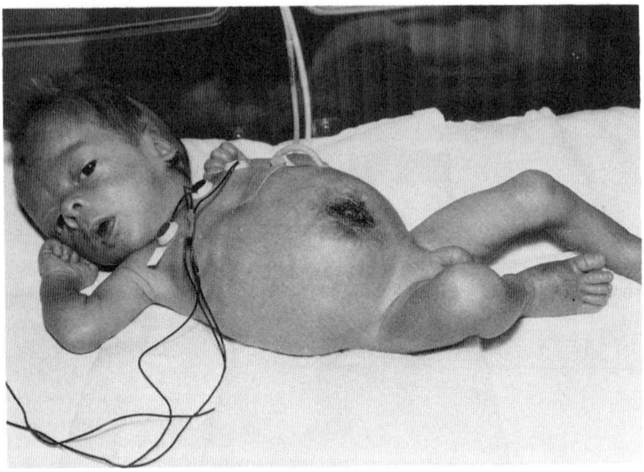

b

Abb. 3a + b Hutförmige Duraplastik, Heilungsergebnis nach 7 Wochen

Der rückverlagerte Darm wird nach beiden Seiten hin ausgestrichen. Zur besseren Ablösung des Darminhaltes von der Wandung und gleichzeitigen Anregung der Peristaltik werden an mehreren Stellen kleine Mengen Gastrografin injiziert. Bei stark geschädigtem Darm wird eine *Gastrostomie* angelegt. Ihr Vorteil liegt darin, daß durch den weitlumigen Katheter der gestaute Magen und Duodenalsaft besser ablaufen kann als bei der üblichen Verweilsonde. Gleichzeitig wird dem gastroösophagealen Refluß mit Aspirationsgefahr vorgebeugt und die Beurteilung des Verlaufs erleichtert. Durch den hochgehängten, in einer offenen Spritze endenden Katheter kann die jeweilige Passagesituation günstiger abgeschätzt werden.

Postoperative Komplikationen

Wir behandeln alle Neugeborenen nach ausgedehnten Operationen auf der pädiatrischen Intensivstation. Die kontinuierliche ärztliche Betreuung, Pflege durch geschulte Schwestern und die apparativen Möglichkeiten tragen wesentlich dazu bei, die postoperativen Störungen zu überwinden. Im Vordergrund stehen rezidivierende Passagestörungen des Magen-Darmtraktes und Infektionen.

Die *postoperativen Passagestörungen* und damit verbundenen Ernährungsschwierigkeiten erklären sich in erster Linie durch die pränatale Schädigung des Darmes. Klinisch entwickeln sich immer wieder subakute Obstruktionen, die sich bis zum Ileus steigern können. Wenn das therapeutische Vorgehen dem Einzelfal auch sorgfältig angepaßt werden muß, so haben sich doch einige Faustregeln bewährt:

Durch häufiges Umlagern der Kinder, im Beginn alle 15–20 Minuten, wiederholtes Dehnen des Analringes wird versucht, die Darmpassage zu begünstigen. Bei drohendem Ileus können kleine Mengen Gastrografin die Passage anregen.

Die *postoperative Ernährung* erfolgt in den ersten 5–10 Tagen rein parenteral. Die über den Magenkatheter ablaufende Flüssigkeitsmenge einschließlich der Elektrolyte muß intravenös mit ersetzt werden. Wird der Magenrückfluß weniger und klarer, entleeren die Kinder Stuhl, so wird vorsichtig mit der Zufuhr von kleinsten Mengen Frauenmilch begonnen. Dabei kann die Nahrung nur langsam, oft nur um 10 g pro Tag gesteigert werden. Bei neuerlicher Obstruktion mit galligem Rückfluß muß die Nahrung abgesetzt werden, um einige Tage später mit der gleichen Geduld wieder zu beginnen. Insgesamt dauert es meist mehrere, im Einzelfall bis zu 10 Wochen, bis die Ernährungsschwierigkeiten überwunden sind. In den ersten Wochen ist es ferner wichtig, etwa 1 x pro Woche Vitamin K zuzuführen.

Die *Indikation zur Relaparotomie* sollte man auch bei ileusartigen Zuständen mit Spiegelbildungen im Röntgenbild und hochgestellten Darmschlingen *nur mit großer Zurückhaltung* stellen (2, 6). Bei 2 Kindern haben wir uns unter dem Eindruck eines unüberwindbaren Hindernisses dazu entschlossen. Der Befund war enttäuschend. Es waren bei beiden Kindern nur Verklebungen der aufgetriebenen Darmschlingen vorhanden, ohne daß eine bestimmte Stelle als Ursache der Passagestörung angeschuldigt werden konnte. Die Operation bringt jedoch neue Risiken mit sich.

Am meisten gefährdet sind die Kinder durch *Infektionen,* insbesondere durch die *Sepsis:*

Die bereits physiologischerweise *unzureichenden Abwehrfunktionen des Früh- und Neugeborenen* werden durch eine Reihe von *Risikofaktoren zusätzlich beeinträchtigt.* Hierher gehören bereits Störungen der Schwangerschaft wie EPH-Gestose, Hydramnion oder Plazentainsuffizienz. Dazu kommen eine perinatale Hypoxie, postnatale Volumenmangelzustände, Hypoglykämie und die erhöhte Gefahr der Hypothermie. Es erscheint daher besonders wichtig, daß die Kinder bereits präoperativ optimal versorgt werden. Nach Abdecken der vorgefallenen Darmschlingen mit steriler warmer Kochsalzlösung muß einer Unterkühlung vorgebeugt werden. Das gelingt am besten durch eine Aluminiumfolie und zusätzliches Lagern im vorgewärmten Transportinkubator. Bereits vor dem Transport wird eine intravenöse Glukoseinfusion angelegt. Um der Aspirationsgefahr vorzubeugen, wird eine Magensonde gelegt.

Die *Eintrittspforte für die Erreger* bildet überwiegend die Infektion der vorgeschädigten Darmschlingen. Keime der Geburtswege sowie die gramnegativen Erreger des Krankenhausmilieus stehen hierbei im Vordergrund. Bei der gleichzeitigen Disposition entwickelt sich die Sepsis geradezu zwangsläufig. Auch Fremdmaterial spielt hierbei eine Rolle. Besonders der zentrale Venenkatheter ist ein wesentlicher Faktor. Wir versuchen daher, die Kinder über eine periphere Vene zu ernähren, wenn auch im weiteren Verlauf des öfteren ein zentraler Katheter erforderlich wird.

Da die Neugeborenensepsis sehr diskret beginnen kann und ihre Prognose entscheidend von der Frühdiagnose und Frühtherapie abhängig ist, muß man die ersten Hinweiszeichen sorgfältig beachten und bei jedem begründeten Verdacht sofort behandeln. Das ist vor allem zwischen dem 5. und 12. Lebenstag und unabhängig vom Alter für alle Kinder mit zentralem Katheter der Fall (Abb. 1). Die ersten Symptome sind eine Fieberzacke, Nachlassen der Spontanmotorik, graublasse Hautfarbe oder auch Atemstörungen. Zunehmende Schocksymptome, Thrombozytensturz und Lebervergrößerung kommen nahezu immer hinzu, eine Anämie ist meist die Folge (8).

Postoperative Atemstörungen waren bei unseren Patienten vergleichsweise von untergeordneter Bedeutung. Durch den Zwerchfellhochstand besteht zwar eine gewisse Tachypnoe und Dyspnoe. Eine Beatmung oder Atemhilfen sind jedoch nur selten erforderlich.

Literatur

1 Gharib, M.: Versorgung der pränatal rupturierten Omphalozele und des paraumbilikalen Bauchwanddefektes mit geburtseigenen Eihäuten. Münch. med. Wschr. 117 (1975) 1555

2 Hasse, W., U. Bauer: Die Behandlung der angeborenen Bauchwandlücke (Gastroschisis). Z. Kinderchir. 7 (1969) 598

3 Joppich, I.: Omphalozele und Gastroschisis. Münch. med. Wschr. 116 (1974) 1195

4 Martin, R., C. Käufer: Behandlung der Gastoschisis. Pädiat. prax. 15 (1975) 251

5 Müntener, M.: Zur Genese der Omphalozele und „Gastroschisis" (paraumbilikaler Bauchwanddefekt). Z. Kinderchir. 8 (1970) 380

6 Schäfer, U., E. Rehbein: Omphalozele – Gastroschisis. Dtsch. med. Wschr. 96 (1971) 621

7 Thomas, D.F.M., J.D. Atwell: The embryology and surgical management of gastroschisis. Brit. J. Surg. 63 (1976) 893

8 Truckenbrodt, H., K. Richter: Das Syndrom der Neugeborenensepsis. In: P. Emmrich Pädiatrische Intensivmedizin. Thieme, Stuttgart 1977

9 Willital, G.H., R.P. Belin, R. Linke: Die chirurgische Bedeutung von Korrelationspathologika des gastrointestinalen Systems bei Omphalozelen und Gastroschisis. Z. Kinderchir. 11 (1972) 426

10 Willital, G.H., K.H. Pesch: Experimentelle Erfahrungen mit einem neuen Durakonservierungsverfahren für kinderchirurgische Belange. Langenbecks Arch. Chir., Suppl. Chir. Forum (1973) 307

VII. Epidemiologische, organisatorische und gesundheitspolitische Aspekte

Statistisch-epidemiologische Untersuchung über die negativen Auswirkungen des Fehlens eines Neugeborenen-Transportsystems

E. Eyring und V. v. Loewenich

Es erscheint plausibel, daß die intensiv-medizinische Betreuung eines vital gefährdeten Patienten auch auf dem Transport dessen Überlebens- und Gesundungschancen günstig beeinflußt. Derartig günstige Wirkungen werden in der Tat in allen bislang erschienenen Berichten über kinderärztlich begleitete Transportsysteme für schwerkranke Neu- und Frühgeborene beschrieben (1, 2, 3, 4, 5, 7, 8, 10, 11, 12). Allerdings ist es bei diesen Vorher-Nachher-Vergleichen nicht möglich, den Einfluß weiterer Variabler auf eine Verminderung der Neugeborenensterblichkeit mit einer Sicherheit auszuschließen, die den Beweis erlaubt, nur die Verbesserung der Transportbedingungen habe die Sterblichkeit absinken lassen. Eine kontrollierte Studie verbietet sich, nachdem nicht unterstellt werden kann, ein pädiatrisch begleiteter Transport könne einen negativen Einfluß ausüben. Auf Grund der besonderen räumlichen und personellen Situation der Frankfurter Universitäts-Kinderklinik konnten und können wir unfreiwillig eine solche kontrollierte Studie durchführen.

Material und Methode

Seit 1972 betreibt die Universitäts-Kinderklinik in Frankfurt am Main eine neonatologische Intensivstation im Hause der Universitäts-Frauenklinik, Wand an Wand mit Kreißsaal und Operationsräumen. 40% unserer intensivbehandlungsbedürftigen Früh- und Neugeborenen werden vom Pädiater dort erstversorgt und ohne Zwischenschaltung eines Transportes übernommen (Gruppe A). Die restlichen 60% der intensiv-behandlungsbedürftigen Neu- und Frühgeborenen kommen dagegen per Straßentransport aus anderen Geburtskliniken, vorwiegend aus dem Frankfurter Stadtgebiet (Gruppe B). Die reinen Transportzeiten betragen dabei zwischen 15 und 45 min, die maximale Entfernung beträgt rund 20 km. Diese Kinder werden vorwiegend mit normalen Krankentransportwagen (KTW) im Transportinkubator gebracht, z. T. unter ärztlicher Begleitung (Anästhesist oder Geburtshelfer). Seltener werden ein Notarztwagen (NAW) oder ein Rettungstransportwagen (RTW = NAW ohne Arzt) benutzt.

Die Einrichtung eines eigenen kinderärztlichen Abholdienstes ließ sich bislang nicht durchsetzen, da für diesen Zweck Personal nicht zur Verfügung stand bzw. steht.

Im folgenden wurde für die Jahre 1975 bis 1977 die Letalität getrennt nach Gruppen A und B untersucht. Darüber hinaus wurde versucht, für das Jahr 1975 die Gründe für die Letalitätsunterschiede genau zu analysieren. Zu diesem Zweck wurden die Krankenblätter sämtlicher Patienten gesichtet und nach den in den Tabellen ersichtlichen Kriterien geordnet. Da über den Zustand der Patienten bei Ankunft auf der Intensivstation keine einheitlichen Aufzeichnungen vorlagen, wurde ein dem Apgarscore gleichender Score für den Ankunftsstatus erarbeitet, der auch retrospektiv eine Beurteilung der Vitalfunktionen bei Ankunft erlaubte (Tabelle 5). Die maximale Punktzahl beträgt bei diesem Ankunftsstatus 8, die minimale ebenso wie beim Apgarscore 0.

Die statistischen Berechnungen erfolgten im Vierfeldertest.

Ergebnisse

Aus Tabelle 1 geht hervor, daß in den Jahren 1975 bis 1977 die Letalität der Gruppe B rund doppelt so hoch war wie die der Gruppe A. Die Unterschiede sind jeweils statistisch signifikant. Dieser 1 : 2 Unterschied ist allen 3 Jahren gemeinsam, trotz insgesamt signifikant fallender Letalität.

Auch in der Überlebensqualität zeigen sich Unterschiede, jetzt nur noch für das Jahr 1975 aufgeschlüsselt: Bei neurologischen Nachuntersuchungen in unserer Risikokinder-Ambulanz waren signifikant mehr Kinder aus der Gruppe B neurologisch auffällig als aus Gruppe A. Gezählt wurde hier jede neurologische Auffälligkeit, auch jede vorübergehende.

Tabelle 1 Neugeborenen-Intensivbehandlung Sterblichkeit nach Herkunft (n = 939)

	A) Haus	B) Externe	p <
1975	14,1%	30,2%	0,001
1976	10,4%	19,7%	0,04
1977	8,3%	14,4%	0,06
alle	11%	22%	0,0001

Tabelle 2 Neurologische Nachuntersuchungen (1975)

	n	auffällig	
A	122	29	24%
B	141	49	35%

p < 0,06

(A eigenes Haus; B Externe)

In Tabelle 3 ist die Letalität nach Gestationsaltersgruppen unterteilt. Auch hier sind die Letalitätsunterschiede signifikant verschieden und besonders kraß bei den reifen Neugeborenen.

Auch bei den Diagnosen bestehen Unterschiede zwischen den Gruppen A und B (Tab. 4).

Der in Tabelle 6 dargestellte Vergleich zwischen den Ankunftsstaten zeigt, daß in Gruppe A 12% der Kinder in einem schlechten Zustand die Station erreichten, in Gruppe B jedoch 34%. Auch hier finden sich signifikante Unterschiede. Letalität und Ankunftsstatus sind eng korreliert (Tab. 7).

Schließlich zeigt Tabelle 8, daß die Letalität bei Unterkühlung signifikant höher als bei normaler Körperkerntemperatur liegt, daß aber ungeachtet dieser Temperaturunterschiede dennoch in Gruppe B die Sterblichkeit jeweils doppelt so hoch liegt wie in Gruppe A.

Tabelle 3 Sterblichkeitsvergleich nach Gestationsalter (Wochen p.m.) 1975

W.	⩾ 30	< 37	30–36	⩾ 37
n	319	200	175	143
A	12,3%	21,3%	18,0%	6,0%
B	23,3%	36,8%	26,0%	20,0%
p <	0,02	0,025	0,07	0,02

Tabelle 4 Häufige Diagnosen (1975)

	A) Haus	B) Extern	p <
Membran-S.	15%	28%	0,005
Apnoe-S.	7%	16%	0,02
Krämpfe	6%	17%	0,005
Hirnblutung	10%	25%	0,001
Infektionen	18%	23%	0,3 n.s.
Asphyxie	25%	17%	0,1
MHN	16%	8%	0,03

Tabelle 5 Ankunfts-Status

Note	0	1	2
Temperatur	34°	34–35,5°	35,5°
pH	< 7,20	7,20–7,31	7,32–7,48
(Be-)Atmung	keine	insuffizient	suffizient
Kolorit	blaß/blau	leicht livide	rosig

Tabelle 6 Ankunfts-Status: Vergleich 1975 (n = 344)

Note	A) Haus	B) Extern	p <
8 – 6	88%	66%	0,0001
5 – 3	10%	28%	0,0001
2 – 0	2%	6%	n. s.

Tabelle 7 Ankunfts-Status/Letalität

Note	8 – 6	5 – 3	2 – 0
% †	11,8	46,5	100
p < 0,001			

Tabelle 8 Letalität/Ankunfts-Temperatur

°C	alle	A) Haus	B) Extern	p <
⩾ 35,5	17%	11%	22%	0,025
< 35,5	34%	21%	41%	0,025
p <	0,001	0,09	0,01	

Diskussion

Das vorgelegte Zahlenmaterial zeigt, daß die Sterblichkeit konventionell transportierter Früh- und Neugeborener etwa doppelt so hoch ist wie die derjenigen Kinder, die sofort intensiv-medizinisch versorgt werden und deren Versorgung keinerlei Unterbrechung unterworfen ist. Bemerkenswert ist, daß auch die Spätmorbidität gleichartige Unterschiede erkennen läßt. Schwieriger zu deuten sind einige Unterschiede in der Häufigkeitsverteilung verschiedener Diagnosen zwischen den Gruppen A und B:

Die größere Häufigkeit des Membransyndroms bei den externen Kindern mag auf die 1975 noch nicht in unserem gesamten Einzugsgebiet eingeführte Steroidprophylaxe zurückzuführen sein. Die größere Häufigkeit von Apnoeanfällen und Krampfanfällen bei den externen Kindern scheint mit der größeren Häufigkeit der Hirnblutungen in dieser Gruppe korreliert bzw. gleichbedeutend zu sein. Die größere Häufigkeit der Hirnblutungen in Gruppe B legt den Verdacht nahe, daß eine prolongierte Hypoxämie, z. B. auf dem Transport, hier eine ursächliche Rolle spielt (13). Die größere Häufigkeit der Diagnose Asphyxie im eigenen Hause ist schwer zu erklären. Zwar ist eine gewisse Selektionierung von Risikogeburten schon daran abzulesen, daß aus unserer eigenen Frauenklinik erheblich mehr Neu- und Frühgeborene (rund 12% der Geburtenzahl p. a.) in die Kinderklinik verlegt werden als aus den übrigen Frauenkliniken (6% der Geburtenzahl p. a.). Ebensogut könnten aber auch Unterschiede in der Dokumentation des Apgarscores eine Rolle spielen.

Die Häufigkeit des Morbus haemolyticus neonatorum (MHN) in der eigenen Frauenklinik ist auf die dortige Etablierung eines Schwerpunktes zur pränatalen Behandlung dieser Erkrankung zurückzuführen. Am deutlichsten ist der negative Einfluß eines konventionellen Transportes wohl am Vergleich der Ankunftsstaten abzulesen. Fast dreimal so viele Kinder der Gruppe B im Vergleich zur Gruppe A kamen in schlechtem Zustand zur Aufnahme. Der Einfluß eines schlechten Ankunftsstatus auf die Prognose ist eklatant: Kinder mit einem Akunftsscore von 5 oder weniger Punkten zeigen eine mehr als viermal so hohe Sterblichkeit wie Kinder mit ausreichendem Ankunftsstatus (Tabelle 7).

Die negative Auswirkung einer Unterkühlung und das Zustandekommen dieser Unterkühlung sind ausführlich untersucht worden (6). Auch in unserer Zusammenstellung zeigt sich, daß eine Rektaltemperatur unter 35,5° bei Aufnahme auf der Station die Überlebenswahrscheinlichkeit halbiert. Dies gilt für Gruppe A wie für Gruppe B. Allerdings ist hierbei bemerkenswert, daß die Letalität der Gruppe A sowohl bei ausreichender wie bei zu niedriger Temperatur wiederum nur etwa die Hälfte der Letalität in Gruppe B beträgt.

Unsere Studie dürfte die Berechtigung der Forderung der Deutschen Gesellschaft für Kinderheilkunde (9) unterstreichen, die öffentliche Hand möge für die Bereitstellung von genügend Intensiv-Behandlungsplätzen für Früh- und Neugeborene sorgen und außerdem für die Einrichtung von intensiv-medizinischen Transportsystemen. Darüber hinaus erscheint es nicht mehr als logisch, Risikogeburten in Frauenkliniken zu zentralisieren, denen eine pädiatrische Intensiv-Einheit angeschlossen ist, um auf diese Weise Transporte überhaupt zu vermeiden.

Literatur

1 Bossi, E.: Notfalltransporte von Neugeborenen. Schweiz. med. Wschr. 105 (1975) 1210–1215

2 Dangel, P.: Der Transport von Risikoneugeborenen. In: Päidatr. Fortbildungskurse für die Praxis, 41 (1975) 59–71 (Karger, Basel)

3 Ewerbeck, H.: Neugeborenentransport in Köln. In J.W. Dudenhausen, E. Saling: Perinatale Medizin Bd. 5. Thieme, Stuttgart 1974 (pp 343–344)

4 Frank, H.D., L. Ballowitz, H. Schachinger: Ambulance with intensive care facilities for the transport of infants at risk. J. perinat. med. 1 (1973) 125–132

5 Lemburg, P., K. Renner, B. Volberg: Praktische Vorschläge zum Transportproblem von vital gefährdeten Früh- und Neugeborenen. In J.W. Dudenhausen, E. Saling: Perinatale Medizin Bd. 5. Thieme, Stuttgart 1974 (pp 340–342)

6 Mersmann, B., H. Haupt: Untersuchungen zur Frage der Frühgeborenenunterkühlung. II. Mitteilung: Warum kommen Frühgeborene unterkühlt ins Frühgeborenenzentrum? Mschr. Kinderheilk. 119 (1971) 455

7 Meyer, A., P. Dangel: Erfahrungen mit dem Transport von Neugeborenen. In P. Emmrich: Pädiatrische Intensivmedizin, INA, Band 3, Symposium Mainz, Oktober 1975. Thieme, Stuttgart 1977 (pp 9–12)

8 Ortlieb, R., H. Saule, T. Löscher. Abholsystem zum Transport gefährdeter Früh- und Neugeborener. In P. Emmrich: Pädiatrische Intensivmedizin, INA, Band 3, Symposium Mainz, Oktober 1975. Thieme, Stuttgart 1977 (pp 13–15)

9 Schäfer, K.H.. Von der Deutschen Gesellschaft für Kinderheilkunde beschlossene Richtlinien für die Betreuung von Risikoneugeborenen. Mschr. Kinderheilk. 123 (1975) 41–44

10 Storrs, C.N , M.R.H. Tayler: Transport of sick newborn babies. Brit. med. J. 1970/3, 328–332

11 Wallner, H.J., H.M. Weinmann: Erste Erfahrungen mit einem perinatalen Notarztwagen. In J.W. Dudenhausen, E. Saling: Perinatale Medizin IV. Thieme, Stuttgart 1973 (pp 411–412)

12 Weisser, J., L. Wille: Mobile Intensivpflegeeinheit für den Transport von Risikoneugeborenen. II. Einjähriger Erfahrungsbericht. In P. Emmrich: Pädiatrische Intensivmedizin, INA, Band 3, Symposium Mainz, Oktober 1975. Thieme, Stuttgart 1977 (pp 54–57)

13 Zipursky, A.: Intracranial Bleeding and Haemorrhagic Disorders of the Newborn. In J.W. Dudenhausen, E. Saling: Perinatale Medizin IV. Thieme, Stuttgart 1973 (pp 426–429)

Zur Häufigkeit und Prognose der akuten Niereninsuffizienz im Kindesalter

Redaktion: Arbeitsgemeinschaft für pädiatrische Nephrologie

K. Pistor, I. Tewes, W. Holtvoeth, H.-J. Bachmann und H. Olbing

Bisher gibt es nur wenige repräsentative Untersuchungen über Häufigkeit, Grunderkrankungen und Prognose der akuten Niereninsuffizienz im Kindesalter. Häufigkeitsangaben können auch bei der Bedarfsplanung von Dialyseplätzen an Intensivstationen für Kinder herangezogen werden. Deshalb hat die Arbeitsgemeinschaft für pädiatrische Nephrologie hierzu in der Bundesrepublik Deutschland eine Umfrage durchgeführt.

Definition

Die akute Niereninsuffizienz wurde als eine rasch auftretende und reversible exkretorische Nierenfunktionsbeeinträchtigung mit einem Serum-Kreatinin über 4 mg/100 ml und/oder einem Serum-Harnstoff-Stickstoff über 100 mg/100 ml sowie einer Hyposthenurie mit einer Urinosmolalität unter 350 mosm/l bzw. einem spezifischen Gewicht unter 1015 definiert; eine Oligoanurie mit einer Diurese von weniger als 300 ml/m^2 Körper-

Tabelle 1 Kriterien der akuten Niereninsuffizienz im Kindesalter. Umfrage der Arbeitsgemeinschaft für pädiatrische Nephrologie

Rasch auftretende reversible Niereninsuffizienz mit			
obligat:	Kreatinin	>	4 mg/100 ml i.S.
	Harnstoff-N	>	100 mg/100 ml i.S. oder
	Harnstoff	>	200 mg/100 ml i.S.
	Hyposthenurie mit		
	Osmolalität	<	350 mosm/l oder
	spez. Gewicht	<	1015
fakultativ:	Oligurie/Anurie mit 300 ml Harn/qm KO/24 Std.		
Alter der Patienten: 0–16 Jahre			
Auftreten: 1.1.1974–31.12.1975			

oberfläche und Tag wurde als fakultatives Syndrom eingestuft (Tab. 1). Wir beschränkten uns auf Patienten im Alter bis zu 16 Jahren.

Methodik

Es wurden 944 Kliniken auf vorbereiteten detaillierten Fragebögen um Mitteilung derjenigen Kinder gebeten, bei denen im Beobachtungszeitraum 1.1.1974 bis 31.12.1975 eine akute Niereninsuffinzienz beobachtet worden war. Insgesamt wurden 150 Kinder mit akuter Niereninsuffizienz gemeldet, 70 Kinder allein aus Nordrhein-Westfalen, 544 Kliniken (58%) beantworteten die Fragebögen.

Doppelmeldungen sowie nicht den Kriterien oder dem Beobachtungszeitraum entsprechende Mitteilungen blieben unberücksichtigt.

In Nordrhein-Westfalen wurden im Gegensatz zu den anderen Bundesländern alle Kliniken befragt und eine möglichst vollständige Beantwortung angestrebt. Falls erforderlich, wurde eine Zweit- und Drittbefragung in diesem Bundesland durchgeführt.

Ergebnisse

Wegen der besonders vollständigen Erfassung soll über die Häufigkeit der akuten Niereninsuffizienz nur für Nordrhein-Westfalen berichtet werden. Aus den 6 Universitätskinderkliniken in Nordrhein-Westfalen wurden 56 Kinder mitgeteilt, 15 von 18 Kinderkliniken

Tabelle 2 Meldungen von Kindern mit akuter Niereninsuffizienz aus verschieden großen Kliniken in NRW

Krankenhauskategorie	Anzahl Kliniken	Anzahl Antworten	Anzahl Patienten
1. Universitätskliniken	6	6	56
2. Kinderkliniken 150 Betten	18	15	6
3. Kinderkliniken 100–150 Betten	12	12	2
4. Kinderkliniken 100 Betten	73	53	4
5. Andere Kliniken	468	275	2
	577 (100%)	361 (63%)	70

mit mehr als 150 Betten teilten 6 Kinder mit, 12 Kinderkliniken mit 100 bis 150 Betten 2, 53 von 73 Kinderkliniken mit weniger als 100 Betten 4 und 275 von 468 anderen Kliniken nur 2 Kinder. 68 der insgesamt 70 Kinder wurden aus den Kinderkliniken mitgeteilt. Die Kinderkliniken beteiligten sich mit fast 80% weitgehend an der Umfrage. Die Dunkelziffer durch Nichtbeantworten kann als gering angesehen werden.

Häufigkeit

Für die Häufigkeitsangaben haben wir die Anzahl von Kindern mit akuter Niereninsuffizienz bezogen auf 100 000 Kinder gleichen Alters und Jahr berechnet. Damit wurde die durch den Geburtenrückgang bedingte unterschiedliche Anzahl von Kindern in verschiedenen Altersgruppen berücksichtigt. Bei der Berechnung wurden die vom Statistischen Bundesamt Wiesbaden vorliegenden Bevölkerungszahlen verwendet (5). Danach entwickelten 5,3 Säuglinge, 1,7 ein- bis fünfjährige Kinder, 0,7 fünf- bis zehnjährige und nur 0,3 zehn- bis sechzehnjährige Kinder/100 000 Kinder gleichen Alters und Jahr eine akute Niereninsuffizienz.

Tabelle 3 Häufigkeit der akuten Niereninsuffizienz in NRW in den verschiedenen Altersstufen

Alter in Jahren	Inzidenz / 100 000 Kinder / Jahr
0– 1	5,3
1– 5	1,7
5–10	0,7
10–16	0,3
0–16	0,9

Die folgenden Daten über Grunderkrankungen, Behandlung und Prognose der akuten Niereninsuffizienz beziehen sich auf die aus der Bundesrepublik insgesamt mitgeteilten 150 Kinder, weil hierbei die Dunkelziffer weniger ins Gewicht fällt.

Grunderkrankungen

Mit 48% fand sich eine Schockniere als häufigste Grunderkrankung. Mit 34% folgte das hämolytisch-urämische Syndrom. Seltener wurden akute Glomerulonephritis (7%), akute Exazerbation einer vorbestehenden chronischen Nephropathie (6%), Harnsäurenephropathie (3%) und Nierenvenenthrombose (2%) diagnostiziert. Bei 35% der Kinder wurde der nach Biopsie oder Autopsie erhobene Befund der Nierenhistologie mitgeteilt (Tab. 4).

Altersverteilung und Letalität

Die Altersverteilung und die Letalität in den einzelnen Altersgruppen sind der Tabelle 5 zu entnehmen: 51% der Kinder hatten bei Auftreten der akuten Niereninsuffizienz das 5. Lebensjahr noch nicht vollendet. Die Letalität war mit 56% bei den Säuglingen am höchsten, von den 1- bis 5jährigen Kindern verstarben 48%, von den 5- bis 10jährigen Kindern 31%, bei den 10- bis 16jährigen Kindern 55%. In dieser Gruppe ist zu berücksichtigen, daß sich bei den 12 ad finem gekommenen Kindern 2 schwertraumatisierte Kinder, 2 Kinder mit akuter Leukose und 1 Kind im Coma diabeticum befanden.

Die Gesamtletalität betrug 45%. 45% der Kinder überlebten gesund, 10% der Kinder wiesen bei der letzten Kontrolle einen renalen Restschaden und/oder Hypertonie auf.

Tabelle 4 Ätiologie der ANI im Kindesalter (alle Meldungen aus der BRD). Alter 0–16 Jahre, n = 150

Diagnose	Gesamt-Anzahl	%	Histologie Anzahl
Schockniere	72	48	19
Trauma/Op	(22)		
Hypovolämie	(14)		
Sepsis	(13)		
Asphyxie	(9)		
Intoxikationen	(8)		
Andere	(6)		
HUS	51	34	18
Akute Glomerulonephritis	11	7	7
Chronische Nephropathie	9	6	4
Harnsäurenephropathie	4	3	3
Nierenvenenthrombose	3	2	2

Tabelle 5 Altersverteilung und Letalität von Kindern mit ANI (Angaben BRD)

Alter in Jahren	Gesamt-anzahl	%	Letalität Anzahl	%
0– 1	34	23	19	56
1– 5	42	28	20	48
5–10	52	35	16	31
10–16	22	15	12*	55
0–16	150		67	45

* 2 Polytrauma
2 Leukose
1 Coma diabeticum

Tabelle 6 Prognose der Schockniere und des HUS (BRD)

Alter in Jahren	Schockniere			HUS		
	Gesamtzahl	Verstorben	%	Gesamtzahl	Verstorben	%
0– 1	23	15	65	6	1	17
1– 5	16	11	69	19	7	37
5–10	20	6	30	22	7	32
10–16	13	6	46	4	2	50
0–16	72	38	53	51	17	33

Sicher kamen einige Kinder an den direkten Folgen der schweren Grunderkrankung ad finem. So fand sich bei den Kindern mit Schockniere eine Letalität von 53%, bei den Kindern mit hämolytisch-urämischem Syndrom überlebten 33% nicht. Die Kinder mit Schockniere hatten insbesondere im Säuglings- und Kleinkindesalter eine deutlich schlechtere Prognose als die Kinder mit hämolytisch-urämischem Syndrom (Tab. 6).

Therapie

55% der Kinder wurden hämodialysiert, 13% der Kinder, vorwiegend Säuglinge, mit der Peritonealdialyse, 32% konservativ behandelt. Die Letalität war bei den peritonealdialysierten Kindern mit 62% höher als bei den mit Hämodialyse behandelten Kindern mit 48% und den Kindern, die nicht dialysiert werden mußten mit 29% (Tab. 7).

Tabelle 7 Behandlung der ANI im Kindesalter (BRD)

	Gesamt Anzahl	%	Letalität Anzahl	%
Hämodialyse	83	55	40	48
Peritonealdialyse	19	13	13	62
Konservativ	48	32	14	29
Gesamt	150	100	67	45

Diskussion

Sicher wurden nicht alle Kinder in unserer Umfrage erfaßt, da auch größere Kliniken nicht immer über Diagnosekarteien verfügen und einige Antworten aus dem Gedächtnis erfolgen mußten. Die Dunkelziffer durch Nichtbeantwortung ist jedoch für Nordrhein-Westfalen aus dem dargelegten Grund gering. Das häufigere Auftreten der akuten Niereninsuffizienz bei Säuglingen und jungen Kleinkindern wurde auch von anderen Autoren beobachtet (1–3). Unsere den Geburtenrückgang berücksichtigende Berechnung der Inzidenz auf 100 000 Kinder gleichen Alters und Jahr belegt erstmals, in welchem Ausmaß die akute Niereninsuffizienz bei Säuglingen häufiger auftritt als bei den 10- bis 16jährigen Patienten. Wir fanden hier *17mal häufiger* eine akute Niereninsuffizienz als bei 10- bis 16jährigen Kindern.

Die Schockniere stellte bei den uns mitgeteilten Kindern die häufigste Grunderkrankung dar: Die Angaben auf den Fragebögen ließen eine Differenzierung in funktionelle prärenale Oligurie oder organmanifestes akutes Nierenversagen nicht immer zu. Beiden Formen sind Oligurie und Azotämie gemeinsam. Bei der meist nach Hypovolämie auftretenden prä- oder extrarenalen funktionellen Oligurie ist die Nierenfunktion noch intakt, Osmolalität und Harnstoffkonzentration im Urin sind hoch, der Urinplasma-Quotient für Harnstoff liegt über 10. Die Diurese nimmt nach Volumensubstitution sowie Gabe von hyperosmolaren Substanzen und/oder Diuretika rasch zu. Beim echten akuten Nierenversagen sind Harnstoff-Konzentration und Osmolalität im Resturin niedrig, der Urinplasma-Quotient für Harnstoff liegt unter 10. Provokationsversuche fördern die Diurese nicht wesentlich, reichliche Infusion ist deshalb kontraindiziert.

Da die Diagnose „akutes Nierenversagen" diesem organmanifesten echten Nierenversagen vorbehalten bleiben sollte, haben wir uns entschlossen, für alle die weiter oben aufgeführten Kriterien erfüllenden Rückmeldungen die allgemeine Bezeichnung „akute Niereninsuffizienz" zu wählen (4). Diese Sammeldiagnose wurde dort weiter präzisiert, wo die Mitteilungen im Rahmen einer retrospektiven Umfrage bei Kliniken mit sehr großen Unterschieden im diagnostischen Aufwand dies zulassen.

Die meisten Angaben über die Letalität der akuten Niereninsuffizienz beziehen sich auf Erfahrungen einzelner Kliniken, eine kooperative Studie hierüber lag bisher nicht vor. Die Gesamtletalität von 45% ist hoch. Von einzelnen Autoren wurde über wesentlich bessere Ergebnisse berichtet (1–3). Eine frühzeitige Behandlung der prärenalen Faktoren wie Hypovolämie und Elektrolythaushalt besonders bei gefährdeten Säuglingen kann die Erkrankungshäufigkeit und die Letalität senken.

Die hohe Letalität bei den dialysierten Kindern darf keinen Zweifel an dem Wert einer rechtzeitigen Dialysebehandlung aufkommen lassen und unterstreicht die Notwendigkeit einer frühen Verlegung an eine erfahrene Dialyse-Intensiveinheit. Die Peritonealdialyse stellt eine sehr differenzierte und eingreifende Behandlungsmethode mit erheblichen Komplikationsmöglichkeiten dar. Es muß davor gewarnt werden, die Peritonealdialyse als angeblich einfache Behandlungsmethode bei Säuglingen und Kleinkindern an Kliniken mit nicht ausreichender Erfahrung durchführen zu wollen. Die hohe Letalität bei Säuglingen und Kleinkindern kann u. E. z. Zt. nur durch Prophylaxe und frühzeitige Verlegung bei Auftreten einer akuten Niereninsuffizienz gebessert werden.

Literatur

1 Counahan, R., J.S. Cameron, C.S. Ogg, P. Spurgeon, D.S. Williams, E. Winder, C. Chantler: Presentation, management, complications and outcome of acute renal failure in childhood: Five years experience. Brit. med. J. 1977/1 (S. 599–602)

2 Diekmann, L., J. Pössnecker: Das akute Nierenversagen im Kindesalter. Mschr. Kinderheilk. 124 (1976) 772–778

3 Griffin, N.K., J. McElnea, T.M. Barratt: Acute renal failure in early life. Arch. Dis. Childh. 51 (1976) 459–462

4 Heinze, V.: Akutes Nierenversagen. In H. Sarre: Nierenerkrankungen. 4. Aufl. Thieme, Stuttgart 1976 (S. 425–469)

5 Statistische Berichte des Statistischen Bundesamtes Wiesbaden, Jahrbuch 1976

Sachverzeichnis